U0332056

食物的力量：
慢病防控的营养秘诀

主　编 ⊙ 唐寒芬　黄凡素　龚　偲
副主编 ⊙ 胡燕妮　何海婷　李　娟　张　平　刘穗玲　程顺花

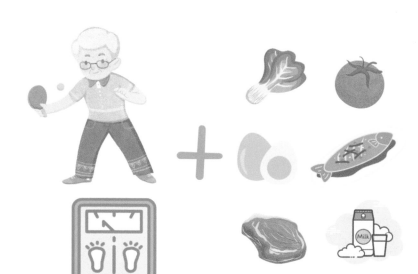

中南大学出版社
WWW.csupress.com.cn
长沙

编委会

前 言

　　在这个快节奏的世界里,我们的饮食习惯正悄然改变。越来越多的快餐和加工食品占据了我们的餐桌,而这背后的健康成本却常被忽略。随着体重的增加和慢性疾病的出现,我们开始意识到,是时候重新审视我们的饮食选择了。

　　我们编写这本书的初衷,就是希望能够提供一个实用的手册,帮助大家理解和实践健康饮食。营养科学可能听起来复杂,但我们的目标是让它变得简单易懂,让每个人都能在日常生活中做出更健康的饮食选择。

　　这本书覆盖了广泛的主题,从基础营养知识到食物的科学选择,从特殊生理时期的营养需求到慢性疾病的饮食管理。我们希望无论您是刚开始关注健康饮食的新手,还是希望深入理解健康饮食理念的资深读者,都能在这里找到有用的信息。

　　我们试图用简单的语言,结合最新的科学研究,帮助您理解饮食与健康之间的联系。本书主要由中南大学湘雅二医院营养科营养学专业人员编写而成,采用问答和图文并茂的方式,以慢病为主题、以慢病病友为目标读者人群,对营养和中医药膳等相关内容进行科普宣教。主要内容有健康营养知识（第一篇）、食物选择和搭配（第二篇）、特殊生理期人群的营养（第三篇）、慢病饮食营养与药膳（第四篇），以及附录资料（《中国居民膳食宝塔/餐盘（2022）》《常见食物的分量》《各类食物的血糖生成指数分类表》《常见食物的嘌呤含量》《成人糖尿病食养指南（2023 年版）》《成人高血压食养指南（2023 年版）》《成人高脂血症食养指南（2023 年版）》等共 7 个饮食营养指南）。

感谢您选择了这本书。我们希望它能成为您追求健康生活的有益伴侣，帮助您和您所爱的人享受更健康、更充实的生活。

由于编者水平所限及编写时间仓促，如有不当和疏漏之处，敬请各位专家、读者不吝指正，以臻完善！

唐寒芬　黄凡素　龚偲
中南大学湘雅二医院

目　录

第 一 篇

健康营养知识

1. 餐盘上的天平：如何巧妙搭配健康美味的平衡膳食？

《中国居民膳食指南科学研究报告（2021）》中指出，我国糖尿病、高血压、心脑血管疾病及肥胖等患病人数均呈上升趋势。这些慢性疾病与长期膳食不平衡，油、盐摄入过多密切相关。不合理膳食是疾病发生的主要因素之一，怎样调整饮食习惯，才能做到平衡膳食，降低患病风险呢？

（1）如何通过平衡膳食，吃出健康的黄金比例呢？

平衡膳食，按照大家通俗的理解就是不同种类的食物（鱼、肉、蛋、蔬菜、水果、米饭）一起吃，如果能满足人体需要，有利于健康，就是平衡膳食。这种理解没有错，但是，每天吃多少，应该吃什么？《中国居民膳食指南（2022）》推荐平均每天摄入 12 种以上食物，每周 25 种以上。

（2）为什么"五颜六色"是营养翻倍的秘诀？

①主食餐餐有。主食除了大米还包括小米、玉米、燕麦等全谷物，红豆、绿豆、花豆等杂豆，以及红薯、山药、芋头等淀粉类。可以通过颜色搭配（白+黑+红+黄+紫），还可以通过种类搭配（谷物+杂豆+薯类）。根据饮食习惯，煮粥时可搭配 2 种及 2 种以上谷物配上杂豆做成红豆粥、红米粥；土豆、山药等可做成菜肴也可当作主食；也可以在面粉中加入玉米粉、荞麦粉一起做成面包、面条、饺子等。

②蔬菜餐餐有，水果天天见。每天的蔬菜摄入量不少于 300 克，其中深色蔬菜（如菠菜、西红柿、红苋菜等）占一半，每天的水果摄入量为 200~350 克。蔬菜、水果颜色有深有浅，根据不同颜色果蔬含有不同植物化学物质的特点，在搭配上要多种颜色搭配，既能通过视觉效应刺激食欲，又能全面摄入身体所需营养物质。如胡萝卜、莴笋和土豆，红、白、绿的搭配给人眼前一亮的感觉，营养也更加全面。

③天天有奶，每天有蛋，鱼肉隔天见，豆类常相见。每天应摄入 300 毫升以上液态奶，1 个蛋，每周最好吃鱼 2 次。同类食物不一定天天吃，胆固醇高的人可以隔天吃一个蛋黄或遵医嘱服用。

④少盐、少油。改善烹调方式，提倡蒸、炖、凉拌，减少煎炸烤等方式。对于习惯重口味的家庭来说，可以采用有刻度的油壶、控盐勺，逐渐减少油和盐

的摄入量，最好选择凉拌、蒸、炖等烹饪方式。

平衡膳食是实现合理营养的根本途径，能最大程度地满足人体正常生长发育及各种生理活动的需要，提高机体免疫力，降低膳食相关疾病的发生风险。

 2. 舌尖上的艺术：如何轻松掌握健康饮食的实践秘诀？

（1）食物多样，如何合理搭配？

每天的膳食应包括谷薯类、蔬菜水果类、畜禽鱼蛋奶类、大豆坚果类等食物。平均每天摄入 12 种以上食物，每周 25 种以上（烹调油和调味品不计算在内）。平衡膳食中碳水化合物、蛋白质、脂肪提供的能量，以碳水化合物提供 50%~65%能量为好（表 1-1）。

表 1-1　能量来源食物和合理搭配

提供能量的营养素	能量供应比例/%	主要食物来源
碳水化合物	50~65	谷物、薯类
蛋白质	10~15	蛋类、畜禽肉类、鱼类、大豆
脂肪	20~30	植物油、动物油脂

资料来源：《中国居民膳食指南（2022）》。

（2）谷类为主食，这对健康意味着什么？

谷类可提供 B 族维生素、矿物质、膳食纤维等营养成分，对降低肥胖、2 型糖尿病、肿瘤等膳食相关疾病的发生风险具有重要作用。一日三餐，谷物餐餐有，薯类天天新，全谷物与杂豆交换着吃。每天谷类、全谷物、杂豆，及薯类 200~300 克，其中全谷物和杂豆 50~150 克；每天薯类 50~100 克。

（3）蔬菜与水果，你的每日摄入量足够吗？

蔬菜、水果富含维生素、矿物质、膳食纤维，且能量低，对保持人体肠道正常功能及降低慢性病的发生风险等具有重要作用。同时富含有机酸和芳香物质等，能够增进食欲，帮助消化。对食管癌、胃癌、结肠癌等主要消化道癌症具有一定预防作用。餐餐有蔬菜，天天有水果。成年人保证每天摄入 300~500 克的新鲜蔬菜，其中深色蔬菜应占 1/2。保证每天摄入 200~350 克新鲜水果。

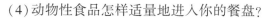

（4）动物性食品怎样适量地进入你的餐盘？

动物性食物是优质蛋白质、脂肪和脂溶性维生素的良好来源。鱼、禽、蛋类和瘦肉可提供人体所需要的优质蛋白质和多种微量营养素，但脂肪高、能量高，食用要适量，特别是加工肉及烟熏肉，过多摄入对健康不利。推荐成人每天鱼、禽、肉、蛋的摄入量共计 120～200 克，相当于每周吃鱼 2 次（或 300～500 克），蛋类 300～350 克，畜禽肉类 300～500 克。

（5）乳类与豆类，你今天吃了吗？

牛奶天天见，豆类常相见。奶类提供优质蛋白质、维生素 B_2，尤其是钙的良好来源。酸奶可以改善便秘和乳糖不耐受。大豆含有丰富的蛋白质、不饱和脂肪酸、钙、钾和维生素 E。必需氨基酸的组成和比例与动物蛋白相似，而且富含谷类蛋白质缺乏的赖氨酸，是与谷类蛋白质互补的天然理想食品。但大豆中的低聚糖成分（棉籽糖和水苏糖）在肠道细菌作用下，可引起腹胀。推荐成年人每天应摄入相当于 300 毫升以上的液态奶，大豆和坚果每日摄入 25～35 克。

（6）少盐少油，控糖限酒，你是否做到了？

培养清淡饮食习惯，少吃高盐和油炸食品，推荐成人每天食盐摄入量不超过 5 克，烹调油 25～30 克。控制添加糖的摄入量，每天不超过 50 克，最好控制在 25 克以下。儿童、青少年、孕妇及慢性病患者不应饮酒，成人如饮酒，一天的摄入不超过 15 克。

（7）定时定量饮食有什么好处？

三餐要定时，比例要适当。碳水化合物占 50%～65%，蛋白质占 10%～15%，脂肪占 20%～30%，早中晚餐可为 1/3∶1/3∶1/3 或 1/5∶2/5∶2/5。饮水量为每天 1500～1700 毫升。做到食物多样，合理搭配，保障各种营养素的摄入，以利于身体健康，减少慢病发生的风险。

3. 餐桌上的彩虹：怎样让每一餐都成为多样化的盛宴？

食物多样是指一日三餐饮食种类齐全、品样多，搭配合理，比例合适，是平衡膳食的基本原则。食物分为五大类：谷薯类，包括谷物（含全谷物）、薯类和杂豆；蔬菜水果类；畜禽鱼蛋奶类；大豆坚果类；油脂类。每天的一日三餐要包括这几大类食物。

（1）如何在每餐中巧妙融入不同的谷物和杂豆？

餐餐有谷物，天天有薯类，全谷物及杂豆交叉吃。成人每人每天应摄入50~150克全谷物或杂豆，根据同类食物互换原则，每天除了大米，还可以添加1~2种全谷物，隔天可以用杂豆代替全谷物（如大米或红米加玉米、大米加绿豆、大米加黑米、大米加红豆、大米加高粱等），保持1/4~1/2全谷物或杂豆的摄入；薯类天天有，每天可以吃不同的薯类食物如（红薯、土豆、山药、莲藕等），每天保证最少摄入三种谷薯。

（2）怎样通过颜色和品种让蔬果搭配变得更加多彩？

蔬菜可根据品种分为根茎及薯类、绿叶类、茄类、鲜豆类、水生类、菌藻类等；根据颜色可分为深色与浅色蔬菜，深色包括深绿色，如油麦菜、小白菜等，橙黄色蔬菜如胡萝卜、南瓜等，红紫黑色蔬菜如红菜薹、茄子等，浅色蔬菜如冬瓜、丝瓜等。我们每天可以根据颜色及品种一起搭配，如瘦肉搭配胡萝卜，我们可以搭配为瘦肉炒三丝（胡萝卜丝、青椒丝、土豆丝），还可加入黄瓜丝、莴笋丝、香菇丝一起翻炒，这样的搭配，能够更好地促进食欲。

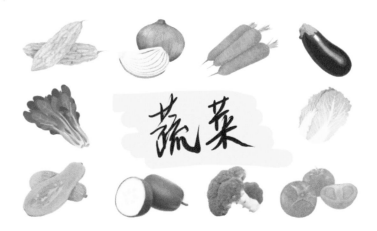

天天吃水果，保证每天摄入200~350克新鲜水果，需要注意的是，果汁不能替代水果。

（3）如何平衡各类动物性食物的摄入？

动物性食物包括鱼、禽、肉（指瘦肉）、蛋、奶等，都含有丰富的蛋白质。蛋、奶类（牛奶、奶酪、酸奶属同一类食物，可以互换）保证天天有；鱼、禽、肉我们可以每天吃2种，交叉互换着吃，如牛肉加鱼、鸡肉加猪肉、羊肉加虾等。

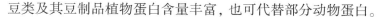

豆类及其豆制品植物蛋白含量丰富，也可代替部分动物蛋白。

（4）全能量型食物也应做到多样摄入吗？

全能量型食物就是平时说的烹调油。烹调油可分为植物油和动物油，它们所含脂肪酸比例不同，植物油富含维生素E。不同植物油中，脂肪酸的构成不同，各具营养特点。如橄榄油、茶油、菜籽油的单不饱和脂肪酸含量较高，玉米油、葵花籽油则富含亚油酸，胡麻油（亚麻籽油）中富含α-亚麻酸，因此应经常更换烹调油的种类，使用多种植物油。

（5）如何实现食物多样性又不浪费呢？

"买需要的食物、小份的食物，点餐要适量，份餐不铺张，剩余要打包，吃好不过量"是保证食物多样性而不浪费的重要措施。

食物是多样的，每一样食物都含有不同的营养素，我们要食用不同食物，以保证各种营养素的均衡。

4. 蛋白质大作战：如何科学补充蛋白质？

被誉为"生命的基石"和"生命元素"的蛋白质，同碳水化合物和脂肪一样，也是人体必需的提供能量的营养物质。自新冠肺炎疫情暴发以来，众多专家纷纷强调蛋白质为"抵抗病毒最关键的食物"和"促进感染者康复的重要营养物质"，蛋白质越来越受到大众青睐。

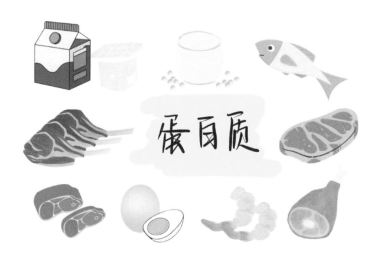

（1）蛋白质在人体中扮演哪些关键角色？

与碳水化合物和脂肪等其他营养物质一样，蛋白质构成人体生命的基础和人体必需的营养物质，就像人体内的工程师，承担着维持人体生理功能、修复组织、合成酶和激素等各种重要功能。蛋白质由氨基酸组成，人体需要20种氨基酸来合成蛋白质，其中有9种是人体无法自行合成的，被称为必需氨基酸。像搭积木一样，氨基酸经化学键连接成结构和功能复杂的蛋白质结构，类似于26个英文字母组成不同成千上万个单词。当然，作为人体的"建筑材料"，蛋白质不仅参与人体肌肉、骨骼、皮肤、头发和指甲等构成，还积极参与机体组织修复与愈合。蛋白质除了参与免疫调节，还与许多营养素结合（如血红蛋白/高密度脂蛋白等）后运送到身体需要的部位。因此，蛋白质在人体内发挥着重要的作用，是生命活动的基础。

（2）膳食中多样化的蛋白质来源有哪些？

国际血脂专家组提出了"蛋白质来源金字塔"：分为六层，从下往上依次为加工红肉、未加工红肉、禽肉、鸡蛋和奶制品、鱼肉，以及大豆、豆类和坚果。现今，蛋白质来源主要有以下三种。

①动物性食物。如肉类、禽类、鱼类、奶类及其制品，是人们常见的动物性蛋白质来源。这些食物中的蛋白质含量较高且氨基酸组成较全面，易于被人体吸收利用。

②植物性食物。如豆类、豆腐、豆浆、谷类、坚果、种子等是主要的植物性蛋白质来源。大豆包括黄豆、青豆和黑豆，大豆制品包括非发酵豆制品（豆腐、豆浆、豆腐干/丝/皮/脑、腐竹或香干等）和发酵豆制品（如豆豉或腐乳等），但不包括鱼豆腐、千叶豆腐、日本豆腐及添加剂豆制品（如零食五香豆腐干或泡椒豆干）等。

③蛋白质补充剂。对于某些特殊人群或在特定情况下，蛋白质补充剂可以作为蛋白质的补充来源。但是，蛋白质补充剂并不是每个人都需要的，一般情况下，通过食物获得蛋白质是最科学、健康的方式。

（3）如何有策略地在日常饮食中增加蛋白质的摄入？

《中国居民膳食营养素参考摄入量（2023版）》提出：65岁以下成年人每日蛋白质的摄入，男性和女性分别为65克和55克；65岁以上老年人每日蛋白质的摄入，男性和女性分别为72克和62克。就蛋白质质量而言，优质蛋白质占每日蛋白质摄入量的30%~50%。在日常饮食中，科学补充蛋白质需要做到下四点。

①合理搭配饮食。保证每餐都有蛋白质的摄入是科学补充蛋白质的基础。在每餐中加入适量的动物性或植物性蛋白质食物，如鸡肉、鱼肉、豆类、坚果等，可以满足人体的蛋白质需求。

②增加蛋白质摄入量。对于需要增加蛋白质摄入量的人群，可以通过增加食物摄入量或增加进餐次数来增加蛋白质的摄入。同时，可以选择高蛋白质的食物作为主食，如高蛋白质面包、高蛋白质饼干等。

③合理运动。适量的运动可以促进蛋白质的合成和利用，提高蛋白质的生物利用率。因此，在科学补充蛋白质的同时，结合适量的运动，可以更好地发挥蛋白质的作用。

④注意蛋白质来源的多样性。蛋白质来源的多样性可以保证人体获得更多种类的氨基酸，从而更好地满足人体对蛋白质的需求。因此，在日常饮食中，应尽量选择不同种类的蛋白质食物，如动物性和植物性蛋白质的结合。

需要注意的是，每个人的蛋白质需求量有所不同。因此，大家应根据自身情况和营养(医)师的建议科学合理地补充蛋白质。

5. 纤维侦探者：如何确保每日膳食纤维的摄入量达标？

"无肉不欢""没有肉的饭桌是没有灵魂的"，相信这是很多人对肉类食物的喜爱和重视，也说明了肉类在饮食文化中的特殊地位与意义。据说几百年前的法国宫廷上流社会，贵族们夜夜笙歌，天天聚会，大口大口地吃着火鸡和牛排、新烤的面包和新鲜牛奶，这成为当时很多人梦寐以求的生活。但是因为长期高脂高蛋白的不良饮食结构导致膳食纤维摄入量不足，很多人出现了积食、便秘的问题，甚至患痔疮和直肠病变。接下来，我们一起揭开膳食纤维的"神秘面纱"。

(1)膳食纤维是何方神圣？

膳食纤维是指人体消化道内源性消化酶不能消化和吸收的多糖类碳水化合物。现今，膳食纤维更成为学术界和普通百姓关注的物质，并被营养学界认定为第七类营养素。按照溶解性，膳食纤维可分为可溶性膳食纤维和不可溶性膳食纤维。其中，可溶性膳食纤维包括果胶、树胶、半乳甘露糖、葡聚糖及真菌多糖等；不可溶性膳食纤维包括纤维素、木质素及壳聚糖等。膳食纤维在预防便秘、促进益生菌生长、维持肠道屏障功能和免疫性、预防 2 型糖尿病、增加饱腹感、调节脂代谢、减重和预防肠癌等方面具有相当重要的生理作用。

（2）你的每日膳食纤维摄入量达标了吗？

我国居民的膳食素以谷类食物为主，并搭配蔬菜水果类，故无膳食纤维缺乏之虞。但随着生活水平的提高和食物精细化程度越来越高，人们所进食的动物性食物所占比例大为增加。例如，一些大城市居民膳食脂肪的产热比例由原来的 20%～25% 增加到目前的 40%～45%，而膳食纤维摄入量却明显降低，所谓"生活越来越好，纤维越来越少"，导致如肥胖症、糖尿病、高脂血症等所谓"现代文明病"，以及肠癌、便秘、肠道息肉等发病率日渐增高。

2016 年出版的《中国居民膳食纤维摄入白皮书》显示：中国居民膳食纤维摄入严重不足，每日摄入量只有 13 克左右，才到推荐量的一半。《中国居民膳食营养素参考摄入量（2023 版）》指出，膳食纤维的推荐摄入量为 25～30 克/天。针对妊娠期及哺乳期人群，建议孕中晚期及哺乳期女性在推荐摄入量的基础上每天增加 4 克膳食纤维。通常，每天 30 克膳食纤维推荐摄入量对应的食物种类及摄入量为 50～150 克全谷杂豆、500 克蔬菜、250 克水果及 10 克坚果（仁）。

（3）如何科学地摄入足够的膳食纤维？

①保证膳食纤维种类摄入的多样性。膳食中膳食纤维主要富含在谷薯类、豆科类、蔬菜、水果和坚果、种子等植物性食物里。比如全谷物、水果、蔬菜、豆类及一些坚果和种子类等接近自然状态的天然食品，是膳食纤维的最佳来源。现代社会的食品加工过程大大减少了食物中的膳食纤维，应尽可能地减少精加工，尽量避免去皮或榨汁。常见食物的不溶性膳食纤维含量见表 1-2。

表 1-2　常见食物的不溶性膳食纤维含量表　　　单位：克/100 克

食物名称	不溶性膳食纤维含量	食物名称	不溶性膳食纤维含量
黑米	3.90	糙米	3.40
玉米（鲜）	3.50	南瓜（栗）	2.60
麸皮	31.30	燕麦	6.00
小麦	10.80	高粱米	4.30
荞麦	6.50	藜麦	6.50

续表1-2

食物名称	不溶性膳食纤维含量	食物名称	不溶性膳食纤维含量
黄米	4.40	薏米	2.00
玉米面	6.20	小米	1.60
魔芋精粉	74.40	马铃薯	1.10
竹笋(干)	43.20	辣椒(红，干)	41.70
毛豆(青豆)	4.00	春笋	2.80
金针菇	2.70	芥菜	2.50
苋菜	2.20	西芹	2.20
菜花	2.10	油菜	2.00
洋葱(紫皮脱水)	7.50	豆角(白)	2.60
羽衣甘蓝	3.20	香菇(鲜)	3.30
黄花菜	7.70	红豆	7.70
绿豆(干)	6.40	黄豆	15.50
石榴	4.90	红玉苹果	4.70
杏仁	8.00	青豆(干)	12.6
沙枣	18.40	蜜枣(椰枣)	5.80
松子	12.40	腰果(熟)	10.40
核桃	9.50	西瓜子	13.20
开心果(熟)	8.20	葵花籽(生)	6.10
芝麻(白)	9.80	莲子(干)	3.00

资料来源:《中国营养科学全书(第2版)》和《中国食物成分表标准版(第6版)》。

②建议将主食中1/3~1/2的精制谷物替换为粗粮杂豆(燕麦、高粱、荞麦、玉米、红豆、绿豆等);摄入适量薯类,保证不少于300克的蔬菜和200~350克的水果,经常吃豆制品,适量吃坚果。

③虽然膳食纤维有很多的生理作用,但也并非越多越好。特殊人群要控制膳食纤维的摄入量。

· 消化系统弱的人群:包括老年人和儿童;或是患有消化系统疾病的人群,如肝硬化、胃溃疡、肠梗阻等。

· 患有肾脏疾病者:粗粮中钾、磷高,过多食用可能影响肾脏功能。

- 缺钙、铁者：粗粮中的植酸和食物纤维，可与钙结合生成沉淀，从而影响对钙、铁等的吸收，要适当少吃。
- 体力劳动者和青少年：对能量要求比较高，而粗粮供能较少，不建议过多补充粗粮。
- 大病初愈者和大手术恢复期的患者：不宜吃粗粮，妨碍营养物质的吸收。另外不要突然增加大量膳食纤维，并且应将高纤维食物合理地分配到一日三餐中。

总而言之，膳食纤维对于我们肠道菌群的健康和身体健康至关重要，是健康饮食中不可或缺的一部分。保持健康，合理、科学、充足地摄入膳食纤维是十分重要的。

 6.饭桌上的权衡：如何安全享受剩饭剩菜，避免风险？

逢年过节家庭聚餐，吃一桌丰盛的饭菜，是一件多么让人满足的事啊！不过，如此大量的美味佳肴，常出现吃不完的情况。吃剩的菜肴弃之可惜，但食用不当又存隐患。那么，吃剩饭剩菜有哪些讲究呢？

（1）剩饭剩菜会致癌吗？

"常吃剩饭剩菜可致癌"是大家最关注的问题。其实，剩饭剩菜的安全性与所剩食物的种类和储存方式息息相关。例如，蔬菜类在长时间储存或储存方式不当时，可能产生致癌物。但一般来说，只要不以吃剩菜为日常习惯，一顿剩菜的量不足以致癌。此外，剩饭剩菜在保存不当的情况下，易在致病微生物的影响下变质，不宜使用。

（2）剩饭剩菜如何保鲜？

世界卫生组织（WHO）提出的《食品安全五大要点》中对"保存食物"的建议包括：

①熟食在室温下存放不得超过 2 小时。要知道，4～60℃属于危险温度范围，容易导致细菌繁殖。因此，吃不完的剩饭剩菜，一定要及时放进冰箱保存，而不是在室温下放凉了再放进冰箱。

② 所有熟食和易腐食物应及时冷藏（最好在 4℃以下）。4℃及以下的储藏条件，能降低大多数细菌的繁殖速度，相对比较安全。

③食用前应将食物加热到足够的温度(超过 60℃)。超过 60℃ 的时候，绝大多数细菌无法存活。

④即使放在冰箱中，也不能过久地贮存食物(不超过 3 天)。一般来说，蔬菜在冰箱中的储存时间不要超过 24 小时，肉类则不超过 2 天。

⑤冷冻食品解冻后应尽快烹饪。

(3)食用保存不当的剩饭剩菜有哪些危害？

剩饭剩菜可能因为保存温度不适宜、环境不当或存放时间太长，极易产生亚硝酸盐，变质或受到外来致病微生物的二次污染。如果食用了变质的剩饭剩菜，很可能会发生食物中毒，出现恶心、呕吐、腹泻等症状，轻者出现急性胃肠炎，重者造成肝脏、肾脏等各个脏器功能衰竭。

(4)哪些剩菜是健康饮食的"隐形杀手"？

①海鲜、河鱼类：这类食物储存不当容易变质，受到致病微生物污染的风险会大大增加，隔夜后易产生对身体有害的蛋白降解物。

②绿色蔬菜：熟制的绿色蔬菜或多或少都含有硝酸盐，在致病微生物的作用下可转化为亚硝酸盐，后者在胃酸及肠道环境下可产生亚硝胺，而亚硝胺有致癌风险。因此，绿色蔬菜的剩菜避免隔夜吃。

③凉菜类：这类食物不便二次加热，也更容易受到致病微生物污染，因此也应尽量当天吃完。

(5)哪些人群应该对剩饭剩菜说"不"？

免疫力低下、容易感染的人群应尽量少吃剩饭剩菜，如幼儿、老人、孕产妇、肿瘤患者或正在使用免疫抑制药物的人群。

总而言之，适量备餐，减少剩饭剩菜，品种多、小分量才是享受营养美味的上上选。

 7. 点餐达人的秘诀：如何掌握健康妙招成为点餐高手？

随着生活节奏的不断加快，外卖或外出就餐已经成为人们日常不可缺少的一种生活方式，并已呈现多元化发展态势。数据表明，现如今，几乎一半(46.3%)的中国居民每周至少外出就餐一次。令人瞩目的是，在学龄儿童群体中，这一比例显著攀升，其中 6~11 岁的儿童高达 69.7%，而青少年群体(12~

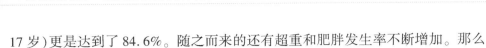

17岁）更是达到了84.6%。随之而来的还有超重和肥胖发生率不断增加。那么怎样才能在外吃出美味、健康饮食呢？

（1）如何选择安全卫生的餐厅？

选择卫生状况良好，持有食品药品监督管理部门颁发的营业及卫生许可证的正规餐厅，同时需注意餐厅的格局、卫生状况、周围环境，最好选择自己或朋友熟悉的餐厅。

（2）点餐时兼顾如何美味与健康？

点餐时了解各类菜肴的特点，提前跟餐厅交代少油盐、少佐料等一些需求，一人就餐可以提出多种菜肴搭配一起的要求，如果菜品过咸、过油腻的，可以用白开水涮一涮。

（3）饮食选择的秘诀有哪些？

多样的食物应该包括谷薯类、蔬菜水果类、畜禽肉蛋奶类、大豆坚果类等，每种食物的营养价值有很大不同。建议每天摄入12种以上食物，每周25种以上。

①主食杂一点。当我们选择点外卖作为我们的主食时，应当注重营养的均衡搭配，有意识地选择包含谷类、薯类和杂豆类的食物。谷类食物，如小麦、稻米等，它们是碳水化合物的重要来源，能够为我们的身体提供必要的能量；薯类，比如土豆和红薯，同样富含碳水化合物，并且含有膳食纤维、维生素和矿物质，有助于我们的消化系统保持健康；杂豆类，包括绿豆、红豆、黑豆等，它们不仅含有丰富的植物蛋白质，还含有多种维生素和矿物质，对我们的身体健康大有裨益。这些豆类食物在提供营养的同时，还能增加饮食的多样性和口感的丰富性。

②菜肴多一点。菜肴多一点指的是样式多，分量少。多人就餐，可以先点蔬菜，按3：1~2：1比例搭配肉菜，以清淡为主；尽量用鱼和豆制品代替畜禽肉，少选油炸食品最好，也可点上一个清汤火锅，选择绿叶菜、菌类、根茎类等多样组合作为配菜。一人就餐尽量选择荤素搭配、食材较多的菜肴。如果单选炒豆干，不如选用香菇、芹菜、青红椒、瘦肉等一起炒，这样增加了菜肴的样式，也可做得色、香、味俱全。

③味道淡一点。建议以凉拌、蒸煮、白灼、清炒、清炖等烹调方式为主的菜肴，避免油炸类、干煸类、干锅类、糖醋类菜肴，这些菜肴通常高油、高盐或高糖。

（4）如何科学选择酒水和饮料？

过量饮酒会导致肝脏损伤、血管硬化相关的多种疾病，建议不喝、少喝或者适量喝酒精含量低的酒。成年人一天的酒精量不得超过 15 克，相当于 38 度（38%vol）的白酒 50 克、啤酒 450 毫升。需要注意的是，任何形式的酒精对人体都无益处。

含添加糖或者高糖的饮料容易带来超重、肥胖的风险，长期食用可能增加糖尿病、痛风等疾病的风险，建议不喝或少喝甜味饮料。可由水或不额外添加糖的现榨果汁、绿豆汁、牛奶等代替甜味饮料。

不管是在家里，还是在外吃饭，都应选择健康饮食习惯。

8. 食品标签解码术：如何巧读细节，科学避"陷阱"？

我们日常选购预包装食品（即通常所说的包装食品）时都会看食品的名称、生产日期、有效期等信息，而对于食品的贮存条件、配料表、营养成分表、营养声称等往往忽略。今天我们就来聊聊购买食品时为什么要看食品标签？看哪些食品标签？

（1）食品标签中隐藏的秘密有哪些？

食品标签是标注在包装食品的包装盒上，我们通过包装盒上的信息，可以了解到商品名称、产地、批准文号、适用人群、生产日期、保质期等。

（2）如何通过食品标签判断食品的营养成分和新鲜度？

①基本信息。首先了解食品的基本信息，包括名称、适用人群、生产日期、有效期、贮存条件。这里面值得大家注意的是，观察食品现有贮存条件是否跟食品包装一致，比如含有乳酸菌的酸奶应储存在 2~6℃ 的冷藏条件下，保质期通常为 19~21 天，但如果存放在常温下特别是 25℃ 以上的环境中，不到 2 小时，这瓶酸奶就可能不能食用了，不仅乳酸菌活性下降，其他杂菌也会大量滋生，食用有可能造成腹泻等不良反应，所以选购时一定要注意通过食品的贮存条件，来正确评判保质期。

②配料表。通俗地说，配料表告诉消费者食品是由哪些原料制成的，会按照"用料量递减"原则依次列出食品原料、辅料和食品添加剂等。

③营养成分表。也就是预包装食品标签上采用三列表形式标识的营养成分

含量表，说明每 100 克（每 100 毫升）食品提供的能量、蛋白质、脂肪、饱和脂肪、碳水化合物、糖、钠等营养成分的含量值，及其占营养素参考值的百分比（表 1-3）。

表 1-3　营养成分表

项目	每 100 克食品	营养素参考值/%
能量	2022 千焦	24
蛋白质	8.4 克	14
脂肪	22.8 克	38
反式脂肪酸	0 克	
碳水化合物	57.4 克	19
糖	0 克	
膳食纤维	7.5 克	30
钠	471 毫克	24

（3）营养声称的真相："高钙、低脂、无糖"是真是假？

营养声称是对营养成分含量水平高或低、有或无的说明。如果食品中某营养素达到了一定的限制条件，预包装食品作出某营养素来源或含有、高或富含、低含量、无或不含的含量声称，如高钙、低脂、无糖等；或者与同类食品相比的优势特点，比如增加了膳食纤维，或减少了盐的用量等。比如，高膳食纤维：每 100 克固体食品中膳食纤维含量≥6 克；富含膳食纤维：每 100 毫升液体中膳食纤维含量≥3 克；无糖：每 100 克固体或 100 毫升液体糖的含量≤0.5 克；低糖：每 100 克（固体）或 100 毫升（液体）≤5 克 。其中，无反式脂肪酸：每 100 克（固体）或 100 毫升（液体）≤ 0.3 克。

购买食品，学看营养标签，就会逐渐了解食品中油、盐、糖的含量，做到明明白白选择、科学理性消费。

9. 每日主动步行 6000 步：如何简单实现步行健身目标？

步行不仅仅是一种简单的身体活动，更是一项全身性的锻炼。通过每天行走 6000 步，你可以有效地消耗能量，帮助控制体重并降低患慢性疾病的风险。

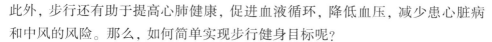

此外，步行还有助于提高心肺健康，促进血液循环，降低血压，减少患心脏病和中风的风险。那么，如何简单实现步行健身目标呢？

（1）如何科学设定运动目标？

设定一个合理的计划：建议每天主动步行6000步，或进行身体活动量相当的运动，可以一次性完成，也可以分2~3次完成（表1-4）。通过设定目标，可以更有动力地坚持每日步行，逐渐培养成为一种健康生活习惯。

表1-4　成人每天身体活动量相当于快走6000步的活动时间　　单位：分钟

活动名称	时间
太极拳	50
快走、骑自行车、乒乓球、跳舞	40
健身操、高尔夫	30~35
网球、篮球、羽毛球	30
慢跑、游泳	25

资料来源：《中国居民膳食指南（2022）》。

（2）如何选对步行路线呢？

选择合适的步行路线也是至关重要的。可以选择在附近的公园、小道或街区步行，以便欣赏自然风光、呼吸新鲜空气。在选择步行路线时，尽量避免拥挤和交通繁忙的地方，以确保安全。如果天气不适合户外活动，可以考虑在室内购物中心、健身房或家里进行室内步行。

（3）如何让步行更有趣呢？

激发步行兴趣的方法也是实现每日行走6000步的关键。可以邀请朋友一起步行，这不仅能够增加娱乐性，还能够增加动力。同时，可以搭配喜欢的音乐或播客，让步行变得更加愉悦。购买一款计步器或智能手环也是一种有效的方法，通过记录步数来监控自己的活动水平，激发步行的兴趣。

（4）如何在日常工作中偷偷增加步数？

在日常工作中寻找步行的机会。例如，选择步行替代驾车或公共交通，使用楼梯而不是电梯，以及在办公室中定时站起走动。这些小的改变都能够积累步数，让步行成为生活的一部分。

最后，要注意逐渐增加步行的强度。一开始可以从轻松的步行开始，逐渐增加速度和时间。可以尝试加入快走、爬坡或其他更具挑战性的步行方式，以提高心肺健康和肌肉力量。

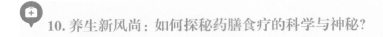

10. 养生新风尚：如何探秘药膳食疗的科学与神秘？

近年来，药膳食疗在中国乃至全球范围内都受到了越来越多的关注和追捧。这主要得益于人们对健康生活的追求和对传统饮食文化的重新认识。

中国的饮食文化源远流长，早在古代就有"药食同源"的说法。古代医学家们认为，食物和药物一样，都具有调理身体的作用。因此，他们在烹饪食物时，常常会加入一些具有药用价值的食材，如枸杞、当归、黄芪、红枣等，以达到调理身体的目的。

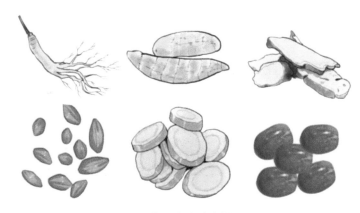

有药用价值的食材

（1）什么是药膳食疗？

药膳食疗是指在中医学、烹饪学和营养学理论指导下，严格按药膳配方，将中药与某些具有药用价值的食物相配，采用饮食烹调技术制作成具有一定色、香、味、形且具有滋补强身、保健益寿等功效的食品的饮食文化。

在中医理论中，食物被赋予了不同的性质（"四气"：寒、热、温、凉）和味道（"五味"：酸、苦、甘、辛、咸），这些性质和味道决定了食物对人体的影响。药膳食疗通过药物和食物的"四气""五味"来实现身心的整体健康，达到阴阳平衡，增强身体的自我恢复能力。

当然，药膳食疗也并不是适合所有人的万能钥匙。

（2）什么人群适合药膳食疗呢？

药膳食疗是一种高度个性化的饮食方法，它强调根据个体的体质、健康状况及季节变化来调整饮食。这种方法体现了中医的"辨证施治"原则，即根据具体情况来制定治疗方案。

①因人而异：王琦教授在《中医体质学说》中总结了人的九种体质：平和质、气虚质、阳虚质、阴虚质、痰湿质、湿热质、血瘀质、气郁质和特禀质。每种体质的人都有其特定的饮食建议。例如，气虚质的人多食用具有补气作用的食物，如黄芪、人参；而阴虚质的人则需要滋阴润燥的食物，如梨、芝麻等。

②因时而变：中医理论认为"天人合一"，人体的生理活动与自然界的变化密切相关。春季宜养肝，夏季宜养心，秋季宜养肺，冬季宜养肾。因此，药膳食疗会根据季节的不同来调整食材和烹饪方法。例如，在寒冷的冬季，人们可能会选择温补性质的食物，如羊肉、鸡肉等；夏季闷热潮湿，多选择清热利湿的食物，如冬瓜、赤小豆等。

为了确保药膳食疗的安全性和有效性，建议在专业中医师或营养师的指导下进行。根据自身的需要选择合适的食材和烹饪方法，从而实现健康饮食的目标。

第 二 篇

食物选择和搭配

1. 地下宝藏: 紫薯、红薯、白薯, 谁的营养更胜一筹?

　　紫薯、红薯、白薯都属于甘薯, 是旋花科块根作物, 又被称为地瓜。市面上的大部分甘薯类食品都富含碳水化合物、维生素、矿物质、蛋白质、花青素和类胡萝卜素等成分, 具有抗氧化、降血糖和保护肝脏等保健功效。不同品种的甘薯因着色素组成和含量的差异而呈现出紫色、黄色、橙色(橙红、橙黄)和白色等不同颜色。一般而言, 我们将紫色的称为紫薯, 黄色、橙红色和橙黄色的称为红薯, 白色的称为白薯。但究竟哪种营养更好呢? 本文将探讨紫薯、红薯、白薯的营养差异, 帮助读者更好地选择适合自己的薯类食物。

　　(1)紫薯有哪些独特之处?

　　紫薯因其深紫色而备受瞩目, 这一独特的颜色源于其中富含的花青素。花青素具有强烈的抗氧化作用, 有助于清除体内的自由基, 减缓衰老过程, 并且具有保护肝脏的功效。此外, 紫薯还富含膳食纤维、维生素 C 和 B 族维生素, 对促进肠道健康和增强免疫力具有显著效果。对于追求美容和抗衰老的人群来说, 紫薯无疑是理想的选择。紫薯的特点是淀粉含量较少, 但是蛋白质和膳食纤维含量较多, 所以吃起来的口感要粗一些。并且, 已经在实验中验证到紫薯对于抗癌有着一定的作用。作为一种天然的碱性食物, 紫薯与一些肉类食品搭配可以帮助维持人体的酸碱平衡。

　　(2)红薯的营养全能秘密是什么?

　　红薯在色彩上比白薯略带红色, 这是由于其中富含的 β-胡萝卜素。β-胡萝卜素是一种维生素 A 的前体, 对于维持正常视力和皮肤健康至关重要。此外, 红薯也含有丰富的钾、磷和铁元素, 有助于维持心血管健康、促进血液循环。对于追求全面均衡营养的人来说, 红薯是一个不错的选择。另外, 红薯的含糖量也高于其他肉色品种, 因此比较适合烤着吃。我们常见的烤红薯, 在烤制的过程中, 其中的部分糖分和少量蛋白质会发生美拉德反应和焦糖化反应, 产生美味的香气, 让人无法抗拒。

　　(3)白薯是如何成为减肥小帮手的?

　　相比之下, 白薯在颜色上相对朴素, 其独特之处在于其低能量高纤维的特点。白薯是一种低能量食物, 适合追求减肥或控制体重的人群。此外, 白薯富

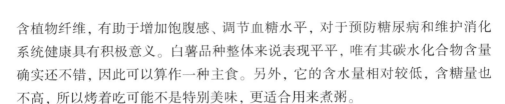

含植物纤维，有助于增加饱腹感、调节血糖水平，对于预防糖尿病和维护消化系统健康具有积极意义。白薯品种整体来说表现平平，唯有其碳水化合物含量确实还不错，因此可以算作一种主食。另外，它的含水量相对较低，含糖量也不高，所以烤着吃可能不是特别美味，更适合用来煮粥。

总体而言，紫薯、红薯、白薯在颜色和口感上各有千秋，同时也呈现出不同的营养特点。在选择食用时，应根据个体的健康需求和口味喜好做出明智的选择。无论是追求抗衰老、增强免疫力的紫薯，还是追求全面均衡、心血管健康的红薯，抑或是追求低能量、控制体重的白薯，都能在合理搭配的饮食中发挥独特的营养作用。通过深入了解不同薯类的营养价值，我们可以在更好地享受美味的同时，保持身体的健康和平衡。

 2.粗粮的奇妙：粗细搭配的营养秘籍是什么？

在现代快节奏的生活中，人们对于美食的追求早已不再局限于口感的享受，更注重食物对身体健康的影响。粗粮，作为一种富含膳食纤维和各类营养成分的食物，近年来备受关注。本文将探讨粗粮的种类，以及如何科学搭配粗细粮，使得饮食更为均衡和健康。

（1）粗粮的营养密码是什么？

粗粮是指未经过精细加工、保留有植物外皮的食物，通常指的是富含膳食纤维的谷物，主要包括大麦、燕麦、玉米、荞麦、黑米、红豆、绿豆、黑豆、小米、薏仁等。这些食物因为加工程度较低，保留了更多的营养成分，对人体健康大有裨益。粗粮中富含的膳食纤维是维护肠道健康的重要因素。膳食纤维可以促进肠道蠕动，帮助排便，预防便秘，同时还能降低胆固醇、预防心血管疾病。此外，粗粮中的 B 族维生素和矿物质含量也比精白米面高，对于缓解压力、改善睡眠和提高免疫力等都有积极作用。

（2）粗粮能给我们的健康带来哪些惊喜？

粗粮是健康饮食中不可或缺的一部分。它们不仅能够提供丰富的营养，还能帮助我们维持消化系统的健康，预防多种疾病。因此，我们应该在日常饮食中适量地增加粗粮的摄入，享受它们带来的健康益处。

①促进肠道健康：粗粮富含膳食纤维，有助于促进肠道蠕动，预防便秘，

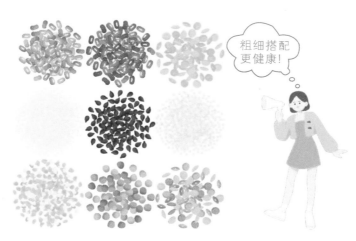

粗粮与细粮搭配更健康

并降低患结肠癌的风险。

②稳定血糖：由于粗粮消化吸收较为缓慢，能够有效降低血糖的波动，对糖尿病患者具有重要的辅助治疗作用。

③控制体重：膳食纤维能够增加饱腹感，减缓食物的消化吸收，有助于控制体重，预防过度肥胖。

④降低心血管疾病风险：合理摄入粗粮有助于降低胆固醇水平，减少动脉硬化的发生，从而降低心血管疾病的患病风险。

（3）如何掌握粗细搭配的饮食智慧？

粗粮中的膳食纤维对人体健康具有多种益处。它可以帮助调节肠道功能，预防便秘，同时还能降低血糖和血脂水平，对预防糖尿病和心血管疾病有积极作用。此外，粗粮还富含多种维生素和矿物质，是均衡营养的重要组成部分。细粮由于经过精制处理，虽然口感较好，但很多营养成分，尤其是膳食纤维和部分维生素、矿物质在加工过程中被大量去除。因此，长期只吃细粮，容易导致膳食纤维摄入不足，增加患消化系统疾病的风险，同时也可能引起其他营养素的缺乏。

但并不是所有人都适合大量食用粗粮。由于粗粮中膳食纤维较多，过量食用可能会导致消化不良，尤其是胃肠功能较弱的人群需要注意适量。因此，科学的做法是将粗粮与细粮搭配食用。比如，可以在白米饭中掺入一些糙米或者小米，既能增加饭菜的口感，又能提供更丰富的营养。在选择粗粮时，也应注意多样化，以获取不同粗粮所含的各种营养素。例如，玉米富含丰富的膳食纤维和维生素 E，而燕麦则含有大量的 β-葡聚糖，有助于降低血糖和血脂。不同粗粮营养特点互补，多样搭配可以使饮食更加均衡。

因此，科学的饮食建议是粗细搭配，既可以享受细粮带来的口感，又能保证获得粗粮中的营养素。在日常饮食中，建议粗粮和细粮的比例为 3：7 或者 4：6，这样既能满足人体对各种营养素的需求，又能避免因偏食某一类食物而导致的营养不均衡。粗细搭配是一种科学、合理的饮食方式，能够帮助我们更好地摄取各种营养成分，保持身体的健康和平衡。通过了解粗粮的种类，理解粗细搭配的科学原则，以及体会粗粮的益处，我们可以在日常生活中更好地选择、搭配食物，在享受美味的同时，为健康打下坚实的基础。让我们从粗粮开始，迈向更健康的生活。

 3. 五彩食疗法：你真的了解每日吃蔬果的营养奥秘吗？

根据数据资料，2000—2018 年我国成年居民深色蔬菜摄入量和浅色蔬菜摄入量分别由 82.5 克/天和 237.2 克/天下降到 55.9 克/天和 193.2 克/天，说明蔬菜摄入量呈进行性下降，且浅色蔬菜摄入量占比明显高于深色蔬菜摄入量。而水果的摄入量有所上升，2018 年我国成年居民水果的摄入量接近 50 克/天。蔬菜与水果各有哪些营养特点？两者能否相互代替？居民如何健康地吃蔬菜、水果？

（1）蔬菜和水果能相互代替吗？

当然不能。蔬菜和水果是我们日常饮食中的重要食物，它们都含有丰富的营养物质，有助于维持身体健康。蔬菜主要提供维生素、矿物质和膳食纤维，尤其是维生素 A、维生素 C、维生素 K、叶酸、钾和纤维等。蔬菜和水果在营养成分与健康效应方面有很多相似之处，但两者属于不同的食物种类，营养价值不尽相同。其一，蔬菜品种多于水果，且蔬菜（尤其是深色蔬菜）中的维生素、矿物质、膳食纤维和植物化合物的含量高于水果。其二，水果中碳水化合物含量为 5%～30%，且主要以双糖或单糖形式存在，有机酸、芳香物质比新鲜蔬菜多，且营养成分不受烹调因素影响。其三，从维生素营养贡献率角度来分析，蔬菜最突出的是维生素 C、维生素 A（胡萝卜素）、钾、镁和叶酸，而水果是维生素 C、钾和镁等。总之,蔬菜与水果不能相互替代。

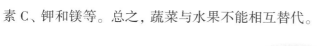
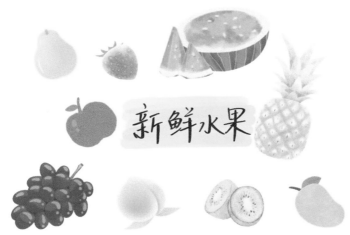

(2)如何做到餐餐有蔬菜,天天吃水果?

首先,应达到《中国居民膳食指南(2022)》中建议摄入的蔬菜与水果的种类数量和建议摄入量。推荐平均每天摄入的蔬菜、菌藻和水果类的食物种类至少 4 种,每周至少 10 种。表 2-1 列出了针对不同年龄人群的相应蔬果类食物建议摄入量,大家可依据自身情况选择。

表 2-1　不同人群蔬菜、水果建议摄入量　　单位:克/天

食物类别	幼儿		儿童青少年			成人	
	2 岁～	4 岁～	7 岁～	11 岁～	14 岁～	18 岁～	65 岁～
蔬菜	150～250	200～300	300	400～450	450～500	300～500	300～450
水果	100～200	150～200	150～200	200～300	300～350	200～350	200～300

资料来源:《中国居民膳食指南(2022)》。

其次,坚持餐餐有蔬菜,天天有水果,应做到以下三点。

①每天至少吃 300～500 克蔬菜(生重),要求深绿色、红色、橘红色和紫红色蔬菜等深色蔬菜应占 1/2。

②保证达到一天"量"的目标:中晚餐时每餐至少有 2 个蔬菜的菜肴,且每顿饭的蔬菜也应占整体膳食餐盘的 1/2,深色蔬菜应占蔬菜总量的 1/2 以上,而其中绿叶蔬菜至少占深色蔬菜的 1/2。应增加十字花科蔬菜、菌藻类蔬菜和

27

豆荚类蔬菜的摄取。

③应保证每天摄入 200~350 克新鲜当季水果，果汁和果脯等水果制品不能代替鲜果。因果汁是水果经压榨去残渣而制成，加工过程会使水果中的维生素C、膳食纤维等营养成分产生一定量的损失；果脯是将水果糖渍而成，会导致含糖量增加和维生素损失。

《中国居民平衡膳食餐盘(2022)》将食物分为谷薯类、鱼肉蛋豆类、蔬菜类和水果类等四部分，其中蔬菜类和水果类提供能量分别占一餐总量的 34%~36%和 20%~25%。

（3）选对蔬果、做对菜，有哪些诀窍？

选购新鲜当季时令蔬菜水果，宜多种多样、五颜六色。总的要求是重"鲜"、选"色"和多"品"。蔬菜应做到先洗后切、急火快炒、开汤下菜和炒好即食。一般两餐之间进食水果，既能补充水分，又能获取丰富的营养素，获得健康效益。

4. 水果变身计：果汁或果脯等水果制品能替代新鲜水果吗？

新疆的葡萄干可真好吃啊，特别用蜂蜜、砂糖等浸泡熬煮的蜜饯果脯，那可真是太美味了；炎热的夏天来上一杯冰冰凉凉、酸甜可口的橙汁、葡萄汁，简直犹如"人间仙境"。榨汁也好，做成果脯也好，水果怎么变都是水果吗？

（1）什么是加工水果制品？

在回答上面的问题之前，我们需要先了解一下什么是加工水果制品，所谓的加工水果制品指的是将水果作为原材料，通过物理、化学或生物的方法处理后的水果，常见的有干制果品如葡萄干、杏干；糖制果品如果脯、蜜饯；罐藏果品如黄桃罐头；果汁如橙汁、猕猴桃汁；果酒如葡萄酒；各类调味品如桃酱、苹果醋等，可有效改善水果的口味、提高经济效益、有效地延长水果贮藏时间。

（2）加工水果制品经历了什么？

干果是将新鲜水果脱水而成，脱水的过程中大量维生素会被损耗；果脯则是将新鲜水果脱水且糖渍而成，此过程不但损失了大量维生素，还会大大增加含糖量；果汁则是由新鲜水果压榨去渣制成，此过程中不但损失了维生素与矿物质，还损失了大量纤维素；果醋、果酒等则是将新鲜水果通过现代生物技术的方法酿制而成，同样会破坏水果中的维生素。

除此之外，制成成品的水果制品同样不能长时间保存，商家为了增加口感与延长保质期，会在此类制品中加入大量防腐与调味的化学制剂，以达到保鲜提味的作用。

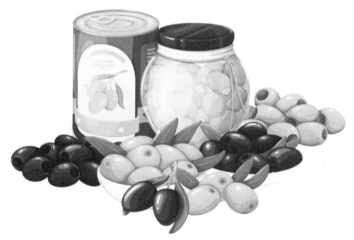

加工水果制品

（3）加工水果制品能代替新鲜水果吗？

答案肯定是不能，水果制品是绝对不能代替新鲜水果的！现如今人们吃水果已经不单单是为了果腹，更重要的是因为它含有丰富的水分、维生素、矿物质及纤维素，这些物质无一不是维持人体健康的重要物质，缺一不可，从以上水果制品的加工途径我们可以知道水果加工后几乎均有不同程度的重要营养物质的损耗，增加的反而是糖分、酒精等不良物质。

因此，我们日常应尽量选择不同品种的新鲜水果，只有在携带、摄入不方便或是想要改善口味时可以偶尔食用水果制品，但也建议一次尽量不要食用过多。

5. 肉和汤的营养对决：究竟谁能在营养大挑战中胜出？

在丰富多彩的饮食文化中，肉与汤都是人们餐桌上不可或缺的一部分。然而，当我们谈论饮食的营养价值时，经常讨论的一个问题就是肉与汤，究竟哪个更营养？本文将通过对肉与汤的营养特点进行剖析，带领读者了解这两者在饮食中的地位及如何合理搭配，使得味觉与营养达到完美的平衡。

(1)肉的营养秘密，你知道多少？

肉类是饮食中不可或缺的蛋白质来源，其丰富的营养成分使其成为许多人餐桌上的首选。首先，肉类提供高质量的蛋白质，是身体构建和修复组织的基石。不仅如此，肉类还富含铁、锌、维生素 B 群等微量元素，对于血红蛋白的合成、免疫系统的正常运作及神经系统的稳定发挥着至关重要的作用。

然而，肉类的摄入也存在一些挑战，特别是其高饱和脂肪和胆固醇的含量。过度摄入这些物质可能会增加心血管疾病的风险。因此，在选择和烹饪肉类时，需要注意合理搭配和采用健康的烹调方法。

(2)汤的营养真相，你了解吗？

汤，作为一种饮食方式，也有着独特的营养价值。首先，汤是一种极佳的水分补充来源。人体大约60%以上是水分，保持良好的水分平衡对于维持生命活动至关重要。通过饮用汤，我们既可以满足身体的水分需求，又能摄取其中蕴含的一些营养物质。

在烹饪汤品的过程中，一部分食材中的营养素可能会溶解进汤液之中，从而使汤富含一定量的维生素、矿物质和必需氨基酸。例如，骨头汤中的钙和磷是构建骨骼的重要元素，而鸡汤中的胱氨酸有助于增强免疫力。然而，值得注意的是，汤中溶解的营养成分相对有限，大部分的营养物质还是留在肉里，因此，弃肉喝汤的做法是得不偿失的。此外，并非所有的汤都是健康的。市售的罐装或袋装汤往往含有较高的钠和添加剂，长期摄入可能对健康不利。

(3)肉和汤的完美搭配，如何做到？

既然肉和汤各自都有其独特的营养价值，那么如何在餐桌上巧妙搭配，使得味觉和营养兼得呢？

首先，我们要了解不同种类的肉类所含的营养成分。例如，红肉(如牛肉、羊肉)富含铁质和 B 族维生素，而白肉(如鸡肉、鱼肉)则含有较低的脂肪和高质量的蛋白质。在选择肉类时，应根据个人的健康状况和营养需求来做出选择。

其次，尽量不做富含脂肪的高汤。例如，高脂肪的红肉，可以搭配一些清淡的蔬菜汤，以平衡餐点中的脂肪摄入。同时，还应注意汤中的调味品和添加物。过多的盐分和人工添加剂会影响汤的营养价值，并可能对健康产生不利影响。因此，在烹饪时应尽量使用天然香料和调味品，并控制盐的用量。

总之，肉类和汤品各自都有其独特的营养价值，而在饮食中巧妙地搭配二者，才能达到更全面、均衡的营养摄取。在味觉与营养之间找到平衡，我们才能在餐桌上真正体验到食物带给我们的健康与满足。

 6. 补血圣品的比拼：红糖和猪肝，谁是真正的补血佳品？

缺铁性贫血，是由于铁缺乏导致的贫血，是贫血中最常见的一种类型，它会降低人们的生活质量和劳动能力，也是慢性疾病的不良预后因素。生长发育期的婴幼儿、青少年，孕中晚期、月经量多的妇女，节食减肥的人群、素食主义者，某些疾病状态如胃肠术后、炎症性肠病、消化道肿瘤、子宫肌瘤等人群，或者长期使用激素、抑酸剂等药物的人，均需要特别注意预防缺铁性贫血的发生。通过食物补血是简便又有效的方式之一，那如何选择优质的补血食物呢？

（1）不同食物中的"铁"有何区别？

食物中的铁元素分为两种。一种是血红素铁，为 2 价亚铁离子，主要来源于动物性食物，如各种肉、动物血、动物内脏等。血红素铁在肠道可以直接吸收利用，不受其他食物成分的影响，有效吸收率较高。另一种是非血红素铁，是 3 价铁离子，通常与蛋白质、有机酸等有机物结合在一起，主要来源是植物性食物，如蔬菜、菌藻类、干果类、坚果等。非血红素铁需要与结合的有机物分离，并且变成亚铁后才被吸收，并且还易被食物中其他成分影响，所以有效吸收利用率较低。像粮食豆类中的铁吸收率仅为 1%~3%。

（2）红糖、红枣能有效补铁吗？

不能。红糖、红枣虽然看着也红，但每 100 克红糖仅含铁 1.4 毫克，另外 95% 以上的成分都是糖；而每 100 克红枣的含铁量也仅为 2.1 毫克，含糖量却占到单位总质量的 70%~80%。以我国成年女性膳食铁的推荐摄入量为例，推荐每天从饮食中摄入 20 毫克元素铁，若全由红糖或红枣提供，那每天需要吃掉近 1500 克红糖或者 1000 克红枣，再加上红糖和红枣中的铁属于非血红素铁，吸收率并不高，若单靠这两样食物补血，可能女性在补成灿若桃花之前，就已经胖得不行了。

（3）猪肝的补铁效果怎么样？

推荐定期食用动物肝脏、动物血补铁。以猪肝为代表的动物内脏，还有动物血及猪肉、牛肉等畜肉类则都是铁含量较高的食物，每 100 克食物含铁 8~50 毫克，并且还是吸收率高的血红素铁，实乃补血的佳品。

其实植物性食物中也不乏铁含量高的食物，如黑木耳、紫菜、芝麻酱、豆腐干等，就连同等质量菠菜的铁的含量也比同等质量的红糖或红枣高。但由于植物性食物中主要是非血红素铁，在吸收过程中会受到食物中植酸、草酸、磷酸、多酚物质和膳食纤维等成分的阻挠，因此吸收率要打很大的折扣。若能减少食物或饮食中的这些物质，如菠菜焯水去草酸后再食用，吃饭的同时不要饮茶，或增加维生素 C、有机酸的摄入，也可额外补充维生素 C 制剂，吃饭时饮用鲜榨果汁等，也能增加膳食中铁的吸收，增强补血效果。

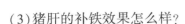 **7. 鸡蛋之争：红皮鸡蛋和白皮鸡蛋，谁才是营养冠军？**

一个鸡蛋重约 50 克，含蛋白质 7 克。富含胆固醇，营养丰富，鸡蛋蛋白质的氨基酸比例很适合人体的生理需要、易为机体吸收，利用率为 98% 以上，营养价值很高。

不少人在选购鸡蛋时纠结于鸡蛋壳的颜色，不知是选红皮鸡蛋还是选白皮鸡蛋。看起来选的是颜色，实际上，纠结的是哪种颜色的鸡蛋的营养价值更高。今天我们就来了解一下。

（1）为什么鸡蛋壳会有不同的颜色？

鸡蛋壳的颜色主要是由一种叫卵壳卟啉的物质决定的。有些鸡血液中的血红蛋白代谢可产生卵壳卟啉，因此蛋壳可呈浅红色；有些鸡不能产生卵壳卟啉，因此蛋壳呈白色。蛋壳颜色完全是由基因决定的，所以鸡蛋壳的颜色主要与产蛋鸡的品种有关。

（2）红皮鸡蛋和白皮鸡蛋，哪个营养价值更高？

红皮鸡蛋和白皮鸡蛋的营养价值不相上下，其实它们都含有丰富的优质蛋白、卵磷脂、维生素 D、维生素 A 及钙、铁等微量元素，白皮鸡蛋与红皮鸡蛋的蛋白质含量均为 12% 左右；脂肪含量是红皮鸡蛋的略高，为 11.1%，白皮鸡蛋的略低，为 9.0%；碳水化合物两者差别不明显；维生素 A 含量是白皮的较高，红皮的较低；维生素 E 是白皮的较低，红皮的较高。具体详见表 2-2。

表 2-2　红皮鸡蛋与白皮鸡蛋营养素含量比较（以每 100 克可食部分计）

营养素	白皮鸡蛋	红皮鸡蛋
蛋白质/克	12.7	12.2
脂/克	9.0	10.5
碳水化合物/克	1.5	0.0
胆固醇/毫克	585	585
维生素 A/微克 RAE	0.31	0.194
维生素 E/毫克	1.23	0.84
维生素 B_1/毫克	0.09	0.05
维生素 B_2/毫克	0.31	0.11
烟酸/毫克	0.2	0.2
钙/毫克	48	44
镁/毫克	14	11
铁/毫克	2	1
锌/毫克	1	0.38
硒/微克	16.55	13.83
铜/毫克	0.06	0.04
锰/毫克	0.03	0.01

资料来源：《中国食物成分表标准版（第 6 版第二册）》，2019 年。RAE：视黄醇活性当量。

所以，大家在选购鸡蛋时大可不必纠结于鸡蛋壳的颜色。鸡蛋的选择主要在于新鲜，因为随着鸡蛋储存时间延长，其营养成分会不断流失，食用价值也会降低，采购时选择新鲜的鸡蛋就可以啦。需要注意的是，在吃鸡蛋时应避免过量，以免加重胃肠道负担，引起腹胀、腹痛等消化不良的症状。如果出现胃肠道不适症状，可以在医生指导下进行治疗。

8. 餐桌上的黄金问题：科学吃蛋的营养法则是什么？

几乎每个人都知道鸡蛋是个好东西，鸡蛋是我们日常菜谱中常见的食物之一，它对大部分人都十分友好，营养丰富、属性温和、少有禁忌，烹饪方式也很丰富，蒸、煮、煎、炸、炒、炖、焖样样皆可，而且也都十分美味。如此优秀的鸡蛋一天吃多少个合适呢？

（1）鸡蛋为何被誉为营养宝库？

鸡蛋含有丰富的优质蛋白与各类营养素，其中优质蛋白的含量比大部分的鱼虾肉类的含量更高，简单来说就是同样质量的鸡蛋与鱼虾肉相比，人体可以获得更多的优质蛋白。其次鸡蛋中还含有丰富的矿物质如钙、铁、锌、硒等，各种维生素如维生素 A、维生素 D、维生素 E 等，以及卵磷脂、叶黄素等促进大脑发育与眼睛健康的物质，既可以帮助儿童、青少年全方位地生长发育，也可以帮助中老年人甚至生病的人增强抵抗力，恢复营养，真可谓是全身都是宝。

（2）鸡蛋怎么吃最健康呢？

民间有许多有关鸡蛋的传言，比如鸡蛋水煮最好，再比如吃鸡蛋不能吃蛋黄、胆固醇太高，甚至还有传言说生食鸡蛋具有补气健脑的作用。其实不然，鸡蛋在加工过程中损失的营养素并不多，加工方式的不同更多时候只是影响口感与消化吸收，在加工时稍加注意即可避免。比如煮鸡蛋的时间不宜过长，时间过长会使蛋白质过分凝固，影响消化与吸收，一般建议冷水放入鸡蛋，水开后，小火再煮 5~6 分钟即可；而煎炒鸡蛋时火不宜过大，时间也不宜过长，否则蛋白质会变硬，不但口感变差，同样也非常不利于消化吸收。

此外，也不建议丢弃蛋黄，因为蛋黄是鸡蛋营养素与蛋白质含量最集中的部分，虽然蛋白的蛋白质含量与蛋黄相差不多，但其中的维生素、矿物质等营养素成分含量极少。

最后，建议大家不要生食鸡蛋，一是因为生鸡蛋含有抗生物素蛋白和抗胰蛋白酶等物质及蛋白质成胶状，非常不利于人体消化吸收；二是因为生鸡蛋未经过高温烹煮，可能存在病菌感染，引起疾病。

（3）一天吃多少个鸡蛋合适？

根据《中国居民膳食指南（2022）》的建议，假设一个鸡蛋约 50 克进行推荐：

①普通健康成人：蛋类每周推荐摄入量为 300~350 克，可以每天吃 1 个或每周吃 5~7 个。

②2~7 岁健康儿童：蛋类每周推荐摄入量为 140~175 克，平均每天吃 0.5~1 个或每周吃 3 个。

③7~18 岁健康青少年：蛋类每周推荐摄入量为 175~350 克，可以每天吃

1 个或每周 5~7 个，年龄越小相对可以少吃一些，14~18 岁青少年最好每天吃 1 个。

④妊娠期与哺乳期妇女：每日推荐鱼蛋肉禽摄入总量为 130~225 克，因此推荐在孕早期可以每日 1 个鸡蛋，孕中、晚期及产妇、乳母在其他动物蛋白质摄入不过量的情况下可以每日吃 1~2 个鸡蛋。

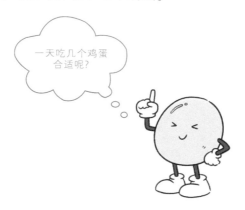

9. 乳糖不耐受者的困惑：如何巧妙挑选牛奶及奶制品？

关于一杯奶强壮一个民族的故事，相信大家都已经耳熟能详，作为故事的主角牛奶现如今依然深受人们追捧，主要是因为牛奶几乎含有人体所需的各种维生素、矿物质、蛋白质及各种生理活性物质来促生长、抗氧化与免疫调节，同时与其他食物相比，它具有更高含量的优质蛋白，更低含量的脂肪与碳水化合物。这么优秀的食物，可有的人却一吃就闹肚子，腹胀、腹痛、腹泻，这是怎么回事呢？出现这种情况难道就再也不喝奶了吗？

（1）什么是乳糖不耐受？

所谓乳糖不耐受是指部分人群由于乳糖酶缺乏，不能完全消化分解牛奶中的乳糖所引起的非感染性腹泻，主要表现为进食含乳糖牛奶及其制品后出现腹泻、腹胀、腹痛、肠鸣等。乳糖不耐受可见于各年龄人群，其中幼儿更为多见，可每日腹泻数次至数十次，放屁时常带有少量粪便在尿布上，此类患儿多爱哭闹，也有严重者可发生脱水、酸中毒、生长迟缓等，一般都不伴有发热。

（2）乳糖不耐受，还能喝牛奶、吃奶制品吗？

答案应该分开而论，为了保证营养素的摄入，特别是钙质的摄入，避免营养的缺乏，对症状不太明显，各方面生长发育良好的人群无须特殊治疗。

对症状明显的病友，治疗主要包括：

①减少或消除食物中的乳糖。婴幼儿可以选择专为婴幼儿配制的无乳糖配方奶粉，大部分奶粉品牌均有相应产品，大家可以根据自身情况按需购买；稍年长的孩子或成年人可以选择酸奶、奶酪、低乳糖奶(如舒化奶)等。

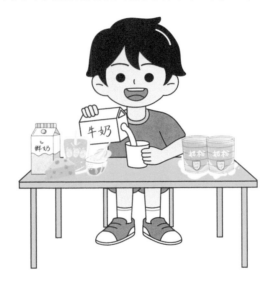

②补充外源性乳糖酶。在饮食干预不可行或不足的情况下，可以考虑补充外源性乳糖酶，目前临床多使用酸性乳糖酶补充剂，一般在含乳糖餐前5~30分钟服用。但此种方法因为乳糖酶可能被胃酸分解或失活且乳糖酶可能存在乳糖消化不完全的现象，服用乳糖酶补充剂多作为其他治疗的补充方法。

（3）如何巧妙缓解乳糖不耐受带来的烦恼？

乳糖不耐受对大部分人而言症状并不明显，其实我们也可以通过一些小技巧来缓解一下腹痛、腹胀等不舒适症状：①尽量不要空腹喝牛奶，必要时可以加热并搭配面包、馒头等食物一起吃；②尝试脱敏食用法，从微量开始，少量多次饮用，逐步加量；③配合服用益生菌或者益生元，刺激肠道益生菌的生长，亦可有效缓解症状。

总之，牛奶作为饮食补钙的重要途径，能不放弃尽量不放弃。

10. 牛奶选择大作战：如何选择全脂、低脂或脱脂牛奶？

每次走进超市，看着那些琳琅满目的牛奶品种，相信许多人都有很多疑问。全脂牛奶含有多少脂？低脂牛奶低了多少脂？作为一个健康的成年人到底应该选哪种含脂量的牛奶？还是可以随便选？那这些牛奶，你们都分得清楚吗？它们之间到底有什么差别？我们到底应该如何选择？

（1）全脂、低脂、脱脂牛奶，你了解多少？

由于不同人群的消费需求与习惯不同，为满足不同消费者的需求，生产厂家对液体乳中脂肪的含量进行了调整，于是便形成了全脂牛奶、低脂牛奶及脱脂牛奶。我国不同液体乳中脂肪含量分别是：①全脂牛奶的脂肪含量≥3.1%；②部分脱脂牛奶的脂肪含量为0.5%~3.1%，其中低脂牛奶的脂肪含量一般为1.0%~2.0%；③脱脂牛奶的脂肪含量≤0.5%。

（2）除了脂肪，脱脂牛奶还失去了什么？

一般在市面上售卖的纯牛奶多为生鲜牛乳且不添加任何其他食品原料，经过巴氏杀菌法或是超高温瞬时灭菌方法制得，此类纯牛奶均为全脂牛奶。低脂或脱脂牛奶则是在杀菌的基础上再通过加工工艺将脂质去掉，在脱脂的过程中，大部分的脂溶性维生素如维生素A、维生素D及不饱和脂肪酸等均会一同流失。除此之外，一同流失的还有牛奶原本醇香的口感。

（3）是选全脂牛奶还是脱脂牛奶，你选对了吗？

时至今日，已经有很多专家学者经过研究证明饮用全脂牛奶并不会增加高血压、高血脂，甚至心血管疾病的风险，反而存在于全脂乳品、酸奶、奶酪中的乳脂可能可以预防心血管疾病的发病。

因此，对于体重正常的健康的成年人，建议喝全脂牛奶，推荐摄入量为300~500毫升/天。当然，为保证营养全面，成长中的少年儿童也应该选择全脂牛奶或奶粉，即使中老年人，也建议选择全脂牛奶或在全脂牛奶的基础上偶尔选择低脂牛奶。

11. 奇妙奶源大比拼：牛奶、羊奶和驼奶，哪一种更适合你的健康？

在众多哺乳动物中，人类为何主要食用牛奶？随着科技的进步和生活水平的提高，除了牛奶，羊奶、马奶、骆驼奶等也逐渐成为人们关注的营养来源。面对这些不同的奶类，我们应如何选择？

（1）牛奶、羊奶、驼奶到底有什么区别？

虽然牛奶一直被公认为是乳品之王，但是依然有很多的人喜欢饮用其他动物奶。在我国，除了牛奶，羊奶、马奶、驼奶等均统称为特色奶，而在特色奶当中，羊奶又几乎占据了半壁江山。不同奶制品的区别可以通过营养成分来进行初步比较（表2-3）。

表2-3 不同奶类营养成分比较（以每100克可食部分计）　　　　单位：克

奶类	蛋白质	脂肪	灰分
纯牛奶（全脂）	3.30	3.60	0.70
羊乳	1.50	3.50	0.70
鲜驼奶	3.70	3.50	0.90

资料来源：《中国食物成分表：标准版》第6版第二册。

除了表2-3中我们可以看到各类奶的营养成分的区别，羊奶与驼奶还具有以下特点。

羊奶：①羊奶中所含的必需氨基酸比牛奶多，因此更容易被人体消化与吸收；②羊奶的致敏性低于牛奶；③羊奶中含有许多具有抗氧化活性的成分，如超氧化物歧化酶、维生素A、生物活性肽等，可增强机体抗氧化能力。

驼奶：①驼奶的矿物质与维生素含量更高，特别是维生素C烟酸、磷等营养素很丰富，但维生素A、维生素E含量则低于牛奶；②驼奶中短链脂肪酸含量较低，具有较好的口感；③驼奶中含有杀菌与强化人体免疫力的乳铁传递蛋白和溶解酵素，更能增强免疫力。

（2）我们应该如何选择奶类？

是选择牛奶、羊奶还是驼奶作为饮用的奶类，取决于多种因素，包括营养需求、个人口味偏好、耐受性、经济考虑及环境影响等。

①营养需求：不同种类的奶含有不同的营养成分。例如，驼奶的蛋白质和矿物质含量通常比牛奶高，这可能对需要额外营养的人群有益。然而，大多数人通过饮用牛奶就能满足他们的日常营养需求。

②消化和耐受性：有些人可能对某种奶类中的特定成分(如乳糖)不耐受或过敏。如羊奶与其他乳制品相比，更易被人体消化吸收，也具有较低的致敏性。

③经济考虑：牛奶由于生产效率高，通常价格更便宜。而羊奶和驼奶的生产成本较高，因此价格也更高。

④个人口味和文化习惯：口味是选择奶类产品的重要因素之一。有些文化传统上更倾向于使用特定类型的奶。

⑤可用性和便利性：牛奶在全球范围内广泛生产和消费，因此更容易获得。而其他类型的奶可能不那么常见或需要特别渠道购买。

⑥健康和医疗建议：对于有特殊健康状况的人，医生或营养师可能会推荐特定类型的奶。例如，某些疾病或症状可能需要特别营养成分的奶类产品。

最后，选择哪种奶类产品应该基于个人的需求和偏好。如果有特定的营养目标或健康问题，最好咨询专业的医生或营养师。

 12. 白肉与红肉的营养之谜：为啥优选白肉而少吃红肉？

在丰富多彩的餐桌上，肉类是不可或缺的一部分。根据肉类的颜色，我们通常将其分为白肉和红肉两大类。白肉与红肉是人们饮食中备受关注的两大类食材。然而，随着对健康饮食认知的提高，关于多吃白肉、少吃红肉的建议逐渐引起了人们的关注。本文将探讨什么是白肉和红肉，以及为何许多健康专家提倡多吃白肉、少吃红肉。

(1)白肉和红肉分别指什么肉？

白肉：主要指的是家禽类的肉品，包括鸡肉、鸭肉、火鸡肉等。这些肉类在烹饪后通常呈现白色，富含高质量的蛋白质。白肉中的蛋白质含有人体必需的所有氨基酸，对于维持肌肉组织的生长和修复至关重要。此外，白肉还提供了 B 族维生素、磷、钾等多种微量元素和营养素，对于支持身体的正常功能和新陈代谢有着不可忽视的作用。相对较低的脂肪含量使得白肉成为许多人追求健康饮食时的首选之一。

红肉：主要包括牛肉、猪肉、羊肉等，这些肉类之所以呈现红色，是因为它们含有较高水平的肌红蛋白。与白肉相比，红肉的脂肪含量相对较高，但同时它也富含多种对人体有益的营养物质，包括铁、锌及维生素 B_{12}。红肉中的铁质主要以血红素铁的形式存在，这种形式的铁更容易被人体吸收，对于防治缺铁性贫血有重要作用。

（2）白肉和红肉到底有什么区别？

白肉和红肉在营养价值上有所不同。白肉除了含有丰富的优质蛋白质，还含有较低的脂肪和胆固醇，且脂肪多为不饱和脂肪酸，对心血管健康较为有利，因此被认为是较为健康的选择。适量食用经过健康烹饪方式处理的白肉，可以作为均衡饮食的一部分，有助于维护心血管健康，并可能降低某些类型恶性肿瘤的风险。相比之下，红肉含有较高的脂肪、胆固醇和铁元素。铁元素是一种重要的矿物质，对于预防缺铁性贫血非常关键。然而，过量摄入红肉可能会增加患心血管疾病和某些类型恶性肿瘤的风险。因此，建议在日常饮食中适量食用红肉，并与蔬菜、全谷物和其他蛋白质来源（如鱼类和豆类等）均衡搭配，以保证营养的全面性和饮食的健康性。

（3）为何专家们都推荐多吃白肉少吃红肉呢？

以下是白肉的一些优势。①低脂肪含量：白肉，特别是鸡胸肉和火鸡肉，含有较低的脂肪，尤其是饱和脂肪。这对于控制胆固醇水平和预防心血管疾病非常有益。②高蛋白质：白肉是优质蛋白质的良好来源，对于肌肉的增加至关重要。蛋白质还能增强饱腹感，有助于体重管理。③含有必需氨基酸：人体不能自行合成必需氨基酸，必须通过食物摄取。白肉是这些必需氨基酸的良好来源。④富含维生素和矿物质：白肉中含有多种维生素，如 B 族维生素，以及矿物质如铁、锌和硒。这些营养素对于维持身体健康和支持免疫系统非常重要。⑤可减少患某些疾病的风险：与红肉相比，白肉与较低的某些类型癌症的发生风险有关，尤其是结肠癌。⑥易于消化：白肉通常比红肉更容易消化，这对于消化功能弱的人来说是更好的选择。⑦多样化的烹饪方式：白肉可以通过烤、煮、蒸或炒等多种方式烹饪，使其成为灵活多变的食材选择。

相比之下，红肉虽然也是蛋白质的良好来源，但其饱和脂肪含量较高，过量食用可能会导致血脂水平升高，增加心血管疾病的风险。此外，一些加工过的红肉制品，如香肠和培根含有较多的钠和亚硝酸盐，长期食用可能对健康不利。

因此，为了维护健康，建议在日常饮食中多选择白肉，适量食用红肉，并尽量避免加工肉制品。同时，搭配蔬菜、全谷物和豆类等植物性食物，进一步提升饮食的营养均衡性。

 13. 海鲜与药物的微妙博弈：服药期间需要远离海鲜吗？

广义上的海鲜包括了所有的海产食品，如鱼、虾、蟹、贝类、海藻类等。在我们日常饮食中，海鲜因其独特的口感和丰富的营养价值而备受人们的喜爱。然而，当我们在服用某些药物时，医生常常会提醒我们避免食用海鲜。这究竟是为什么呢？本文将带您深入了解"海鲜与药物的微妙博弈"。

（1）海鲜与药物之间可能发生哪些相互作用？

①可能干扰药物代谢机制：人体内部有一套复杂的酶系统负责药物的代谢，而海鲜中某些成分可能会影响这些酶的活性，导致药物代谢速度加快或减慢。例如，某些海鲜中的碘含量较高可能会干扰甲状腺药物的正常代谢。

②有过敏反应的风险：一些人对海鲜，特别是贝类和甲壳类可能会产生过敏反应，如果在服用特定药物期间食用海鲜，可能会加重过敏症状，甚至触发严重的过敏反应。

③影响药效：特定的海鲜成分可能会与某些药物发生化学反应，从而影响药物的效力。比如，富含钙的海鲜可能会影响某些抗菌药物如四环素类的吸收，减弱药效。

（2）哪些药物与海鲜共食时需要特别注意？

①抗菌药物：如前所述，特别是四环素类和喹诺酮类抗菌药物，它们与海鲜中的钙、镁等矿物质结合后，会形成难以被人体吸收的复合物，从而减弱药物的有效性。

②降压药：一些降血压药物，特别是血管紧张素转换酶抑制剂和血管紧张素受体拮抗剂这两类降压药，与富含钾的海鲜（如海带）共食，可能导致体内钾水平过高，影响心脏功能。

③甲状腺药物：服用甲状腺药物的患者需要避免食用碘含量高的海鲜，如海带，因为过量的碘可能会干扰药物的效果。

④抗凝药：如华法林。服用这些药物的人应该谨慎摄入高 n-3 脂肪酸的海鲜，因为 n-3 脂肪酸具有轻微的抗凝血作用，可能增加出血的风险。

⑤精神类药物：包括抗抑郁药和抗焦虑药。这些药物有时与特定食物相互作用，可能会影响药物的效果或增加不良反应的风险。

在这些情况下，合理的饮食规划对于确保药物疗效和个人健康至关重要。如果有任何疑问或担忧，应咨询医生或药师以获得针对个人健康状况的具体建议。

 14. 盐分不超标：三口之家如何用限盐勺玩转"控盐"？

盐是百味之祖，是一种不可缺少的烹饪调料。不过，食盐摄入并非多多益善。研究表明，高盐饮食可增加高血压、脑卒中及胃癌等疾病发病风险。《中国居民膳食指南科学研究报告（2021）》显示，2015 年国内家庭烹调用盐平均每人为 9.3 克/天，远超过推荐范围。

（1）每日食用盐摄入量为多少合适？

《中国居民膳食指南（2022）》推荐 11 岁及以上人群食盐摄入量不超过 5 克/天，2 岁以下幼儿不超过 2 克/天，4~6 岁幼儿不超过 3 克/天，7~10 岁儿童不超过 4 克/天。

（2）一家三口，怎样用限盐勺控盐？

首先，根据家人数量，确定好每日食盐摄入总量。根据《中国居民膳食指南（2022 年）》推荐，一家三口都是成年人的话，每天食盐摄入量不超过 15 克。

然后，按照餐次食物分配比例计算食盐使用量及每道菜食盐摄入量。若食盐摄入量按 1/3、1/3 和 1/3 进行早中晚三餐分配，则每餐的食盐摄入量分别为 5 克、5 克和 5 克。因限盐勺有 1 克、2 克、3 克、6 克和 18 克等多种规格，每家每户可根据食盐具体摄入量需求，选用恰当规格的限盐勺。中餐安排两菜一汤的话，可将食盐摄入量调整为每菜 2 克和汤 1 克，烹调时可选用 1 克和 2 克限盐勺。需要注意的是，2 克限盐勺是指每平勺盐的质量正好是 2 克。

最后，需要考虑家中大人和小孩不同、在家只烹饪一餐、一顿二人餐及进食高盐（钠）食品等特殊情况。比如，由 2 个成年人和 1 个 5 岁儿童组成的三口之家，每天食盐摄入量应不超过 13 克；或者在家只烹饪晚餐且晚餐只有大人和

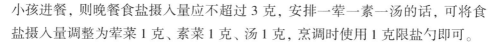

小孩进餐，则晚餐食盐摄入量应不超过 3 克，安排一荤一素一汤的话，可将食盐摄入量调整为荤菜 1 克、素菜 1 克、汤 1 克，烹调时使用 1 克限盐勺即可。

此外，平时应尽量避免摄入咸菜、方便面、香肠、火腿肠、豆腐乳或罐头等高盐食品。

（3）如何区分"高盐值"或"低盐值"食物？

高盐食物是指钠含量 ≥ 800 毫克/100 克食物，低盐食物是指钠含量 ≤ 120 毫克/100 克（固体）或 100 毫升（液体）的食物。

温馨提醒

低盐膳食、无盐膳食与低钠膳食有所不同。其中，低盐膳食是指限钠量在 1500 毫克/天以内，全日烹调用食盐量成人不超过 2~3 克（酱油 10~15 毫升）；无盐膳食是指全日供给钠 1000 毫克左右，除低盐膳食所禁食物，烹调时不加盐或酱油；低钠膳食为全日钠供给量控制在 500 毫克以内，除无盐饮食要求，还应限制食用碱制馒头、发酵粉制作的糕点、饼干及含钠高的食物，如油菜、蕹菜、芹菜等钠含量在 100 毫克/100 克以上的蔬菜及松花蛋、豆腐干、猪肾等。

常见高盐（钠含量）食品见表 2-4。

表 2-4 常见高盐（钠含量）食品表（每 100 克）

食物名称	钠/毫克	相当于食盐用量/克
零食类		
海苔	1 599.1	4.06
奶油五香豆	1 577.0	4.01
方便面	1 144.0	2.91
怪味胡豆	1 102.1	2.80
玉米片	725.0	1.84
甘草杏	2 574.2	6.54
地瓜干	1 287.4	3.27
九制梅肉	958.0	2.43
雪梅	895.6	2.27

续表2-4

食物名称	钠/毫克	相当于食盐用量/克
肉类/鱼类		
盐水鸭(熟)	1 557.5	3.96
酱鸭	981.3	2.49
低脂奶酪	1 684.8	4.28
咸鸭蛋	2 706.1	6.87
虾仁(虾米)	4 891.9	12.43
草鱼(熏)	1 291.8	3.28
蟹角棒	1 242.0	3.15
鱼丸	854.2	2.17
咸菜类		
榨菜	4 252.6	10.80
萝卜干	4 203.0	10.68
根芥菜	6 060.0	15.39
腐乳(酱豆腐)	3 091.0	7.85
其他		
龙须面	711.2	1.81
油条	585.2	1.49
面包(均值)	230.4	0.59
咸面包	526.0	1.34
豆腐丝(油)	769.4	1.95
豆腐干	690.2	1.75
素火腿	675.9	1.72
热狗(原味)	684.0	1.74
比萨饼(夹奶酪)	533.0	1.35
三明治(夹火腿、干酪)	528.0	1.34
开心果(熟)	756.4	1.92
松子(熟)	666.0	1.69
葵花籽(熟)	634.7	1.61
龙虾片	639.5	1.62

续表2-4

食物名称	钠/毫克	相当于食盐用量/克
春卷(素馅)	535.8	1.36
薯圈	701.6	1.78
饼干(咸)	697.2	1.77
洋葱圈	519.0	1.32
薯片(烧烤味)	508.6	1.29

资料来源:《中国膳食指南(2022)》。

总之,请谨记盐必不可少,但"盐"多必失!

 15.甜蜜诱惑:如何科学应对精制糖的隐秘挑战?

糖的出现给人们的生活带来了美味与享受,随着制作技术的发展,精制糖广泛普及。近年来,越来越多的人开始关注精制糖及其对健康的影响。《中国居民膳食指南(2022)》中建议:控制添加糖(精制糖)的摄入量,每天摄入不超过50克,最好控制在25克以下。

(1)什么是精制糖?

简单来说,精制糖是通过提炼加工从甘蔗、甜菜和玉米等自然食材中提取出的糖,常见的如白砂糖、高果糖玉米糖浆等。蔗糖是从甘蔗或甜菜中提取的。制糖过程首先是将甘蔗或甜菜洗净,切成薄片,然后将它们浸泡在热水中,提取出糖汁,然后将糖汁过滤,制成糖浆,通过进一步加工成糖晶体,将其洗涤、干燥、冷却,然后包装成可售卖的食用糖。高果糖玉米糖浆也是一种精制糖,是将玉米碾磨成玉米淀粉,通过进一步加工制成玉米糖浆,然后添加酶,最终使玉米糖浆的味道更甜。

这些精制糖通常作为食品添加剂,增加食品风味,也可以作为果酱和果冻中的防腐剂,或是帮助泡菜和面包等的发酵。它们还经常用于软饮料和冰淇淋等加工食品的制作中。

(2)精制糖对健康有哪些危害?

精制糖为人们带来美味与享受的同时,我们也应理智地注意到,除了能量,精制糖几乎不含身体健康所需的各种营养素。精制糖会增加膳食的总能量摄入，致使能量过剩，所以食用大量精制糖，尤其是以含糖饮料的形式长期摄入过多，会引起肥胖，尤其是腹型肥胖。此外，富含精制糖的饮食与 2 型糖尿病、抑郁症、痴呆症、肝病和某些类型恶性肿瘤的发病相关。

　　精制糖通常添加到食品和饮料中以改善口感，例如，冰淇淋、糕点和碳酸饮料。除了含糖量高，有些加工食品还含有大量脂肪和盐，过量食用时，两者都可能危害您的健康。

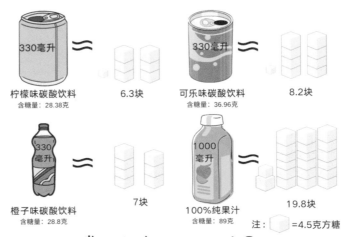

柠檬味碳酸饮料　　　6.3块　　　可乐味碳酸饮料　　　8.2块
含糖量：28.38克　　　　　　　　含糖量：36.96克

橙子味碳酸饮料　　　7块　　　100%纯果汁　　　19.8块
含糖量：28.8克　　　　　　　含糖量：89克　　注：□=4.5克方糖

常见含糖饮料的含糖量

　　(3) 如何减少饮食中的精制糖？

　　精制糖被添加到许多包装食品中，阅读预包装食品标签有助于减少饮食中精制糖的摄入量。一个标准的食品标签包括营养成分表、配料表、生产日期、保质期等部分。我们应重点关注以下几个方面。①营养成分表：会列出食品中的主要营养成分含量，包括糖。注意"总糖"和"添加糖"的区别，总糖包括了食品中自然存在的糖和加入的糖，而添加糖则专指在加工过程中添加的糖。②配料表：配料是按照含量从多到少的顺序排列的。若糖或糖的其他名称(如蔗糖、果糖、糖浆等)出现在配料表首位，就说明这个食品中含有较高比例的添加糖。③食品添加剂：有时候食品的甜味可能是食品添加剂提供的，如甜味剂，也应注意识别。通常，在食品标签中可以使用多种名称来标记精制糖，最常见的是白砂糖、蔗糖和高果糖玉米糖浆，还有蔗汁、大米糖浆、糖蜜、焦糖等。含精制糖的常见食品类别及举例见表2-5。

表 2-5　富含精制糖的常见食品类别及举例

食品类别	举例
饮料	汽水，运动饮料，特色咖啡饮料，能量饮料，维生素水，某些水果饮料等
糖果和烘焙品	糖果，巧克力棒，派，冰淇淋，羊角面包，一些面包，烘焙食品等
罐头食品	蔬菜水果罐头等
面包配料	果酱，果泥，涂抹酱等
酱料	番茄酱，色拉酱，意大利面酱等
现成的餐点	比萨饼，冷冻餐和奶酪等

　　少吃这些富含精制糖加工食品，将有助于减少饮食中精制糖的摄入量。选择健康的饮食，才能拥有健康的身体！

16. 油瓶之较量：植物油与动物油，谁的营养价值更好？

　　在我们的日常饮食中，油脂是不可或缺的一部分，它不仅赋予食物诱人的香味和口感，还是维持生命活动必不可少的能量来源。然而，面对市场上琳琅满目的油品，许多人会产生疑问：植物油和动物油，哪一种更有营养价值？本文将从两种油脂的营养成分及其对人体健康的影响角度，为您揭晓这场"油瓶之较量"。

　　（1）植物油的营养，你了解多少？

　　植物油，通常提取自种子、坚果或植物的果实，如橄榄油、茶油、菜籽油、玉米油、大豆油、花生油、葵花籽油等。例如，橄榄油富含单不饱和脂肪酸，而玉米油和葵花籽油则含有较多的多不饱和脂肪酸。这些不饱和脂肪酸对心脏健康至关重要，能够降低血液中的低密度脂蛋白胆固醇（也称为坏胆固醇）水平，减少心血管疾病的风险。此外，植物油中还含有丰富的维生素 E，一种强大的抗氧化剂，能够保护细胞免受自由基的损害。不同的植物油中，脂肪酸的构成不同，各具营养特点。因此，我们可以经常更换烹调油的种类，使用多种植物油。

　　（2）动物油的营养，你知道多少？

　　动物油，如黄油、猪油、羊油和牛油等，通常含有较高的饱和脂肪酸，适量

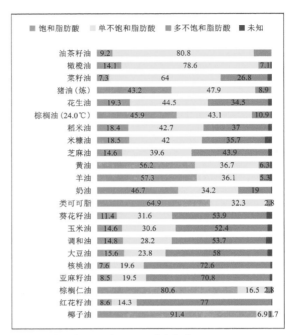

资料来源：《中国居民膳食指南（2022）》。

常见油脂类脂肪酸含量百分比组成图

的饱和脂肪对细胞结构和激素分泌是必需的。动物油是维生素 K_2 的良好来源，维生素 K_2 对骨骼健康至关重要，动物油还含有脂溶性维生素 A、维生素 D、维生素 E 和维生素 K，这些维生素对于保持视力、骨骼健康、保护细胞免受氧化损伤及促进血液凝固等方面都非常重要。但需要注意的是，膳食饱和脂肪酸摄入过量会明显影响血脂水平。世界卫生组织和《中国居民膳食营养素参考摄入量（2023 版）》均建议饱和脂肪酸的摄入量应低于膳食总能量的 10%。因此，建议在饮食中与其他富含不饱和脂肪酸的植物油搭配使用，以达到营养平衡。

（3）吃油配比，有讲究吗？

并没有一成不变的"最佳"比例，因为每个人的健康状况和营养需求也有所不同。一般而言，推荐的做法是植物油和动物油搭配使用，以确保脂肪酸的多样性和均衡。例如，可以在日常烹饪中使用橄榄油或菜籽油，并适量添加一些猪油或牛油以增加风味，并获取脂溶性维生素。

总之，植物油和动物油各有其营养特点和适宜的使用特点，请谨记"多变换油品"和"适量为宜"两大法宝。《中国居民膳食指南（2022）》推荐成年人每日烹调油摄入量为 25~30 g。

油脂不是敌人，而是我们餐桌上的朋友，我们要用科学的态度去理解和使用它们。

17. 菜单的健康陷阱：氢化油和反式脂肪酸都潜伏在哪儿？

氢化油是一种通过将普通植物油在特定的条件下进行氢化反应制得的油脂。在氢化过程中，如果植物油不完全氢化，会产生反式脂肪酸。过量摄入反式脂肪酸与多种健康问题相关，包括增加心血管疾病的风险、影响血糖、血脂水平、促进炎症反应等。WHO 和其他健康机构建议人们尽量减少反式脂肪酸的摄入量。《中国居民膳食营养素参考摄入量（2023 版）》提出，我国 2 岁以上儿童和成人膳食中来源于食品工业加工产生的反式脂肪酸的最高限量为膳食总能量的 1%。那么，哪些食物中含有反式脂肪酸呢？我们在日常生活中怎样才能减少反式脂肪酸的摄入呢？

（1）哪些食物中可能藏有反式脂肪酸？

氢化油、反式脂肪酸的应用非常广泛，常被用于多种加工食品中，如植脂末（奶精）、人造奶油、代可可脂等，可以改善食品的质地、口感及延长保质期，使食物看起来更加诱人，常见于焙烤类食品、快餐食品，尤其是炸薯条等油炸食品及一些奶油产品中。另外我们日常生活中使用的植物油更是餐桌上反式脂肪酸的主要来源。随着油温升高，烹调时间延长，植物油中可能产生反式脂肪酸（表 2-6）。

表 2-6　不同反式脂肪酸来源的食物贡献率（按供能比计算）

反式脂肪酸来源	食品名称	贡献率/%
加工来源	植物油	49.81
	糕点（包括蛋糕、派、萨其马等）	4.05
	比萨、汉堡、三明治	2.65
	饼干	2.5
	油饼、油条	2.36
	面包（包括牛角、奶油或其他）	2.31
	*其他	7.49
	小计	71.17

注：*其他包括方便面、小吃、速冻食品、膨化食品、巧克力（合计）、糖果、速溶咖啡/咖啡伴侣、冷冻饮品、禽肉制品、其他固体饮料、奶茶/奶精、月饼、酱类等。

资料来源：《中国居民反式脂肪酸膳食摄入水平及其风险评估报告（2012）》。

（2）如何巧妙避开日常生活中的反式脂肪酸？

①阅读食品标签：仔细阅读食品包装上的配料表，避免含有"部分氢化油""氢化油""氢化植物油""精炼植脂末""人造奶油""奶精""代可可脂"等成分的产品。另外，很多食品在营养成分表中也会标明反式脂肪酸的含量。

②选择天然食品：选择天然食品，如新鲜水果、蔬菜、全谷物、坚果和种子等，这些食品通常不含反式脂肪酸。

③减少加工食品的摄入：加工食品可能含有更多的反式脂肪酸。尽量选择新鲜食材，自己烹饪食物，以控制反式脂肪酸的摄入量。

④避免油煎、油炸食品：高温煎炸食品通常含有更多的反式脂肪酸。尽量减少这些食物的摄入，选择健康的烹饪方式，如蒸、炖或煮。

⑤注意肉类的选择：一些肉类可能含有反式脂肪酸。选择健康的肉类，如鸡肉、火鸡肉或鱼类，而不是高脂肪的肉类。

⑥限制食用糕点和甜点：糕点和甜点通常含有更多的反式脂肪酸。尽量减少这些食物的摄入，选择健康的甜点选项，如水果或坚果。

⑦自己动手制作食物：尽量自己动手制作食物，这样可以更好地控制食材和烹饪方式，从而减少反式脂肪酸的摄入。

总之，通过选择健康的食材和烹饪方式，以及注意食品标签上的成分列表，可以有效地减少反式脂肪酸的摄入。

18. 坚果小能手：每天吃多少恰到好处？有哪些惊人的营养价值？

坚果作为零食是一个非常好的选择，因为它们不仅美味，还富含健康脂肪、蛋白质、膳食纤维及多种维生素和矿物质。市面上有各种类型的坚果零食，包括杏仁、核桃、腰果、巴西坚果、开心果等。

（1）坚持吃坚果有哪些好处？

坚果具有很高的营养价值。首先，它们富含蛋白质，能够提高机体免疫力及促进生长发育。其次，坚果含有大量的脂肪，能够提供热能，维持大脑功能；其所含丰富的不饱和脂肪酸如 n-3 可以减少炎症，促进心血管健康。此外，部分坚果还含有大量膳食纤维，坚果中的不可溶性纤维可以促进肠道蠕动，保持大便通畅；可溶性膳食纤维可增加饱腹感，延缓饥饿。最后，坚果还含有钙类物质，有助于骨骼的生长发育，尤其是对青少年十分有益。

（2）坚果是不是吃得越多越好呢？

答案当然是否定的，俗话说"一口坚果半口油"，坚果的脂肪含量、能量双高，20克的坚果就含有90千卡左右的能量，吃太多很容易使体重增加。

（3）每天吃多少坚果合适？

《中国居民膳食指南（2022）》建议：每人每天吃大豆及坚果25～35克，就坚果而言，推荐摄入量为平均每周50～70克，平均每天10克。值得注意的是，这里的10克是坚果果仁的质量，不包括果壳。

（4）吃坚果的注意事项有哪些？

① 多样化选择：尽量选择各种不同类型的坚果，如杏仁、核桃、腰果、巴西坚果等，以获得更全面的营养。② 原味优先：尽量选择未加工或低盐的坚果，避免含有过多添加剂或盐分的产品。③ 搭配其他食物：可以将坚果与水果、酸奶或谷物一起食用，增加口感和营养。④ 烹饪使用：在烹饪时，可以用坚果代替部分烹调油，增加食物的口感和营养。⑤ 注意保存：坚果应存放在阴凉干燥的地方，避免阳光直射和潮湿，以保持其新鲜度和营养价值。⑥ 注意过敏：有些人可能对某些坚果过敏，如果您对某种坚果有过敏史，请在食用前仔细检查产品标签，并遵循医生的建议。

总之，坚果类食品是一种营养丰富、健康的零食选择，适量食用可以为身体提供必要的营养。但请注意不要过量食用，以免摄入过多的能量。在食用坚果时，一定要注意避免食用变质的坚果，以防出现恶心、呕吐、腹痛等症状。另外，因为坚果很容易氧化酸败，所以需要妥善保存。

19. 替代甜味剂："零卡代糖"饮料能长期畅饮无忧吗？

在当今社会，随着健康饮食概念的普及，人们越来越重视减少糖分摄入。在这种背景下，"零卡代糖"饮料逐渐走入了人们的生活。它们凭借"零热量"的特性，满足了人们对健康生活的追求。然而，长期饮用零卡代糖饮料是否真的对健康无害？

（1）什么是代糖？

代糖，或称为甜味剂，通常指的是一种能够提供甜味的物质，但其能量相较于传统糖分较低或为零。常见的代糖包括：阿斯巴甜、安赛蜜、三氯蔗糖、糖精和甜菊糖等。然而，"零卡代糖"饮料则是使用这些代糖为主要甜味来源的饮料。

（2）代糖真的安全吗？

代糖的安全性一直是公众和科学界讨论的热点。大量研究已经表明，在正常摄入范围内，市面上允许使用的代糖是安全的。国际食品法典委员会和世界卫生组织等权威机构都有严格的标准来评估和控制食品添加剂的安全性，包括代糖。

尽管从法规角度看代糖是安全的，但某些长期大量使用代糖的研究仍然引起了人们对其潜在健康风险的关注，比如可能对肠道微生物群产生影响、可能增加胰岛素抵抗的风险等。

（3）长期畅饮"零卡代糖"饮料，行不行？

长期饮用"零卡代糖"饮料可能存在一定的健康隐患。最新研究表明长期食用代糖可能会增强对甜食和饮料的渴望，从而导致肥胖。WHO 发布的指南也不建议用代糖来控制体重。也有研究显示摄入代糖可导致糖尿病的发病风险增加。总的来说，代糖对人体主要有以下不良影响。①代糖对味觉的长期影响：长期使用代糖可能会影响人体的味觉，使人们对甜味的需求增加，从而可能增加对高能量食物的摄入。②代糖对肠道微生物的影响：一些研究表明，代糖可能会影响肠道微生物的平衡，长期影响可能尚未完全明确。③心理成瘾：一些研究表明，长期使用代糖可能会引发心理成瘾，导致人们对含糖食物的渴望增加。

虽然代糖和代糖饮料在一定程度上为减少糖分摄入和控制体重提供了便利，但它们并不是没有任何风险的完美替代品。对于那些想要减少糖分摄入的人来说，最健康的选择仍然是通过调整饮食习惯，减少加工食品的摄入，增加天然食材的比例，如水果、蔬菜和全谷物。对于代糖饮料，适量饮用而非依赖是一个更为理智的选择。

20. 解渴又健康：水、奶茶和茶，如何做出理想选择？

在我们的日常生活中，水、奶茶和茶都是常见的饮品。它们各有各的特点，也各有各的爱好者。但如何选择适合自己的饮品呢？这篇文章将为您详细解析这三者的区别，以及如何作出明智的选择。

（1）你知道水的重要性吗？

水是生命之源，它占据了我们人体体重的60%左右。水对于维持人体的正常生理功能至关重要，它有助于排出代谢废物、调节体温、维持细胞结构等。水是最简单、最健康的饮品，它可以随时随地饮用，没有任何限制。对于大多数人来说，每天饮用足够的水是非常必要的，《中国居民膳食指南（2022）》建议成人每天的饮水量为1500~1700毫升。

（2）奶茶会影响你的健康吗？

奶茶是一种由茶叶和奶制成的饮品，口感香甜可口，深受广大年轻人的喜爱。奶茶中含有一定量的咖啡因和糖分，可以提神醒脑、缓解疲劳。但是，大多数奶茶中的糖分和能量较高，如果长期大量饮用，可能会导致肥胖、糖尿病等健康问题。此外，奶茶中如果添加了奶精，也可能对人体造成不良影响。喝奶茶是否影响健康，关键在于选择健康材料（如低糖或无糖，且避免使用奶精等）和适量饮用，一周内控制在1~2杯为宜，以免过量摄入糖分和能量。这样，我们就能在享受奶茶带来的美味的同时，也照顾到了自己的健康。

（3）喝茶有哪些好处？

茶是一种健康的饮品，它含有丰富的抗氧化物质和多种维生素，有助于降低血压、降低胆固醇、预防心血管疾病等。茶叶中的茶多酚和儿茶素等成分，还有助于提高免疫力、延缓衰老等。相较于水和奶茶，茶的口感更为丰富多样，可以根据个人口味选择不同的茶叶和泡茶方式。但仍须谨记，喝茶不宜过量，每天1~2杯为宜，以免增加贫血和失眠的风险。

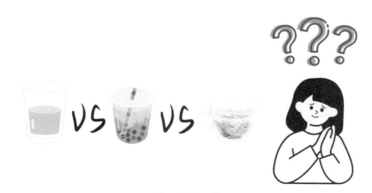

水、奶茶、茶

（4）每天的饮品选择，你做对了吗？

在选择适合自己的饮品时，可以考虑以下几个方面。

①个人需求：根据自身情况选择饮品的种类和量。如果需要补充水分，可以选择水或茶；如果需要提神醒脑，可以选择奶茶或茶；如果需要控制体重或预防糖尿病等疾病，可以选择茶。

②健康状况：对于糖尿病患者或肥胖人群，应选择低糖或无糖的饮品，如水或无糖茶；对于高血压患者，应适量饮用茶叶，避免过量饮用含咖啡因的茶叶。

③个人口味：不同的人有不同的口味偏好，可以根据自己的口味选择适合自己的饮品和茶叶类型。

④其他因素：如环境、文化背景等也可能影响饮品的选择。例如，在南方地区，由于气候湿热，人们更喜欢饮用清热解暑的绿茶；而在北方地区，人们更喜欢饮用暖胃暖身的黑茶或红茶。此外，不同的文化背景也对饮品的接受度有所影响，如英美国家的人们更喜欢饮用咖啡，而中国和日本的人们更喜欢饮用茶。

总之，水、奶茶和茶各有各的特点和用途。在选择适合自己的饮品时，应综合考虑个人需求、健康状况、个人口味和其他因素。同时，也要注意饮用量和频率的适度控制，保持健康的生活方式。

 21. 豆类的奥秘：大豆与杂豆在营养和用途上有什么不同？

大豆和杂豆是我们日常饮食中常见的两种豆类，它们在营养价值和食用方式等方面存在一定的区别。下文将详细介绍大豆和杂豆的区别。

（1）大豆和杂豆究竟有何不同？

①大豆：大豆是豆科植物中的一种，主要分为黄豆、黑豆、青豆等品种。大豆是一种高蛋白、低脂肪的食品，含有丰富的植物性蛋白质、脂肪、碳水化合物、维生素和矿物质等。

②杂豆：杂豆是指除了大豆以外的其他豆类，包括红豆、绿豆、芸豆、蚕豆或豌豆等。杂豆的营养成分和食用价值与大豆有所不同。

（2）大豆和杂豆谁更营养？

①大豆：大豆富含优质蛋白质，其氨基酸组成与动物性蛋白质相似，是植

物性食品中唯一可与动物性蛋白质媲美的食品。此外，大豆还含有丰富的不饱和脂肪酸、钙、磷、铁等矿物质和多种维生素。研究表明，大豆中的异黄酮类化合物具有抗癌、抗炎、抗氧化等作用，对预防心血管疾病和某些癌症有益。此外，大豆还富含钙质，对骨骼健康有益。

②杂豆：杂豆也含有丰富的蛋白质、膳食纤维、维生素和矿物质等营养成分。与大豆相比，杂豆的蛋白质含量较低，碳水化合物含量较高，适合作为主食搭配食用。

（3）大豆和杂豆可以制作哪些美食？

根据《中国居民膳食指南（2022）》，成年人每日推荐的大豆和杂豆摄入量为25～35克（干重）。大豆不仅可以制作豆腐、豆浆、豆皮或豆腐干等非发酵豆制品，还可以加工成酱油、腐乳等发酵豆制品。杂豆通常用于煮粥、蒸饭、制作糕点等食品。此外，许多地方的杂豆也是特色小吃的主要原料之一。例如，红豆常被用来煮粥或制作甜品，如红豆糕、红豆沙；绿豆则因其清热解毒的特性，经常被用来煮汤或制作绿豆糕。

为了确保营养均衡，建议将大豆和杂豆搭配食用，以充分发挥它们的营养价值。需要注意的是，虽然豆类是优质的蛋白质来源，但过量食用可能导致消化不良或者增加嘌呤的摄入，因此建议根据个人的健康状况适量摄入。

大豆和杂豆各有其独特的营养价值和食用方式。在日常饮食中，大豆和杂豆都是重要的食品资源，它们在我们的饮食中发挥着各自的作用。了解它们的区别并根据自身需求合理选择食用，有助于我们维护身体健康并获得全面的营养。

22. 乳品替代之旅：豆浆能成为牛奶的替代品吗？

豆浆和牛奶都是我们日常饮食中常见的饮品，它们各自具有独特的营养价值和健康效益。然而，是否可以用豆浆替代牛奶这一问题，一直备受争议。本文将详细探讨豆浆和牛奶的区别，以及它们对健康的影响，以帮助您更好地理解这一话题。

（1）豆浆与牛奶，究竟谁更营养？

豆浆和牛奶在营养成分上存在一定差异。豆浆主要由大豆和水制成，含有丰富的植物性蛋白质、脂肪、碳水化合物、维生素和矿物质，尤其是钙、磷等元素的含量较高。而牛奶则含有丰富的动物性蛋白质、脂肪、碳水化合物、维生素和矿物质，尤其是钙、维生素 D 等元素的含量较高。因此，豆浆和牛奶在营养成分上各有千秋，详见表 2-7。

表 2-7　豆浆和牛奶营养成分表

营养成分	牛奶（每 100 毫升）	豆浆（每 100 毫升）
蛋白质/克	3.2	3.0
钙/毫克	107	5
铁/毫克	0.3	0.4
胆固醇/毫克	17	0

资料来源：《中国食物成分表标准版》（第 6 版/第一册）。

（2）豆浆与牛奶有何健康益处？

豆浆和牛奶都对健康有益，但它们的健康益处略有不同。豆浆中的大豆异黄酮具有抗癌、抗炎、抗氧化等作用，有助于预防心血管疾病和某些癌症。此外，豆浆中的植物性蛋白质和膳食纤维也对健康有益。牛奶中的动物性蛋白质和维生素 D 则有助于促进骨骼健康、牙齿生长和维护免疫系统功能。因此，豆浆和牛奶在健康效益方面也各有侧重。

（3）豆浆能否替代牛奶？

从上表可以看出，牛奶和豆浆在营养成分上各有千秋。豆浆不含胆固醇，更适合心血管疾病患者。然而，就钙含量而言，未经加强的豆浆则略显不足。因此，豆浆是否能替代牛奶，取决于个人的营养需求和健康状况。对于大多数人来说，适量结合食用牛奶和豆浆，可能是更理想的选择。如果你是乳糖不耐症患者、纯素食者或需要控制胆固醇摄入量的人，豆浆是一个很好的选择。

（4）豆浆与牛奶，二选一还是两者都要？

①根据个人需求选择：如前所述，对于纯素食者或乳制品过敏的人来说，豆浆是不错的选择；而对于需要控制糖分或脂肪摄入的人来说，可以选择低糖、无糖的豆浆或脱脂牛奶。

②适量饮用：无论是豆浆还是牛奶，都应该适量饮用。如导致肥胖、高血脂等。建议每天饮用 300~500 克的牛奶或豆浆。

③注意搭配：豆浆和牛奶的营养成分各有侧重，因此建议搭配食用以获得全面的营养。例如，早餐可以选择饮用豆浆或牛奶，搭配燕麦片或其他谷物食品；午餐或晚餐时则可以同时食用含有豆腐或奶酪的菜肴，以平衡营养摄入。

④注意食品安全：在选择豆浆或牛奶时，应注意查看产品的生产日期、保质期等信息，确保食品安全。同时，对于自制的豆浆或牛奶，也应注意食材的新鲜程度和制作过程的卫生条件。

总之，豆浆和牛奶都是重要的营养来源，各有其独特的营养价值和健康效益。在选择是否用豆浆替代牛奶时，应根据个人需求和健康状况进行评估。同时，我们也应合理选择饮用方式和搭配方式，以确保获得全面的营养。

特殊生理期人群的营养

1.宝宝舌尖上的选择：婴幼儿该不该吃盐或糖以调味？

从给宝宝添加辅食开始，父母们便对是否该让宝宝吃盐或糖感到困惑。有人认为加点盐饭菜有味道宝宝才能吃得更多，事实真的如此吗？

（1）宝宝多大能吃盐或糖？

生命早期1000天的营养会影响婴幼儿的味觉偏好和食物选择，在制作婴幼儿辅食时尽量不加盐、糖及各种调味品，保持食物的天然味道。过多的盐摄入可能会对婴幼儿的肾脏造成负担，并可能导致他们习惯于咸味，从而在日后的饮食中偏好高盐食物。

①盐的摄入：

• 12月龄内婴儿：6月龄内婴儿的肾脏还未发育成熟，因此他们的钠需求非常低。在这个阶段，母乳或配方奶已经提供了足够的钠来满足他们的需求，无须额外添加盐。满6月龄时开始添加辅食，应逐渐引入各种食物，但要避免添加盐，此阶段婴儿可以从母乳和添加的多样化天然食物获得足够的钠。婴儿的味蕾对盐的敏感度较低，因此他们不会觉得无盐的食物缺乏风味。

• 13~24月龄的幼儿：可以开始尝试家庭食物，但也要保持清淡口味，盐的控制量需要每天少于1.5克。

• 2~3岁：每天盐的摄入量少于2克。

• 3~4岁：每天盐的摄入量少于3克。

②糖的摄入：4岁以下的婴幼儿均无须额外添加糖。

（2）减少吃盐或糖对宝宝有什么好处？

①有利于帮助宝宝适应自然食物的味道，培养健康的饮食习惯，减少偏食挑食的风险。

②降低儿童患龋齿的风险。

③降低儿童期及成人期超重、肥胖、糖尿病、高血压疾病的发生风险。

（3）如何避免高盐和高糖？

①应尽量避免让孩子吃加工食品，而是选择天然低钠的食物，如新鲜水果、蔬菜和全谷物。经过加工的食物，其中的钠含量大大提高，而且许多食品中还额外添加糖等。

②学会看营养标签。在为儿童选择食物时应特别注意标签上的钠含量、额外添加的糖。额外添加的糖除了标示为蔗糖，还有其他各种名称，如麦芽糖、葡萄糖、浓缩果汁等。

③从小培养儿童的健康饮食习惯，不添加盐、糖或使用较少的盐帮助孩子养成清淡口味。

总而言之，婴幼儿在一岁以内不应食用含盐、添加糖的食物。在一岁之后，也应该尽量减少糖、盐，保持食物原味。为了孩子的长期健康，家长应该鼓励孩子品尝各种未加盐、糖的食物，并培养他们对健康食物的喜好。通过这样的方式为孩子奠定一个健康的饮食习惯的基础，这将有益于他们的一生。

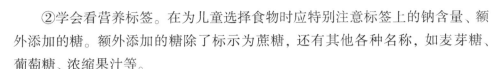

2.宝宝饮水指南：婴幼儿健康饮水的小秘密有哪些？

近年来，越来越多的商家针对婴幼儿肝肾功能和免疫功能还不成熟等特点，推出了主打"无菌、低钠、淡矿化度"的婴幼儿专用饮用水，声称更适合宝宝饮用。面对商城货架上摆放着的婴幼儿专用饮用水，不少妈妈们有了疑问：婴幼儿饮用水应该如何选择呢？难道平常给宝宝喝的水都是不合格的吗？

（1）宝宝饮水，矿物质含量真的重要吗？

我们可以比较下不同饮用水和婴幼儿配方奶粉的营养标签，例如，同品牌的婴幼儿专用饮用水和天然饮用水的钾含量分别是35～700微克/100毫升和≥10微克/100毫升，钠含量分别是80～2000微克/100毫升和≥20微克/100毫升，钙含量分别是400～2000微克/100毫升和≥400微克/100毫升。可以看出二者的差别并不大，有些婴幼儿专用饮用水看上去矿物质含量较少不过是使用了单位不同的障眼法。对比某品牌的婴幼儿配方奶粉，每100毫升奶液中含钾71000微克、钠17000微克、钙79000微克，这样一对比，水中的矿物质含量就显得微不足道了，所以过分关注水中的矿物质含量并没有多大意义。见表3-1。

此外，婴幼儿专用饮用水强调其是经过高温杀菌、无菌生产线生产出来的，能保证婴幼儿的饮水安全。实际上，我们日常饮用的自来水，在入户前就已经经过了严格的净化处理，饮用前一般只要把水烧开，就能达到杀菌效果。

表 3-1 不同饮用水和婴幼儿配方奶粉中矿物质含量

单位：微克/100 毫升

矿物质含量	婴幼儿专用饮用水	天然饮用水	婴幼儿配方奶粉
钾	35~700	≥10	71000
钠	80~2000	≥20	17000
钙	400~2000	≥400	79000
镁	50~1000	≥50	4200

按照《饮料通则》(GB 10789—2015)，包装饮用水分为饮用天然矿泉水、饮用纯净水和其他类饮用水三类。其中，其他类饮用水又包括饮用天然泉水、饮用天然水、其他饮用水。我国目前尚未有"婴幼儿专用饮用水"这一分类，也并没有出台婴幼儿专用饮用水的相关标准。只要是符合国家标准的饮用水煮沸后都是可以给婴儿喝的，并不需要商业无菌条件。

（2）如何为宝宝选择科学且适宜的饮水方式？

《中国居民膳食指南（2022）》指出 6 月龄内婴儿应坚持纯母乳喂养，纯母乳喂养可以满足 6 月龄内婴儿对水和各种营养物质的需求，一般不需要额外补充水分。婴儿可以根据自己的需求，通过调节吸吮母乳的次数和剂量来保证水的摄取。婴儿在 6 个月以后可以开始添加辅食，但没有必要特定使用"婴幼儿专用饮用水"。WHO 指出，建议 0~6 月龄婴儿每日从母乳中摄入 0.7 升水；7~12 月龄婴儿每日宜摄入 0.9 升水，其中 60% 由母乳提供，其余来自辅食和饮水；对于 1~3 岁幼儿，每日宜摄入 1.3 升水（表 3-2）。

表 3-2 中国婴幼儿每日水适宜摄入量

月/年龄	日摄入量/升
0~6 月	0.7
7~12 月	0.9
1~3 岁	1.3

资料来源：《中国营养科学全书》第 2 版。

3. 小美食家养成记：如何引导孩子远离偏食挑食？

儿童是祖国的花朵，是家庭的希望与未来，现如今随着人们的生活水平越来越高，可以选择的物质越来越多，反而越来越多的孩子出现偏食挑食的习惯，看着孩子越来越矮小或者越来越肥胖，让很多家长头疼不已，同时也感到困惑不解，为什么自家孩子会出现偏食挑食？孩子偏食挑食该怎么办？

（1）偏食挑食的饮食习惯是怎样养成的？

其实孩子一般并不会天生就偏食挑食，养成这样的习惯，一般与家里大人的某些行为或习惯密不可分。哪些原因可能会导致孩子出现偏食挑食的习惯呢？

①年龄：随着孩子年龄的增长，孩子的自主意识不断增强，开始出现对不同食物的喜好与选择，同时又由于年龄小，无法正确判断与理解食物的营养成分及不同食物对健康的重要性，因此孩子会更偏爱易于咀嚼或消化的甜食、饮料等。

②味觉敏感：孩子的味蕾相比成年人更为灵敏，食物中一点点苦味或者酸涩味都可能是他们拒绝这个食物的原因，因此孩子往往都比较拒绝某些刺激性比较大的食物或口感比较粗硬的食物，如姜、蒜、芹菜等。

③婴幼儿时期进食单一：除了小部分孩子本身性格不喜欢尝试新事物，大部分孩子偏食挑食原因与家长给孩子在婴幼儿时期尝试的食物单一、种类少有关，这种情况在隔代抚养的家庭更容易出现。

④剥夺孩子进食的主动性：有的家长喜欢根据自身的喜好强迫孩子，孩子没有选择食物的权利，参与度也不高，这样的家长多存在喂食及强迫孩子进食的习惯。

⑤零食进食过多，影响了正餐时的食欲，久而久之，孩子便会越来越挑食。

⑥运动量太小，尤其是户外运动少，容易导致孩子食欲不佳。

⑦家长厨艺不佳，不懂食物的搭配与烹饪，无法让孩子感受到食物的美味。

（2）妈妈爸爸如何帮助孩子打赢偏食挑食"大战"？

①饮食多样化：建议从婴幼儿时期开始就要注意辅食的添加，家长可以准

备一个小笔记本记录孩子一周的食物种类，尽量让孩子多尝试不同种类的新的食物。对于已经出现挑食偏食的孩子，建议将孩子拒绝的食物少量多次地加入孩子喜爱的食物中，如孩子不喜欢蔬菜喜欢肉类，可以将蔬菜切碎和肉类一起做成珍珠丸子逐渐让孩子接触。

②增加孩子对食物准备的参与度：可以带着孩子一起买菜、洗菜、做菜，孩子参与度越高越多就越好，通常孩子对自己亲自参与的食物往往具有更好的食欲。

③尊重孩子的选择：有时候偏食挑食只是孩子成长的一个过程，如果孩子营养发育各方面符合正常水平，无须过分批评孩子，而是应该给予更多的鼓励与表扬，激励孩子尝试自己不喜欢的食物。

④增加户外运动：更多的运动可以消耗多余的能量，同时还可以促进消化液的分泌与肠道的蠕动，让孩子有更好的食欲。

⑤家长应该以身作则：首先自己做到不偏食不挑食，同时家长还可以努力提高自身烹饪技巧，为孩子做出更美味的食物。

4.校园零食指南：中小学生该如何合理选择健康零食？

在学校和放学后，中小学生常常离不开各种各样的零食。然而，如何在美味与健康之间找到平衡点，成为家长和学生关心的问题。接下来，我们一起来了解中小学生如何合理选择零食。

（1）零食和健康，能否不再"矛盾"？

零食是指除一日三餐吃的所有食物和饮料。零食和健康是否天生矛盾？事实上，并不是所有的零食都是不健康的。关键在于选择。中小学生可以通过挑选富含营养素、低糖低盐的零食，比如奶类、蛋类、水果、坚果等，确保零食不仅美味，还能为身体提供必要的营养。

（2）如何避开零食"陷阱"？

市面上的零食五花八门，让人眼花缭乱。那么，如何避免掉入零食"陷阱"呢？一个简单的方法是仔细阅读零食包装上的营养标签。了解零食的糖分、脂肪、纤维等成分，可以帮助学生们做出更明智的选择。不宜选高盐、高脂、高糖食品及可能含反式脂肪酸的食品，如膨化食品、油炸食品、糖果甜点、冰激凌等，不喝或少喝含糖饮料。

（3）美味与健康，零食能否两全其美？

中小学生可以选择一些口感好、味道美的零食，同时控制进食量。例如，可以选择无糖酸奶、全麦饼干等，它们不仅美味，还能提供身体所需的营养。在这个过程中，学生们不仅享受了零食，同时还保持了健康（表3-3）。

表 3-3　推荐和限制零食目录表

推荐	限制
新鲜水果、蔬菜（黄瓜、西红柿）	果脯、果汁、果干、水果罐头
奶及奶制品（液态奶、酸奶、奶酪）	乳饮料、冷冻甜品类食物（冰激凌、雪糕等）、奶油、含糖饮料（碳酸饮料、果味饮料等）
谷类（馒头、面包、玉米）薯类（紫薯、甘薯、马铃薯等）	膨化食品（薯片、虾条等）、油炸食品（油条、麻花、油炸土豆等）、奶油蛋糕
鲜肉及鱼肉类	咸鱼、香肠、腊肉、鱼肉罐头
鸡蛋（煮鸡蛋、蒸蛋羹）	
豆及豆制品（豆腐干、豆浆等）	烧烤类食品
坚果类（磨碎食品）	高盐坚果、糖浸坚果

（4）零食究竟是"小吃"还是"大事"？

零食在适量的情况下，可以为中小学生提供能量，缓解疲劳。但要注意，零食不应该替代正餐，更不能成为主食。家长们可以与孩子一同制定合理的零食计划，尽量安排在两次正餐之间，零食量不宜多，以不影响正餐食欲为宜，让零食在日常生活中成为愉悦味蕾的小伙伴，而不是取代健康正餐的"大事"。

通过合理选择零食，中小学生可以在味觉大冒险中找到美味与健康的平衡点。了解零食的营养成分、学会选择零食，让零食成为孩子生活的一部分，既满足味蕾的需求，又促进身体的健康成长。

 5. 海洋之源与肝脏之宝：鱼油和鱼肝油，有何异同？

在保健品市场中，鱼油和鱼肝油是非常受欢迎的产品，它们都被认为对健康有益。然而，鱼油和鱼肝油虽然都来自鱼类，但它们在成分、用途和益处方面存在显著的差异。本文将深入探讨鱼油与鱼肝油的区别与联系，帮助您更好地了解这两者之间的差异。

（1）鱼油与鱼肝油有哪些营养特点？

①鱼油：鱼油是由鱼的脂肪提炼而成，主要成分是 n-3 系列脂肪酸，包括二十碳五烯酸（EPA）和二十二碳六烯酸（DHA）。这些脂肪酸对人体的心脑血管健康、免疫功能和神经系统具有重要影响。市面上的鱼油产品通常来自沙丁鱼、鳟鱼、鲑鱼等鱼类。由于富含 n-3 系列脂肪酸，鱼油主要用于改善心脑血管健康、降低胆固醇和甘油三酯水平。此外，鱼油还有助于减轻关节炎、抑郁症等慢性疾病的症状。研究表明，适量摄入鱼油可以降低心脏病、中风等疾病的发生风险。

②鱼肝油：鱼肝油是从鱼的肝脏中提取的，主要成分是脂溶性维生素 A 和维生素 D。此外，鱼肝油还含有一定量的 n-3 系列脂肪酸和其他不饱和脂肪酸。其中，维生素 A 有助于维持良好的视力，降低夜盲症的发生，而维生素 D 则有助于维持骨密度和预防骨质疏松症。此外，研究表明，适量摄入鱼肝油还有助于降低患心血管疾病的风险。

（2）健康抉择：是选鱼油还是选鱼肝油呢？

①鱼油适合大多数人群补充，尤其是那些饮食中缺乏 n-3 系列脂肪酸的人。对于心血管疾病患者、希望改善认知功能和减轻炎症的人来说，鱼油也是一个很好的选择。

②鱼肝油则更适合缺乏维生素 A 和维生素 D 的人群，比如缺乏日照导致维生素 D 不足的人，或是需要增强夜视力和免疫力的人。儿童和老年人因为骨骼发育和保持的需要，也是鱼肝油的重要补充人群。

（3）补充鱼油和鱼肝油，是不是多多益善？

尽管鱼油和鱼肝油都对人体健康有益，但并不是摄入得越多就越好。过量摄入 n-3 系列脂肪酸可能导致血液稀释，增加出血的风险。同时，维生素 A 和维生素 D 虽然是必需的营养素，但它们是脂溶性维生素，过量摄入会在体内积累，导致中毒（表3-4）。

总的来说，鱼油和鱼肝油各有千秋，选择哪种补充品取决于个人的健康需求和营养状况。在开始任何补充剂之前，最好咨询医疗专业人士，以确定最适合您的剂量和类型。

表 3-4　鱼油和鱼肝油摄入量

补充物	推荐需要量	可耐受最高摄入量	过量摄入可能引起的危害
鱼油	一般建议成年人 EPA+DHA 推荐摄入量为 250 毫克/天，其中 DHA 为 200 毫克/天	一般建议成年人每日不超过 3 克 EPA 和 DHA 总和	①血液稀释，增加出血风险；②高剂量时可能导致消化不良、腹泻等问题
鱼肝油	成人每日维生素 A 的推荐摄入量为 561.61 微克 RAE/天（男性）和 660 微克 RAE/天（女性）；维生素 D 的推荐摄入量为 10 微克/天	成人每日维生素 A 的可耐受最高摄入量为 3000 微克/天，维生素 D 的可耐受最高摄入量为 50 微克/天	维生素 A 和 D 中毒

备注：RAE 为视黄醇活性当量；参照《中国膳食营养素推荐摄入量（2023 年）》。

6. 孕期营养平衡术：孕期增重多少合适，如何长胎不长肉？

在孕妈妈的定期检查中，体重检查看似简单却是非常重要的一项指标，很多孕妈妈都曾为孕期体重变化而发过愁，增重太少，担心孩子发育不好，营养不良；增重太多，又担心自己身材走形，诱发妊娠糖尿病、妊娠高血压等一系列妊娠期并发症，那对于孕妈妈来说，孕期到底增重多少算合适呢，怎样才能做到长胎不长肉呢？

（1）孕期增重多少合适？

孕期，又称为妊娠期，是指从受精至分娩的生理过程，足月妊娠一般为40 周，全过程分为 3 期，孕 13 周末以前称为早期妊娠，孕 14～27 周末称为中期妊娠，孕 28 周及以后称为晚期妊娠。不同的妊娠期体重增长的范围会有所不同。孕期体重的增长一般应根据孕前的体质指数（BMI）来计算，具体推荐值见表 3-5。

（2）孕妈妈如何只长胎不长肉？

每一位孕妈妈的梦想都是孕期最好每一斤肉都长在宝宝身上，这不仅仅只是为了保持优美的身材，更重要的是为了自身与宝宝的健康，因此妊娠期正确的体重管理不能少。

表3-5　妊娠期妇女体重增长范围及妊娠中晚期每周体重增长推荐值

妊娠前 BMI 值/（千克·米⁻²）	体重总增长值/千克	妊娠早期体重增长范围/千克	妊娠中晚期每周体重增长值及范围/千克
低体重：BMI<18.5	11.0~16.0	0~2.0	0.46（0.37~0.56）
正常体重：18.5≤BMI<24.0	8.0~14.0	0~2.0	0.37（0.26~0.48）
超重：24.0≤BMI<28.0	7.0~11.0	0~2.0	0.30（0.22~0.37）
肥胖：BMI≥28.0	5.0~9.0	0~2.0	0.22（0.15~0.30）

资料来源：《妊娠期妇女体重增长推荐值标准（2022）》。

根据中国营养学会发布的《备孕和孕期妇女膳食指南》建议：

● 要做好孕前准备，孕前最好将体重调整至正常范围，即 BMI 值为 18.5~23.9 千克/米²，同时保证孕期体重的适宜增长。

● 要均衡饮食，从计划怀孕前 3 个月开始每天补充叶酸 400 微克，坚持食用碘盐，孕早期应保证每天至少摄入 130 克碳水化合物，每天都要吃 鱼、禽畜瘦肉和蛋类共计 150 克，每周至少摄入 1 次动物血和肝脏替代瘦肉。

● 到了孕中晚期体重增加更应该适量，并增加奶、鱼、蛋、禽、瘦肉的摄入。孕中期开始，每天饮奶量应增至 500 克，孕中期鱼、畜禽及蛋类合计摄入量增至 150~200 克，孕晚期增至 175~225 克；建议每周食用 1~2 次动物血或肝脏、2~3 次海产鱼类。

● 适当改变烹调方式，尽量以水煮、蒸、炖，偶尔红烧、卤、烩、凉拌等，烹饪时少油、少糖、少勾芡、少油炸等。

● 孕期建议少量多餐，尽量每顿吃七分饱，孕中晚期可以在上午 10 点与下午 3 点及睡前加餐一次，加餐尽量考虑奶类、蔬果、五谷杂粮等，避免过量食用加工糖制品、饮料等。

● 经常进行户外活动，保持良好的睡眠习惯，禁烟酒，保持良好的心态孕育新生命。

7. 体重管理的艺术：如何保持健康体重享受健康人生?

研究显示许多慢性病，如心血管疾病、糖尿病、肿瘤等，都与过高的体重有关。一部分体重过低的人的免疫力、修复力又相对较差。所以，把体重控制在理想范围内，就是为自己的健康增加了一份保障。因此，要科学认识体重，利用好体重传递给我们的信息。

（1）什么叫健康体重?

健康体重是指处于正常范围内的体重。公认的判断是否为健康体重的简单方式之一就是计算我们的体质指数（BMI）。BMI 等于用体重（千克）除以身高（米）的平方。我国成年人健康体重的标准：BMI 在 18.5~23.9 千克/米^2 为正常，即健康体重；28.0 千克/米^2>BMI≥24.0 千克/米^2 为超重；BMI≥28.0 千克/米^2 为肥胖。

《中国居民膳食指南（2022）》推荐中国老年人 BMI 适宜范围为 20.0~26.9 千克/米^2，且《中国高龄老年人体质指数适宜范围与体重管理指南》中推荐高龄老年人 BMI 适宜范围为 22.0~26.9 千克/米^2。例如，一位 65 岁的王奶奶，其身高为 160 厘米，体重为 50 千克，其 BMI 值为 19.5 千克/米^2，低于适宜范围。为使 BMI 处于适宜范围内，其适宜体重范围为 51.2~68.9 千克。当然，如果觉得 BMI 公式计算烦琐，担心计算出错，不妨参照表 3-6 以判断体重是否健康。

表 3-6 不同身高不同年龄段（高龄）老年人健康体重范围

身高 /厘米	年龄 60~80 岁		≥80 岁	
	最低体重/千克	最高体重/千克	最低体重/千克	最高体重/千克
150	45.0	60.5	49.5	60.5
151	45.6	61.3	50.2	61.3
152	46.2	62.1	50.8	62.1
153	46.8	63.0	51.5	63.0
154	47.4	63.8	52.2	63.8
155	48.1	64.6	52.9	64.6
156	48.7	65.5	53.5	65.5

续表3-6

身高/厘米	年龄60~80岁		≥80岁	
	最低体重/千克	最高体重/千克	最低体重/千克	最高体重/千克
157	49.3	66.3	54.2	66.3
158	49.9	67.2	54.9	67.2
159	50.6	68.0	55.6	68.0
160	51.2	68.9	56.3	68.9
161	51.8	69.7	57.0	69.7
162	52.5	70.6	57.7	70.6
163	53.1	71.5	58.5	71.5
164	53.8	72.4	59.2	72.4
165	54.5	73.2	59.9	73.2
166	55.1	74.1	60.6	74.1
167	55.8	75.0	61.4	75.0
168	56.4	75.9	62.1	75.9
169	57.1	76.8	62.8	76.8
170	57.8	77.7	63.6	77.7
171	58.5	78.7	64.3	78.7
172	59.2	79.6	65.1	79.6
173	59.9	80.5	65.8	80.5
174	60.6	81.4	66.6	81.4
175	61.3	82.4	67.4	82.4
176	62.0	83.3	68.1	83.3
177	62.7	84.3	68.9	84.3
178	63.4	85.2	69.7	85.2
179	64.1	86.2	70.5	86.2
180	64.8	87.2	71.3	87.2

（2）如何轻松掌握身高和体重的正确测量方法？

根据《中华人民共和国卫生行业标准——人群健康监测人体测量方法》（标准号 WS/T 424—2013），测量身高的正确方法如下：

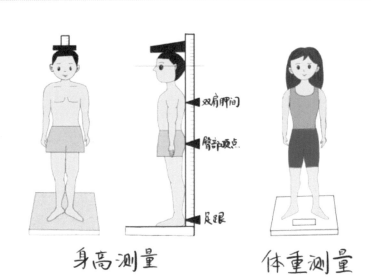

身高和体重的正确测量方法

①挺胸收腹，立正姿势站立，双眼平视前方。

②脚跟、臀部和两肩胛角三个点同时接触立柱，头部保持正立位置。

③将滑板轻轻下滑到底面与头顶点相接触，然后读数。

科学测量体重应做到以下四点：固定时间、固定设备、穿着轻薄、及时记录。

①固定时间：清晨空腹状态下，排完大小便后进行称量。

②固定设备：用相对固定的体重秤，这样体重的变化更容易被发现。

③穿着轻薄：每次测量时穿轻薄衣物，最好不佩戴过多的饰品或钥匙。

④及时记录：用记事本或者小程序记录，标注测量时间和体重。

（3）如何维持健康体重？

首先，养成定期测量体重的习惯，测量频率为每月一次。老年人尤其是高龄老年人每年至少测量一次身高、每月至少测量两次体重。对于近 3 个月体重波动超过 5%者，宜增加体重测量频次。需要注意的是，体重测量需要综合考虑高龄老年人进食、衣着、排便等生活习惯并相对固定每次测量时间。当然，对于无法测量体重的高龄老年人可通过间接方法评估，如通过不同时间点上臂围、小腿围、衣服宽松程度等指标的变化反映体重波动情况。小腿围测量方法：用皮尺在小腿最粗的地方环绕一周，正常情况下，男性≥34 厘米，女性≥33 厘米，或者用自己双手的食指和拇指环绕围住小腿最粗的部位，如果测得小腿刚好合适或者比手指转动得小，则需要引起注意。针对有条件的机构，也可以测量人体成分来判断体脂、瘦组织量、骨质及水分含量变化，以确定是否存在肌少性肥胖症。

其次，各年龄段人群都应坚持天天活动，维持大幅度能量平衡，保持健康体重。体重过高或过低都会影响健康。短期内体重减轻或增加，都应引起重视。这里体重的变化是指：3个月内体重变化超过5%，或6个月内体重变化超过10%，这里的变化包含减轻和增加两个方向，其中体重减轻主要指的是非自主减重的体重下降。这个时候无论有没有到体检的日子，都建议去医院做相关体检。

总之，长期保持健康体重，关键在于能量摄入和能量消耗达到动态平衡。针对个体，我们建议规律健康的生活方式以防止能量摄入大于能量消耗。

 8. 素食者的营养迷宫：如何打造一个均衡的饮食宝典？

素食人群是指以不食畜禽肉、水产品等动物性食物为饮食方式的人，他们的主要食物来源是植物性食品。据估计，目前我国素食人群已超过5000万，其中女性占比较高。素食人群主要包括全素和蛋奶素，完全戒食动物性食品及其产品的为全素人群；不戒食蛋奶类及其相关产品的为蛋奶素人群。接下来，我们就来揭秘如何为素食者打造一个均衡的饮食宝典。

（1）如何做到食物多样、合理搭配？

《中国居民膳食指南（2022）》建议素食者应做到食物多样，以谷类为主，增加大豆及其制品的摄入；常吃坚果、海藻和菌菇；蔬菜、水果应充足；合理选择烹调油，具体膳食组合见表3-7。

表3-7　全素和蛋奶素成年人的推荐膳食组合　　　单位：克/天

全素人群		蛋奶素人群	
食物种类	摄入量	食物种类	摄入量
谷类	250~400	谷类	225~350
其中全谷物和杂豆	120~200	其中全谷物和杂豆	100~150
薯类	50~125	薯类	50~125
蔬菜	300~500	蔬菜	300~500

续表3-7

全素人群		蛋奶素人群	
食物种类	摄入量	食物种类	摄入量
其中菌藻类	5~10	其中菌藻类	5~10
水果	200~350	水果	200~350
大豆及其制品	50~80	大豆及其制品	25~60
其中发酵豆制品	5~10	——	
坚果	20~30	坚果	15~25
烹饪用油	20~30	烹饪用油	20~30
—		奶	300
—		蛋	40~50
食盐	5	食盐	5

资料来源：《中国居民膳食指南（2022）》。

（2）如何避免营养素缺乏？

素食人群容易出现维生素 B_{12}、$n-3$ 多不饱和脂肪酸、铁、锌等营养素摄入不足，以下食物富含这些营养素，建议有意识地选择和多吃（表3-8）。

表3-8　素食人群容易缺乏的营养素的主要食物来源

容易缺乏的营养素	主要食物来源
$n-3$ 多不饱和脂肪酸	亚麻籽油、紫苏油、核桃油、大豆油、菜籽油、奇亚籽油、部分藻类
维生素 B_{12}	发酵豆制品、菌菇类，必要时服用维生素 B_{12} 补充剂
维生素 D	强化维生素 D 的食物，多晒太阳
钙	大豆、芝麻、海带、黑木耳、绿色蔬菜；奶和奶制品（蛋奶素人群）
铁	黑木耳、黑芝麻、扁豆、大豆、坚果、苋菜、豌豆苗、菠菜等
锌	全谷物、大豆、坚果、菌菇类

资料来源：《中国居民膳食指南（2022）》。

总之，素食者更应精心设计膳食，并定期进行营养状况检测，尽早排除潜在的营养问题，才能达到营养目标。

9. 天然的营养源泉：母乳喂养的好处究竟有多少？

　　母乳是婴儿最理想的食物，《中国居民膳食指南（2022）》推荐坚持婴儿6月龄内纯母乳喂养，婴儿满6月龄后继续母乳喂养至两岁或以上。纯母乳喂养是指不给婴儿除母乳之外的任何食物或液体，包括不用给婴儿喂水。那么母乳喂养到底有哪些好处呢？

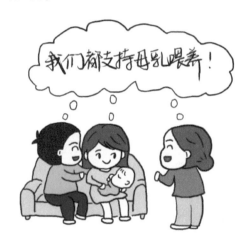

　　（1）母乳喂养究竟有哪些好处？

　　对宝宝的好处：

　　①适合宝宝的消化、代谢能力，能满足宝宝全面的营养需求。

　　②有助于宝宝免疫系统发展，增强抗感染能力，降低过敏性疾病的风险。

　　③有利于宝宝脑神经功能和认知发展，能确保宝宝体格健康成长。

　　④有助于降低宝宝成年后患慢性病的发生风险。例如：母乳喂养时间越长，儿童肥胖风险越低。

　　⑤有助于母婴情感交流，给宝宝最大的安全感，同时促进宝宝行为和心理健康，母乳喂养的宝宝很聪明。

　　对妈妈的好处：

　　①母乳喂养能促进妈妈产后体重恢复到孕前状态，降低产后体重滞留的风险。

　　②有利于妈妈的子宫迅速收缩，促进子宫快速恢复，防止产后子宫出血，

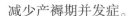

减少产褥期并发症。

③降低妈妈 2 型糖尿病、乳腺癌和卵巢癌的发病风险。

（2）如何掌握正确的母乳喂养技巧？

①应坚持母乳喂养至婴儿满 6 月龄，任何婴儿配方奶均无法与母乳相媲美。

②生后 1 小时内尽早开奶，宝宝出生 10~30 分钟后就具备觅食和吸吮能力，早吸吮和早接触有利于刺激乳汁分泌，同时可降低新生儿低血糖发生的风险。

③母乳哺喂方式：哺喂婴儿时，推荐坐着喂奶。让宝宝含住乳头和乳晕，两侧乳房轮流喂，吸尽一侧再吸吮另一侧。若一侧乳房奶量已能满足宝宝需要，应将另一侧乳房内的乳汁用吸奶器吸出。完成喂奶后，不要马上把宝宝平放，应将婴儿竖直抱起，头靠在妈妈肩上，轻拍背部，排出宝宝吃奶时吞入胃里的空气，以防止溢奶。

④在母婴不分离的情况下，应尽量保证直接喂哺。特殊情况需要间接喂哺时，建议妈妈用吸奶泵定时将母乳吸出并用一次性储奶袋或储奶瓶贮存于冰箱或冰盒内，喂养前置于温水中加热再倒入喂养奶瓶中。

⑤母乳中的钙含量是稳定的，不会随着妈妈钙摄入的多少而变化，因此母乳喂养无须补钙。

⑥人乳中维生素 D 含量很低，纯母乳喂养数日后须注意每天补充维生素 D 10 微克。

（3）哪些情况不适合母乳喂养？

①妈妈患有某些传染病，尤其是病毒性传染病，病毒会通过乳腺分泌进入乳汁而被婴儿摄入。

②妈妈因治疗某些疾病服用药物或化学物质。

③宝宝患有某些代谢性疾病，因为不能消化、代谢母乳中的营养成分而对身体造成损伤。

④经过专业人员指导和各种努力后，乳汁分泌仍然不足。

对于不适宜母乳喂养的特殊情况，建议在医生的专业指导和建议下做出判断，再选择适宜的方式和方法进行喂养。

10. 孕妈妈的叶酸全攻略：你知道如何正确地补充叶酸？

大家都知道孕期要补充叶酸，那么叶酸应该什么时候补？补多少？怎么补？准爸爸又是否需要补呢？让我们一起来揭开叶酸的神秘面纱。

叶酸是一种水溶性维生素，也被称为维生素 M、维生素 B_9。叶酸分为天然叶酸和合成叶酸。人体自身不能合成叶酸，必须依靠摄取外源性叶酸才能维持自身的健康。

（1）为什么要补充叶酸？

孕期母体生理性变化和胎儿生长发育等导致对叶酸的需要量增加。孕期或孕前补充叶酸可降低自发性流产、妊娠期高血压和糖尿病、胎儿神经管畸形及其他先天缺陷的发生风险。

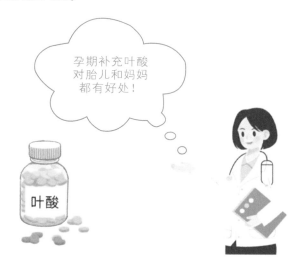

（2）叶酸补充计划，你制订好了吗？

中国《围受孕期增补叶酸预防神经管缺陷指南（2017）》指出：

①无高危因素的妇女，建议从可能怀孕或孕前至少 3 个月开始，每日增补 0.4 毫克或 0.8 毫克叶酸，直至妊娠满 3 个月。

②有神经管缺陷生育史的妇女，建议从可能怀孕或孕前至少 1 个月开始，每日增补 4 毫克叶酸，直至妊娠满 3 个月。

③其他特殊人群，比如自己的父母或者本人患有神经管缺陷、之前怀过神

经管畸形的宝宝，自己服用某些抗癫痫药物等，在孕早期可能需要补充高剂量的叶酸。

④若有以下情况，可酌情增加补充剂量或延长孕前增补时间：居住在北方，尤其北方农村（我国北方地区的居民体内叶酸含量偏低）；饮食中新鲜蔬菜和水果食用少；血液叶酸水平低；MTHFR677位点 *TT* 基因型；备孕时间短。

所以，关于叶酸，不同的人群有不同的补充剂量，具体需要补充多少，可以咨询医生，医生会根据备孕或孕早期妇女的具体情况，结合夫妻双方的疾病史、生育史、家族史、饮食情况、药物服用情况等信息，并进行必要的体格检查和实验室检查，提出叶酸的服用剂量。

（3）富含叶酸的食物有哪些？

绿叶蔬菜、豆制品、动物肝脏、瘦肉、蛋类等均是叶酸的良好食物来源（表3-9）。

表 3-9　常见食物中叶酸含量　　　　　　　　　单位：微克/100 克

食物名称	叶酸含量	食物名称	叶酸含量
黄豆	210.1	猪肝	353.4
腐竹	147.6	羊肝	226.5
菠菜	169.4	鸡肝	1172.2
红苋菜	419.8	鸡蛋	113.3
藜麦粉	127.8	鸭蛋	125.4

注：DFE 为膳食叶酸当量，资料来源：《中国食物成分表》第 6 版/第一册。

（4）多吃富含叶酸的食物，还需要吃叶酸片吗？

需要。食物中的天然叶酸的生物利用率较低，只有人工合成叶酸的60%。天然叶酸经过加工后，会使得叶酸大量流失，损失率高。因此在估计叶酸总摄入量时，需要将食物中获取的叶酸量打个折扣，单纯依靠食补无法评估是否补充了足够的叶酸。

（5）准爸爸需要补叶酸吗？

叶酸在调节精子的生成、成熟和受精等方面起着至关重要的作用。人精浆叶酸浓度约为其血清叶酸水平的 1.5 倍，若男性体内叶酸水平过低会降低精子的活动能力。所以，建议准爸爸们在备孕阶段除了戒烟戒酒，也要注意补充叶酸。

一般当地计划生育相关部门会发放国家免费提供的叶酸,有多种规格。当地妇幼保院、乡镇卫生所、社区医院都可免费领取叶酸。围孕期妇女可以凭相关证件,直接到居住地所在的社区卫生服务机构领取叶酸。

11. 晨起第一餐: 如何让吃好早餐成为每天的好习惯?

在新冠疫情暴发之初,84 岁的钟南山院士就开始奔走在抗疫第一线,良好的身体素质和精神状态令人钦佩。当时网络上有一段钟院士介绍他日常早餐的视频颇为火爆。

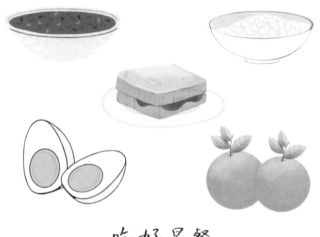

吃好早餐

一大碗红豆粥、2 片面包夹芝士、一大碗牛奶加纤维饼干、一个蛋黄和几个蛋白和 2 个橙子。是不是非常丰盛! 让我们一起向钟院士学习合理安排一份"好"的早餐吧!

(1)为什么说早餐很重要?

一日之计在于晨。早餐是一天中的第一顿饭,进餐时间最好在每天活动之前或开始时,或在醒来后 2 小时内,通常不迟于上午 10 点。可想而知,在经过一晚的消化、吸收和休息,我们的胃肠道到第二天早上已是嗷嗷待哺。早餐提供的能量占每日总能量需求的 25%~30%,而一份好的早餐更是让我们开启一天工作的能量之源,可以让我们整个上午都维持精神饱满、精力充沛。

除此之外，早餐还与身体健康息息相关。有研究显示，随着时间的推移，不吃早餐可能会导致青少年体重过度增加。另外，许多观察性研究都显示，吃早餐的频率越高，成人相对体重和肥胖发生风险越低。可能因为好的早餐习惯可通过调节血糖、影响胰岛素分泌、脂质代谢等多种机制来调节食欲和能量平衡从而降低肥胖和慢性病的发生风险。再加上相较不吃早餐的人而言，规律吃早餐的人其膳食质量会更高，例如，膳食纤维和营养素的摄入会更多，食物能量密度会更低。

（2）你的早餐是营养均衡且多样化吗？

一份好的早餐离不开食物均衡和多样化。《中国居民膳食指南（2022）》中指出，一顿营养充足的早餐至少应包括以下食物中的三种。

①谷薯类：谷类、薯类及杂豆类食物，如馒头、红薯、红豆、绿豆等。

②动物性食物：鱼、禽、肉、蛋等食物。

③奶豆、坚果：奶、豆类及其制品，如牛奶、酸奶、豆浆、豆腐脑等；坚果，如核桃、榛子等。

④果蔬类：新鲜蔬菜水果。

我们再来看看钟院士的早餐，至少有 5 种食物，主食粗细搭配，所以说是一份有质量的早餐。

（3）如何巧搭配营养全面且均衡的早餐？

简单来说，大家只要在上述 4 类食物中挑选至少 3 类食物就可以组合成一份好的早餐了。例如，经典均衡早餐包括煮鸡蛋（提供优质蛋白）、全麦吐司（复合碳水）、番茄切片和菠菜（富含维生素和矿物质），再搭配一小把杏仁（健康脂肪）。

记住，健康早餐不需要繁复的准备，只需简单的食材和合理的搭配，就能为自己和家人打造出一个充满能量和营养的早晨。从今天开始，让我们用一顿精心准备的早餐，迎接美好的一天！

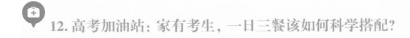

12. 高考加油站：家有考生，一日三餐该如何科学搭配？

高考是人生的重要一环，家长们无一不希望自己家的考生能吃得既营养又健康。到底如何规划考生的一日饮食才合理呢？

（1）优质早餐如何安排？

每天都吃好早餐有利于上午高效的学习备考。优质早餐一般包括以下4类食物中的3种及以上。第一类：谷薯类，如米粉、米线、馒头、花卷、红薯、玉米、各种粗杂粮。第二类：鱼、禽、肉、蛋类。第三类：奶、豆及坚果类，如牛奶、酸奶、豆浆、豆腐脑、各种坚果等。第四类：新鲜蔬菜水果。

例如，湖南人早餐喜欢吃米粉，一碗米粉中主要有作为主食的粉和少量肉或菜，粉是精细粮，容易消化吸收，餐后2小时血糖下降快，让人难以集中注意力，这时可以再搭配个水煮蛋，并且出门时带上一瓶奶或酸奶，以及一个水果作为蔬果补充，这样早餐质量就大大提升了。

（2）中餐食谱有何讲究？

中餐食物要多样。例如，主食吃红薯饭，副食可以安排红烧鸡腿、芹菜炒香干、清炒冬瓜、菠菜蛋汤，再搭配个小橘子。这份中餐食谱包括9种食物。我们推荐一天食物种类达到12种以上，仅这份中餐就完成了一天食物数量的75%的目标。再来看主食是大米和红薯的粗细配，有利于维持餐后血糖的平稳，同时优质蛋白食物有鸡腿、香干和蛋，量很丰富，也易消化。蔬菜种类有3种，因为早餐吃蔬菜往往受限，中餐的蔬菜就可以适当增加。另外，吃饭时，先吃一碗绿叶菜，再将其他蔬菜和肉蛋类配合主食一起吃，能更好地平稳餐后血糖，减少大脑犯困的机会。

（3）晚餐可以随便吃吗？

当然不能。考生的晚餐应清淡少油，避免过饱，可安排4~5种食物，包括谷薯类、蔬菜类和鱼肉蛋奶豆类。可多安排点绿叶菜，主食少一点，或吃些杂粮，如果吃土豆、淮山等淀粉丰富的根茎类，应相应减少米面的摄入。这样餐后既不会昏昏欲睡，也不用担心胃肠道负担重。如果晚上睡得晚或有饥饿感，可以在9点多安排一顿夜宵。夜宵要容易消化，不给胃肠带来负担，不影响夜间休息，如小米粥、藕粉糊、稀汤面、酸奶等。不要在夜间吃烤肉串之类食物，睡前一小时不要吃东西，不要用浓茶、咖啡和提神饮料来增强精力，这样只会适得其反。

（4）零食如何挑选？

零食得选择卫生、营养丰富的食物。例如：水果，富含维生素、矿物质、膳食纤维；奶类、大豆及其制品可提供丰富的蛋白质和钙；坚果，如核桃、巴旦木、花生等富含蛋白质、多不饱和脂肪酸、矿物质和维生素E；谷薯类，如全麦面包、麦片、煮红薯等也可作为零食。

而油炸、高盐、高糖食品都不宜作为零食，例如，炸鸡、薯条等快餐、辣条、奶油蛋糕等。同时，考生们要少喝或不喝含糖饮料、碳酸饮料。零食也应尽量在两正餐之间吃，且不宜吃太多或代替正餐。

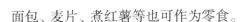

13. 老年营养健康：如何改善营养不良和促进健康长寿？

随着人口老龄化加速，中国疾病预防控制中心发布的《中国老年人营养与健康状况报告（2019）》数据显示 2015 年我国 60 岁及以上老年人群中，营养不良发生率为 14.8%。由此可见，老年人营养不良是公共卫生领域关注的重要问题，改善老年营养不良和促进老年健康有利于老年人保持健康体格和提高生活质量。

（1）导致老年人营养不良的原因有哪些？

其一，营养物质摄入不足。随着年龄增加，老年人出现对食物兴趣减退、挑食、食欲不振或厌食等味觉退化表现。研究表明 20%～30% 老年人存在厌食症状。由于认知功能障碍或吞咽障碍，食物种类及性状选择明显受限，导致营养物质摄入不足。

其二，营养物质利用下降。因咀嚼和消化功能下降，老年人对营养物质利用度明显下降；再加上老年人罹患糖尿病、高血压或冠心病等多种慢性疾病，可能出现恶心、呕吐或腹泻等不适，一定程度上造成营养物质消化吸收障碍。

其三，营养物质消耗过多。如慢性炎症、帕金森病与阿尔茨海默病等神经退行性疾病等，导致机体代谢率上升，营养物质消耗增加。

（2）老年营养不良怎样亮起健康红灯？

作为常见的老年综合征，营养不良不仅是日常生活自理能力下降、肌肉减少、衰弱等老年综合征的危险因素，还与住院率、感染率、病死率、住院天数及住院费用的上升息息相关。总之，营养不良对老年人群产生显著的危害，与不良临床结局紧密相关。

（3）如何有效改善老年营养不良状况？

结合《中国居民膳食指南（2022）》提出以下三点推荐意见：

其一，规律监测体重，定期参加健康体检，做好自我健康管理。老年人体质指数值最好保持在 20.0~26.9 千克/米^2。通常，每月称体重 1~2 次，并及时记录下来。当然，条件允许下，每年参加健康体检 1~2 次。

其二，做到食物品种丰富，合理搭配和烹调，鼓励多种方式进食。通常，每天应进食 12 种以上食物，每周应进食 25 种以上食物。主食除了米饭、面条、馒头等，可以增加小米、荞麦、玉米等粗粮，适当增加土豆、红薯等薯类食物的摄入。做到餐餐有蔬菜，特别注意多选择油菜、青菜或菠菜等深色的叶菜。每天摄入 200~350 克新鲜应季水果，经常更换品种。为避免低体重和贫血等营养问题，建议老年人合理选择并摄入充足的动物性食物，例如，禽肉、畜肉、鱼虾类或蛋类等，每天摄入量为 120~150 克。因大豆及其制品口感细腻，富含优质蛋白质、脂肪和其他有益成分，建议老年人保持食用大豆及其制品的良好饮食习惯，每天摄入量为相当于 15 克大豆的不同大豆制品。因奶类具有营养成分丰富、容易消化吸收等营养特点，每人每日进食 300~400 毫升牛奶或蛋白质含量相当的奶制品（如奶粉 30~36 克），乳糖不耐受者考虑使用无乳糖奶类或酸奶。鉴于老年人消化和咀嚼吞咽能力下降，可将食物切小切碎，多选择蒸、煮、烩等烹饪方式，并煮软烧烂。每天摄入食盐不宜超过 5 克，烹调用油 25~30 克，可在制备食物时使用定量盐勺及油壶。对于三餐正餐摄入不足、容易早饱或食欲下降的高龄（≥80 岁）或衰弱的老年人群，进餐次数可安排为三餐两点制或三餐三点制。

其三，常规接受营养评估和膳食指导，合理补充营养。对于体重过轻（BMI<20.0 千克/米^2）或近期体重明显下降的老年人，建议到正规医疗机构接受专业医学营养评估，诊断和治疗（例如，膳食指导或口服营养补充）。如进食量不达目标量的 60%，应在医生和临床营养师的指导下，合理补充营养，例如，强化食品、特医食品或营养素补充剂。

总之，对老年人来说，适宜体重、均衡营养和科学饮食有助于保持健康状态、延缓衰老和减少老年综合征。

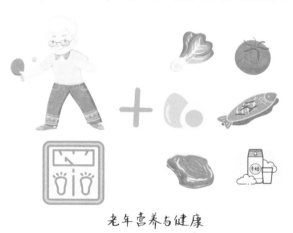

老年营养与健康

14. 中医药膳：为什么说"药里有乾坤，膳食养人生"？

随着人们生活水平的不断提高，饮食结构的改变及慢性病发病率的不断上升，"药食同源"理念越来越受到认可和推崇。那么，中医药膳就是食疗吗？药食同源的理论依据何在？药食同源具有哪些独特特点？在此，我们将进行一一解答。

（1）中医药膳与食疗，是同根生还是别有洞天？

"药膳"最早见于《后汉书·列女传》中"母亲调药膳思情笃密"。早期，药膳与食疗混称为食养、食治或食疗，并没有严格区分。现今，从范畴来看，食疗包括药膳在内的所有饮食，即食疗不一定是药膳，但药膳必定具备食疗功效。

（2）药食同源的理论依据何在？

药食同源，作为中医药膳起源，是在中医基础理论和辨证论治的前提下，根据辨证结果将不同中药材与食物进行合理搭配与组方，用于保健、预防和治疗疾病的特殊膳食。《黄帝内经》曰"五谷为养，五果为佐，五畜为益，五菜为充，气味合而服之，以补益精气"。《黄帝内经》详细记载了各类食物的四气五味特性与作用，还提出了"因时因地因人（季节、地理环境及体质辨证）"选择适当的食物与药膳。被誉为第一部药学专著——《神农本草经》中所记载的中药归为谷薯类、畜肉、蔬菜或水果等食物高达数十种，其中包括大家熟知的人参、灵芝和枸杞子等食物。"医圣"张仲景所著的《伤寒杂病论》中的白虎汤使用粳米、黄芪建中汤使用饴糖，以及百合鸡子汤使用鸡黄等为药食同用的佳例。在漫长的历史长河中，药膳的理论研究和临床应用进一步得到了丰富和深入。近年来，有关药膳的理论研究、现代实验与临床研究都取得了一定的进展和成果。2023 年 5 月 15 日—21 日第九届全民营养周，传播主题为"合理膳食，食养是良医"将"合理膳食"与"中医药膳"有机结合起来，切实践行"健康中国，营养先行"的健康理念。

（3）兼有美味与疗愈的药食同源的独特魅力何在？

顾名思义，药食同源主要由中药和食材经烹饪或加工制作而成。所具有的独特的特点主要有：

其一，历史悠久，影响广泛。从上述内容可知，中医药膳起源于数千年前，且经久不衰，生机勃勃。就影响而言，曾一度热播的《大长今》就是中医药膳影响广泛的范例。现今，韩国和日本等东南亚国家甚至欧美等国家和地区，也在青睐和研究中医药膳。

其二，辨证配伍，隐药于食。中医学强调的是整体观念和辨证论治两大特点，故中医药膳因始终遵循辨证施方，巧妙地将中药材融入各类食材中，以发挥应时应体、亦药亦食的作用。

其三，以食养生，以食疗疾。关于四季养生，古人曰"春夏养阳，秋冬养阴"。我国幅员辽阔，东西和南北均跨度大，造成地理环境寒热燥湿温凉各不相同，故同一病症的以食养生的中药药膳方也截然不同。基于中医八纲辨证结果，大多数慢性病需要制定针对性的饮食调理药膳，以实现以药养生和以药治疾的目的。

总之，中医药膳是中医药养生文化中的瑰宝之一，药里有乾坤，膳食养人生。

 15. 体质养生之谜：如何根据体质选择适宜的药膳方?

药膳作为中医的一门重要组成部分，越来越受到人们的关注。药膳不仅能滋补身体，还能预防疾病，关键在于要根据个人的体质特点来挑选合适的食谱。本文将从中医体质分类、如何根据体质辨证施膳、注意事项三个方面展开，帮助大家如何挑选与自身体质特点完美匹配的药膳食谱。

（1）中医对体质如何分类？

中医认为，人的体质是由先天遗传和后天环境共同作用的结果。中华中医药学会于 2009 年 3 月 26 日发布的《中医体质分类与判定标准》将人分为平和质、气虚质、阳虚质、阴虚质、痰湿质、湿热质、血瘀质、气郁质、特禀质共9 种体质。除平和质，其余 8 种处于亚健康状态的体质类型。每种体质都有其特点和适应的饮食调理方法，具体详见表 3-10。

食物的力量：慢性防控的营养秘诀

表 3-10　根据体质特点选择适宜药膳方

体质分类	主要临床表现或特点	治疗治法	药膳方选用	注意事项
平和质	正常	调养气血	龙眼莲子粥、大枣粥、黄精炖肉等	不宜偏补、贪补
气虚质	疲乏、气短、自汗等	益气健脾，养肺益肾	参枣汤、参芪羊肉汤、鳝鱼补气汤、西洋参养生汤、黄芪炖母鸡、山药茯苓包子、莲子猪肚、砂仁鲫鱼、红枣炖羊心等	忌食味苦性寒凉的食物制成的汤膳；要忌食味辛辣性大热的汤膳；要少食具有耗气作用的食物
阳虚质	怕冷、四肢不温等	温脾养肾，助阳化湿	当归生姜羊肉汤、核桃人参汤、狗肉汤、虫草炖鸡、苁蓉羊肾汤、韭菜花炒虾仁、锁阳红糖饮、巴戟蒸狗肉等	忌食生冷寒凉之品，如西瓜、梨、藕、苦瓜等
阴虚质	手脚心发热，舌红少苔	补益肝肾，养阴降火，安定神志	银耳鸡蛋汤、沙参麦冬瘦肉汤、雪羹汤、麦门冬粥、秋梨川贝膏、百合粥、红烧甲鱼、甲鱼枸杞汤等	不适宜辛辣刺激、温热香燥类的汤膳
痰湿质	胸闷痰多、腹部肥满、口黏苔腻等	健脾利湿，化痰泄浊	海带薏仁汤、萝卜海带汤、萝卜豆腐汤、杏仁粥、杏梨枇杷饮、甘草桔梗茶、枇杷叶桔梗茶、冬瓜莲蓬薏米煲瘦肉等	慎食肥甘油腻、厚味滋补之品
湿热质	口苦口干，眼睛红赤，身重困倦，大便黏滞不畅或燥结，小便短黄	清热利湿	冬瓜汤、茵陈粥、泥鳅炖豆腐、木棉花土茯苓煲猪腱、绿豆薏米粥、赤小豆薏苡仁等	忌肥甘厚味、辛辣、大热大补的食物

续表3-10

体质分类	主要临床表现或特点	治疗治法	药膳方选用	注意事项
血瘀质	呈刺痛,舌质紫黯或有瘀点,舌下络脉紫黯或增粗,脉涩	活血散结,行气,疏肝解郁	黑豆红花汤、山楂汤、海带紫菜汤、红花乌鸡汤、桃仁粥、田七鸡、化瘀止痛粥等	忌高盐、高脂以及容易胀气的食物
气郁质	多愁善感,胸胁胀痛或窜痛,嗳气呃逆,咽部有异物感	疏肝理气,消食醒神	玫瑰花鸡蛋汤、佛手甲鱼汤、菊花鸡肝汤、橘皮粥、合欢花猪肝汤等	忌食难消化以及容易胀气的食物
特禀质	以生理缺陷、过敏反应等为主要特征	益气固表,养血清风	固表粥等	避免辛辣或致敏食物

(2)有哪些注意事项?

在挑选药膳食谱时,还须注意以下三点:①个体差异。即使是同一体质的人,由于年龄、性别、生活环境的不同,适合的药膳也会有所不同。因此,选择药膳时要考虑个人的实际情况。②适量为宜。药膳虽好,也不能过量食用。过量可能会导致身体不适,甚至适得其反。③季节因素。不同的季节,人体的生理状态也会有所变化,选择药膳时也应考虑季节因素,比如夏天可以多吃一些清凉去火的食物,冬天则适宜吃一些温补的食物。

综上所述,药膳是中医学中的一颗璀璨明珠,正确挑选与自身体质匹配的药膳,不仅可以达到养生保健的效果,还能提高生活质量。希望通过本文的介绍,大家能够更加科学、合理地利用药膳,让生活更加健康美好。

第 四 篇

慢病饮食
营养与药膳

一、糖尿病

 1. 血糖的警钟：血糖偏高就是糖尿病吗？

在某次年度体检中，王先生测得空腹血糖为 6.9 毫摩/升。而后连续两个早上空腹血糖均高于正常值。为此，王先生非常紧张，来到医院询问医生，他是不是患糖尿病了？

（1）血糖偏高就等于糖尿病吗？

通常，用于诊断糖尿病的两个血糖点包括空腹血糖和餐后 2 小时血糖。其中，空腹血糖值的正常范围为 3.9～6.0 毫摩/升，餐后 2 小时血糖值应小于 7.8 毫摩/升（表 4-1）。

表 4-1　糖代谢状况分类（WHO，1999 年）　　　　单位：毫摩/升

糖代谢状态	静脉血浆葡萄糖	
	空腹血糖	糖负荷后 2 小时血糖
正常血糖	<6.1	<7.8
空腹血糖受损	≥6.1，<7.0	<7.8
糖耐量减低	<7.0	≥7.8，<11.1
糖尿病	≥7.0	≥11.1

注：空腹血糖受损和糖耐量减低统称为糖调节受损，也称糖尿病前期；空腹血糖正常参考范围下限通常为 3.9 毫摩/升。表格源自《中国 2 型糖尿病防治指南（2020 年版）》。

糖尿病诊断的基本条件为出现糖尿病症状，包括口干、多饮、多尿，不明原因体重减轻，同时随机血糖≥11.1 毫摩/升。在满足基本条件的前提下，同

时存在空腹血糖≥7.0毫摩/升、随机血糖≥11.1毫摩/升或口服葡萄糖耐量试验（OGTT）的餐后2小时血糖≥11.1毫摩/升时，即可诊断为糖尿病（表4-2）。并且每一时间点的血糖值都需要在另外一天再次确认。因此，一次检查显示血糖高还不能诊断为糖尿病。

表4-2　糖尿病的诊断标准

典型糖尿病症状	和（或）随机血糖	和（或）空腹血糖	和（或）OGTT 2小时血糖	和（或）HbA1c
口干、多饮、多尿，不明原因体重减轻	≥11.1毫摩/升	≥7.0毫摩/升	≥11.1毫摩/升	≥6.5%
无糖尿病典型症状者，须改日复查确认				

注：OGTT为口服葡萄糖耐量试验；HbA1c为糖化血红蛋白。随机血糖是指不考虑上次用餐时间，一天中任意时间的血糖，不能用来诊断空腹血糖受损或糖耐量减低；空腹状态是指至少8小时没有进食能量。表格源自《中国2型糖尿病防治指南（2020年版）》。

（2）血糖值在正常和糖尿病诊断值之间，意味着什么？

如表4-1所示，空腹血糖受损和糖耐量减低均为糖尿病前期，是具有糖尿病危险性的状态。空腹血糖受损是指空腹血糖6.1～6.9毫摩/升而餐后血糖正常；糖耐量减低是指餐后2小时血糖在7.8～11.0毫摩/升而空腹血糖正常。

糖尿病前期并不是糖尿病，而是提示血糖正在向糖尿病方向发展，我们可以将之视为是一种危险信号。据统计，糖尿病前期一段时间后，约有1/3的患者会发展为糖尿病患者，约1/3的患者则通过积极干预转变为血糖正常，剩余1/3则依然处于糖尿病前期。

（3）抓住逆转的时机：为什么要早发现早干预糖尿病前期？

调查显示，我国糖尿病前期和糖尿病的患病率非常高，分别为38.1%和12.4%，且老年糖耐量受损发生糖尿病的危险则比糖耐量正常者增加5～8倍。值得注意的是，糖尿病前期为可逆性阶段，可通过尽早干预，降低糖尿病及心血管疾病的发病率和病死率。

生活方式干预是糖尿病全疾病周期治疗的基石。既往临床试验结果证实，通过一系列的生活方式干预，包括饮食调整、体力活动增加及戒烟等，可以在很大程度上降低糖尿病发生风险。还有相关研究报道显示，糖尿病前期患者经过生活方式干预，3年后糖尿病发病率降低了58%，同时血压、体重较前亦明显下降，而未经任何干预措施的糖尿病前期者，糖尿病发病率高达 68%。饮食和运动等生活方式干预不仅可预防糖尿病，且对高血压、血脂异常、肥胖等有益，可减轻心脑血管病变的危险性，提高生活质量，增强人体健康。综上所述，糖尿病前期并不是糖尿病，我们无须恐慌，但也不能成为我们轻视的理由。明确诊断后积极干预，才是糖尿病逆转之路！

2. 肉食与控糖：如何在享受肉类的同时巧妙管理好血糖？

糖尿病是一种慢性病，对于病友来说，饮食的管理尤为重要。在饮食中合理搭配各类食物，特别是对于肉类的摄入，可以帮助糖尿病患者更好地控制血糖水平。本文将介绍糖尿病患者如何科学吃好肉，同时控制好血糖的方法。

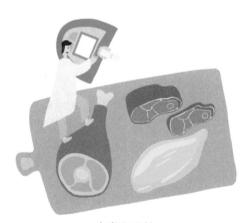

肉类和血糖

（1）肉食怎么选，才能控糖又饱口福？

糖友可以选择鱼虾类和白肉类，如鲈鱼、基围虾、鸡胸肉等，而避免摄入过多的脂肪。脂肪含量高的肉类容易导致体重增加，增加胰岛素的抵抗性，从而影响血糖的控制。选择低脂肪的肉类，既能够摄取足够的蛋白质，又有助于维持健康的体重。

然而，即便是瘦肉，过量摄入也可能导致能量摄入超标，从而影响血糖的稳定。糖尿病患者在进食时应当注意控制食物的总能量，确保摄入的肉类量适中。可以依据个体情况，咨询医生或营养师的建议，制定合理的饮食计划。

（2）烹饪肉类有哪些小技巧？

少油、少盐和避免高温油炸是保持肉类健康的三大要点。可以尝试选择健康的烹饪方法，如蒸、煮、炖等，避免油炸和油煎。这样可以减少添加的脂肪，保留肉类本身的营养成分。同时，烹饪时不要添加过多的调味料，尽量选择天然的香料和低钠调味品，以避免额外的糖分和盐分摄入。

（3）分餐能有效控糖吗？

将一天的食物分为三顿正餐以及两三顿小餐，保持饮食的均衡，有助于防止血糖波动过大。糖友可以选择在早餐、午餐和晚餐之间增加小食，例如，原味坚果、无糖酸奶、低升糖指数的水果等，同时注意适量食用，避免血糖大幅度波动。

（4）自我监测，如何变身血糖掌舵手？

定期监测血糖是非常必要的。通过监测血糖，糖友可以了解自己饮食和生活方式对血糖的影响，及时调整饮食计划。如果发现血糖控制不佳，及时咨询医生或专业的营养师，调整饮食方案，确保血糖在正常范围内。

总体而言，糖友在吃肉时需要注意选择低脂肉类、掌握适量、注意烹饪方式、搭配合理的碳水化合物和分餐，并定期监测血糖。科学合理的饮食习惯将有助于糖友更好地管理疾病，提高生活质量。同时，在饮食方面的调整应当在专业医生或营养师的指导下进行，以确保满足个体化及合理性。

3. 甜蜜的纠结：糖友们能尽情地享受西瓜的清甜吗？

被誉为"瓜中之王"和"解暑神器"的西瓜是夏天清热降暑的必备水果之一，但许多糖友却担忧西瓜会很快升高血糖。那么，糖友到底能不能吃西瓜呢？下面，我们一起来探讨这个问题。

（1）西瓜的营养特点如何？

根据《中国食物成分表（2022）》数据，每100克（可食部）西瓜提供34千卡能量，含碳水化合物5.8克、蛋白质0.5克、磷13毫克、磷蛋白比值为26.0、水分91.2克、钾79毫克、钠4.2毫克、钙10毫克、镁11毫克、铁0.7毫克。由此可见，西瓜的营养特点为碳水化合物含量低、所含水分占比高达91.2%，并且不含脂肪。

（2）吃西瓜会让血糖"飙升"吗？

通常情况下，我们采用食物血糖生成指数（简称为 GI）来指导糖友的食物选择。GI 是指含 50 克可利用碳水化合物的食物与相当量的葡萄糖，在一定时间内（一般为 2 小时）体内血糖反应水平的百分比值，是衡量或评价含碳水化合物食物引起餐后血糖应答的一项有效观察指标。根据 GI 值的高低，将食物分为三大类：低 GI 类食物（GI<55）、中 GI 类食物（GI 为 55～70）和高 GI 类食物（GI>70）。简单来说，食物的 GI 越高，这种食物的升糖能力则越强。

西瓜 GI 值为 72，属于高 GI 类。这是不是意味着糖友就不能吃西瓜了呢？其实，除了 GI，我们还应考虑西瓜的血糖负荷。血糖负荷主要用来衡量某种食物摄入量对人体血糖升高影响的程度。血糖负荷计算公式为摄入食物可利用碳水化合物含量×GI/100。一般而言，血糖负荷<10 为低血糖负荷类食物。100 克西瓜的血糖负荷值为 4.18，200 克西瓜的血糖负荷值为 8.36，说明其对血糖的影响可能不大。因此，糖友们可以适量食用西瓜。

（3）糖友吃西瓜的黄金法则是什么？

糖友们可以吃西瓜，但有一定讲究。一般要求血糖稳定，即空腹血糖值<7.0 毫摩/升、餐后 2 小时血糖值<10.0 毫摩/升，或者 HbA1c<7.0% 时，可食用适量西瓜。建议加餐时进食西瓜，即在两次正餐中间，如在上午 10 点或下午 3 点进食为宜。根据水果类食品能量等值交换分表获知，每 500 克带皮西瓜约提供 90 千卡能量。因此，在严格控制总能量（如减少 25 克主食等）的前提下，每天可进食 1～2 次西瓜，每次约 200～250 克（带皮）。需要提醒的是，当合并肾功能不全，并且存在严重水肿时，需要严格控制液体摄入量，应避免进食西瓜等含水量丰富的食物。

4. 营养和运动，双管齐下：如何防治糖尿病合并肌肉减少症？

国际糖尿病联盟发布的全球糖尿病地图报告显示，2021 年全球 20～79 岁成人糖尿病患病率为 10.5%。其中，我国糖尿病患病人数已居全球各国之首，且以 2 型糖尿病居多。随着人口老龄化趋势不断加剧和老年糖尿病患病比例越来越高，糖尿病已成为老年人致残的前五位病因之一。荟萃分析表明肌肉减少症（简称肌少症）被认为是糖尿病尤其是老年糖尿病的重要合并症之一。调查研究数据表明糖尿病合并肌少症的发生率为 25.5%，且呈上升趋势。

（1）糖友为何要警惕肌少症？

血糖升高会导致蛋白质降解增多和合成减少，而蛋白质代谢失衡会加速肌肉流失。高血糖会损害神经细胞和血管，影响神经传导和血液循环，从而导致肌肉组织受损。糖友体内的高血糖环境会加速肌肉蛋白的分解，并抑制其合成，导致肌肉量减少。同时，炎症因子的增加也会影响肌肉的代谢，进一步促进肌少症的发展。就健康危害而言，糖尿病与肌少症互为因果，常作为共病存在于同一个体，增加骨质疏松、跌倒和营养不良等不良事件发生风险。糖尿病合并肌少症不仅会增加跌倒和骨折的风险，还会导致身体功能下降，如行走困难、体力下降等。这些问题会进一步加重糖尿病的管理难度，形成恶性循环。《中国老年糖尿病诊疗指南（2021 年版）》建议对所有老年糖尿病患者进行肌少症和衰弱的评估，且从肌肉力量、肌肉含量和日常活动能量三个方面确定，尽早干预以改善预后。

（2）拯救肌肉的营养秘籍是什么？

《中国 2 型糖尿病防治指南（2020 年版）》指出肌少症治疗以营养支持和运动康复为主，即营养+运动为核心的生活方式调整是基础。首先，能量平衡的目的在于体重控制，避免过重或过轻。对于肥胖/超重者，适度减重（原体重的 5%~10%）以达到并维持合理体重和减轻胰岛素抵抗。膳食要点为减少碳水化合物+低脂肪（调节脂肪酸）+高膳食纤维。基于循证证据，在肾功能正常的前提下，对糖尿病合并肌少症患者，蛋白质供给量为每天 1.2~1.5 克/千克（体重），但不超过 2.0 克/千克（体重），要求优质蛋白的比例最好达到 50%，并均衡分配到一日三餐中。有研究表明，亮氨酸对改善老年糖尿病合并肌少症者的肌肉合成有较好疗效。因抗氧化营养素可减轻体内氧化应激和减少肌肉损伤，糖尿病合并肌少症患者可适当补充维生素 C、维生素 E、类胡萝卜和硒等抗氧化营养素。

（3）如何通过运动有效对抗"肌少"？

《老年人肌少症防控干预中国专家共识（2023）》指出抗阻运动是运动干预的基础和核心部分，推荐以抗阻力训练为基础的运动干预作为肌少症的一线治疗方案，推荐干预的频率为 2~3 次/周，干预时间为 30 分钟/次及以上，至少持续 12 周运动方案。抗阻训练联合营养补充可显著提高躯体功能、肌肉质量和力量。需要注意的是，对于超重和肥胖的老年糖尿病患者，减重的同时应避免出现肌肉量和躯体功能的丢失，先评估有无肥胖性肌少症后再制定体重管理策略，鼓励探索更多减脂同时增强躯体功能的研究。

总的来说，糖尿病合并肌少症是一种严重的健康问题，对糖友的生活质量造成了严重影响。通过控制血糖、合理饮食和适量运动，可以有效预防和延缓糖尿病合并肌少症的发展，提高糖友的生活质量。建议糖友在医生或营养师的指导下，制定个性化的营养和运动计划，以达到最佳的防治效果。

5. "干饭"大作战：糖友们如何巧妙掌握饮食技巧以控糖？

生活中很多糖友自从得了糖尿病是这也不敢吃、那也不敢吃，再也不能好好"干饭"了。糖友们究竟如何才能在快乐"干饭"的同时又拥有稳定的血糖呢？

（1）如何巧选低 GI 主食？

想要控制好血糖，饮食除了要控制总量、定时定量，还要尽量选择低 GI 食物。那么 GI 究竟是什么呢？GI 就是食物血糖生成指数，它可以反映不同食物升高血糖的能力。通俗地说，GI 高的食物进入胃肠后消化快，吸收完全，餐后血糖波动较大。而 GI 低的食物在胃肠内停留时间长，葡萄糖进入血液后升高程度小，下降速度慢，餐后血糖波动较小。一般来说，GI<55 属于低 GI 食物，升血糖速度较慢，常见的有黄瓜、绿豆等；GI 为 55～70 属于中 GI 食物，比如土豆、荞麦面等；而 GI>70 的属于高 GI 食物，常见的有西瓜、米饭等。糖友们日常选择低 GI 食物更有利于控制血糖，常见食物 GI 见附录 4。

很多糖友可能会有疑问，难道像米饭这类的高 GI 食物我们就都不能吃了吗？当然能吃，在血糖平稳的情况下，没有糖友们绝对不能吃的食物，但是一定要控制量。此外，还可以通过下面一些小技巧来降低食物的 GI。

（2）如何巧妙搭配杂粮类主食？

在吃饭时不能光顾着吃米饭而冷落了其他菜，一定要蔬菜、肉类和主食搭配吃。这样不仅营养均衡，也能降低整顿饭的 GI。比如说，米饭的 GI 是 83，我们可以加上芹菜炒猪肉一块吃，这样总的 GI 就降到了 57.1，同样，如果是和鱼搭配一起吃，GI 就只有 37 了。并且在杂一点的基础上还可以再改变一下吃饭的顺序，先吃蔬菜，再吃蛋白质类的食物，最后吃主食，这样餐后血糖还能更平稳。

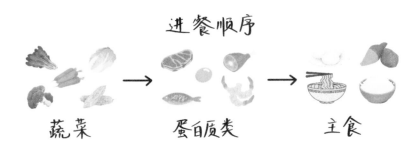

进餐顺序

蔬菜 → 蛋白质类 → 主食

（3）如何玩转"粗粮魔法"？

在煮饭时可以用 2/3 的精白米加上 1/3 的黑米、杂豆、薯类等粗杂粮煮成杂粮饭，这样的一碗杂粮饭比起米饭 GI 值也能有所降低。

另外，建议各位糖友们饭不要煮太烂，菜不要切太碎，水果不要榨成汁，尽量少喝粥。哪怕是用同一种米煮成的粥也会比米饭更容易消化，升糖更快，实在想喝粥可以用红豆、黑米等粗杂粮煮成稠一点的杂粮粥解解馋。

 6. "糖尿病食品"和"无糖食品"是真的不含糖吗?

"控糖"已成为众多糖友管理血糖的关键措施，于是各种"无糖"食品应运而生，受到不少糖友的青睐。如果大家认为这类食品没有糖，吃多少都不用担心血糖升高，那就大错特错了！

（1）"糖尿病食品"或"无糖食品"真的不含糖吗？

糖类又叫做碳水化合物类。其实，不少所谓的"糖尿病食品"或"无糖食品"的碳水化合物含量较高。目前市面上冠上"糖尿病食品"的产品大多为饼干、面包等，而这类食品都是小麦制品。要知道，小麦是碳水化合物的主要食物来源，进食大量小麦制品意味着进食了较多的碳水化合物。这类食品不仅不是"零糖"，能量还相当高！

（2）什么是真正意义上的"无糖"？

一般来说，"无糖"是指不含精制糖，尤其是蔗糖。在《预包装食品营养标签通则》中，"零糖"或者"无糖"的定义是每 100 克（或 100 毫升）食物中的糖含量不超过 0.5 克。因此，市面上的"无糖产品"一般是指不添加蔗糖。然而，为了保证产品的口感，该类产品常常会添加"代糖"。

（3）如何探秘和揭开"代糖"的神秘面纱？

"代糖"是指甜味剂，属于食品添加剂。按营养价值，可分为营养性甜味剂和非营养性甜味剂。相比于营养性甜味剂，非营养性甜味剂的甜度更高，但几乎没有能量，因此也更受大众喜爱。木糖醇、乳糖醇、麦芽糖醇等属于营养性甜味剂。例如，无糖饼干中可能就添加了木糖醇。而阿斯巴甜、甜菊糖苷，以及目前比较流行的罗汉果甜苷都属于非营养性甜味剂。

（4）网红代糖——非营养性甜味剂是糖友的"安全糖"吗？

适量吃甜味剂是安全的，但不宜过量！

目前，我国允许食品添加的非营养性甜味剂有 18 种，美国食品药品监督管理局允许的有 8 种，包括甜菊糖、罗汉果糖苷、三氯蔗糖、阿斯巴甜、安赛蜜等。在不超过安全剂量的前提下，偶尔食用甜味剂是安全的。近期，阿斯巴甜可能致癌的传言满天飞，但国际癌症研究机构、世界卫生组织和粮食及农业组织食品添加剂联合专家委员会重申，所评估的数据表明没有充分理由改变以往确定的阿斯巴甜每千克体重 0~40 毫克这一每日允许摄入量。也就是说，在没有其他食物摄入的情况下，一罐含有 200 或 300 毫克阿斯巴甜的软饮料，一位体重 70 千克的成人每天要饮用 9~14 罐以上才会超过每日允许摄入量。

注意，非营养甜味剂并不能无限吃，虽然非营养性味剂几乎不升高血糖，但是，长期食用的安全性仍不明确，甚至有研究表明长期超量食用可能与肥胖、高血压等慢性疾病相关。

 7. 品汤之道：糖友们能否享用汤品而不影响血糖水平？

俗话说"宁可食无肉，不可食无汤"。有人喜欢饭前喝汤，增加饱腹感从而减少正餐的进食量；也有人习惯饭后喝汤，就如同品尝饭后甜点一样感到心情愉悦。对于糖友来说，哪些汤可以喝？哪些不能喝？什么时候喝汤更好呢？

掌握以下几个要点，糖友们既能享用美味汤品又不至于让血糖大幅波动。

（1）哪些汤品可以安全品尝？

①蔬菜清汤：使用各种蔬菜做汤，如冬瓜、丝瓜、白萝卜、番茄、紫菜、海带及各种菌类等。注意控制油盐，避免勾芡，便能做出一碗低能量、低脂肪、低升糖指数的蔬菜靓汤。

②去油清汤：采用鱼虾等水产类及去皮鸡鸭等低脂肉类煮汤，或在炖汤的过程中将多余的油脂撇出来，同时少放盐或调料，也能制成一份美味清汤。

（2）如何避开哪些汤品雷区？

①长时间煲的肉汤：这类汤油脂含量高，还含有大量嘌呤，对合并肥胖、高体脂、高尿酸血症的糖友们极其不利。另外，建议大家控制煲汤的时间：鱼汤控制在 1 小时以内，其余禽畜肉汤则不超过 2 小时。

②奶白色的汤：一碗奶白色的肉汤，看起来似乎营养又滋补，但事实并非如此。一般来说，汤呈现奶白色是由于食材中的脂肪在沸腾的汤水中形成微滴并乳化所致。因此，这类汤的脂肪含量较高，能量也较高，常喝这类汤导致血糖升高的同时也不利于体重控制。

③淀粉类汤或甜汤：米汤、土豆汤、面疙瘩汤、玉米浓汤、勾芡的汤、冰糖银耳汤等属于高淀粉或含糖汤，喝这类汤会使血糖"飙升"。

（3）如何掌握喝汤的黄金时间和分量？

糖友喝汤尽量选择在饭前 20 ~ 30 分钟，这样可以增加饱腹感，不至于在正餐的时候吃太多的主食，不给饭后血糖带来负担。建议糖友们尽可能避免饭后喝汤，以免增加饭后血糖的波动。

控制每天喝汤的量，一般建议是大约 1 杯（约 240 毫升），但需要根据个人的总能量需求和饮食计划进行调整。汤中的食材熬煮时间较长，易吸收，大量或经常喝汤会让血糖上升，尤其是饭后血糖上升较快，长此以往，会导致血糖居高不下。

综上所述，糖友们最好饭前喝汤，选择低油、盐、糖，少淀粉；清淡为主，适量享受。

 8. 酒精与血糖的微妙关系：糖友们是否可以小酌一杯？

不少糖友在生活或工作中都会遇到这样的情况：好友聚餐太开心，想要碰一杯怎么办？夏日炎炎想来杯冰镇啤酒怎么办？那么，糖友究竟能不能喝酒呢？喝酒会影响血糖吗？

（1）糖友能不能喝酒呢？

不建议糖友饮酒。《中国糖尿病医学营养治疗指南（2022 版）》明确指出，酒精对 2 型糖尿病患者血糖控制无益，会增加低血糖的发生风险。人体在空腹或饥饿时，为了避免低血糖的发生，体内的肝脏通过释放葡萄糖来维持血糖的。而饮酒后，酒精会影响肝脏释放葡萄糖的效率。因此，空腹或饥饿状态下饮酒会导致暂时性血糖下降，对于使用口服降糖药或注射胰岛素的糖友，容易诱发低血糖。

部分糖友看到饮酒能让血糖下降，认为这是好事，血糖高的时候喝点酒不就行了吗？这样可就大错特错啦！饮酒对于糖友来说是弊大于利的。首先，低血糖是十分危险的，严重时会损伤脑组织，甚至会导致死亡。其次，喝酒导致的血糖下降只是暂时性的，一方面，饮酒可能会影响糖友的进餐规律，导致血糖波动；另一方面，酒精还会阻碍胰岛素发挥作用，加上低血糖后的反弹性高血糖，导致血糖波动极大。除此之外，长期大量饮酒还会增加高血压、心脑血管疾病、糖尿病并发症等疾病及猝死的风险。

（2）糖友的饮酒自救指南有哪些？

第一条：饮酒要适量。《中国 2 型糖尿病防治指南（2020 年版）》指出，女性一天饮酒的酒精量不超过 15 克，男性不超过 25 克（15 克酒精相当于 350 毫升啤酒、150 毫升葡萄酒或 45 毫升蒸馏酒）。每周饮酒不超过 2 次。

第二条：警惕酒精可能诱发的低血糖。服用磺脲类药物（格列本脲、格列吡嗪、格列喹酮、格列齐特、格列美脲等）或注射胰岛素及胰岛素类似物的糖友应避免空腹饮酒并严格监测血糖。

（3）哪些糖友该远离酒杯？

①血糖波动大、忽高忽低的糖友；

②近期或目前发生了低血糖、糖尿病酮症或酮症酸中毒等急性并发症的糖友；

③长期血糖控制差，合并有严重的糖尿病慢性并发症的糖友；

④肝功能损害或有肝病的糖友；

⑤合并有高血脂或高尿酸的糖友；

⑥使用胰岛素治疗或胰岛素功能较差的 1 型糖尿病患者。

总结一下，糖友饮酒是弊大于利的，不利于血糖控制，还可能诱发意外事件。为了健康快乐的生活，糖友尽可能不饮酒，即便饮酒，也不要贪杯哦！

9.糖友们该知道的茶道：糖友们的喝茶秘诀是什么？

我国有数千年的饮茶史。目前，全球每日饮茶量超过 20 亿杯，按某饮品广告计算，可足足绕地球六圈。长期以来，饮茶对健康有诸多益处，包括降低癌症、心血管疾病发生风险、延长寿命等。然而，糖友能喝茶吗？有没有好处？又有哪些讲究呢？

（1）糖友能不能喝茶？

糖友当然可以喝茶。喝茶可能有助于降低糖尿病的发生风险。某大型研究纳入了 8 个国家超过 100 万受试者，结果发现每天至少喝 4 杯茶，与糖尿病风险降低相关。而且，喝茶还有一定的保健功效。茶中含有的茶多酚、茶多糖、咖啡碱等活性物质有助于保持血管的弹性，消除动脉痉挛等，因此，对预防心脑血管疾病有一定的好处。

（2）哪些茶对糖友更友好？

①红茶：红茶中含较多的多酚类物质，糖友适当饮用红茶，有助于改善胰岛素抵抗。

②绿茶：研究发现，绿茶及其提取物有助于改善血糖水平。绿茶有清热利湿、消脂减肥等作用，适合燥热偏盛的糖尿病患者，其表现为肥胖、血脂高、口燥咽干、烦渴多饮、小便浑浊等。不过体质虚寒者慎用。

③白茶：白茶的制作过程简单，加工工序最少，这在最大程度上保留了茶叶中的茶多酚和茶多糖的成分。

（3）糖友喝茶应避开哪些雷区？

首先，不喝浓茶。茶叶中含有鞣酸，如果长期大量饮用高浓度茶水会影响铁的吸收，导致缺铁性贫血。而且浓茶还会影响蛋白质的吸收。因此，合并贫血的糖友也不宜经常大量喝茶。其次，不空腹喝茶。空腹喝茶会冲淡胃液，降低消化功能。此外，不睡前喝茶。茶叶中的咖啡因有提神的效果，如果在睡前饮用可能引起失眠，生活作息紊乱也可导致血糖波动。最后，不喝隔夜茶。茶叶浸泡过久，茶叶中的某些物质会被氧化，失去茶叶的保健功能。放置 8 小时以上的茶水中的鞣酸等成分会相对增加。

总体来说，糖友适量喝茶。但茶是饮品而非药品，不宜从治疗的角度看待喝茶。

10.碳水计数技巧：如何估算每天吃了多少碳水化合物？

众所周知，碳水化合物类(简称"碳水")食物与餐后血糖的高低密切相关。糖友们对它可真是又爱又恨。"碳水"吃得越多，餐后血糖越高，可是越不能多吃，就越想吃。然而，要想控制好血糖，还得"管住嘴"。碳水是人体必需的营养素，适量进食才是关键。不管是高碳水食物还是低碳水食物，我们这一餐所进食的碳水化合物总量才是餐后血糖的决定因素。那么，如何计算某一餐吃了多少碳水化合物呢？

首先，我们将食品分为两大类：有包装食品和无包装食品。

(1)你知道自己吃了多少碳水化合物吗？

计算包装食品的碳水化合物含量的推荐方法：查阅包装食品上的营养成分表。

有包装食品的外包装上通常都有食物成分表。上面会详细地列出该食品的具体营养含量。我们在表中可以找到碳水化合物的含量。但要注意的是，表中列出营养素含量为每一份的量，而非一整盒或整包的量。例如，每100克饼干含有碳水化合物64.2克。如果某餐一共吃了50克饼干，经过简单的计算可知，所进食饼干的碳水化合物为32.1克。

(2)日常美食里有多少碳水化合物，你知道吗？

计算日常食物(无包装食品)碳水化合物含量的推荐方法：食物秤称重+查阅带有食物营养成分查询的APP或微信小程序。

日常饮食中大部分的食物都是没有外包装的。这时我们可以通过食物秤称重，并查阅食物库工具获得。

此方法分为四个步骤：

①食物秤清零；

②将食物平稳放置在食物秤上称重，获得食物质量；

③打开带有"食物库"的APP或微信小程序，搜索食物名称，找到相应食物的碳水化合物含量；

④根据实际质量计算食物的碳水化合物含量。

通过以上简单的步骤，糖友们就能知道这一餐吃下去多少碳水化合物。对于高碳水的食物，还须做到尽可能控制哦！

11.吃饭前必看：怎样用饮食技巧驾驭胰岛素治疗？

胰岛素治疗是控制血糖的重要手段。不少使用胰岛素的糖友常常遇到这样一些问题：外出吃大餐，一不留神吃多了，究竟要增加几个单位胰岛素才合适？发现餐前血糖偏低，是应该暂停胰岛素还是减少胰岛素剂量？

实际上，糖友们是可以根据进食量来调整胰岛素剂量的。

今天，我们就给大家介绍这样一个神奇的工具——碳水化合物计数法（简称碳水计数法）。

（1）碳水计数法能破解胰岛素之谜？

碳水计数法是一种根据进食的碳水化合物量来估算胰岛素需要量的方法。也就是说，我们就能使用这种方法，来根据饮食进食量灵活地调整餐前胰岛素剂量（速效胰岛素或短效胰岛素），达到减缓餐后血糖波动的目的。

这种方法适用于使用胰岛素泵和"三速或三短一长"的糖友。

注射胰岛素

碳水计数法包含 2 个系数：碳水化合物系数（以下简称"碳水系数"）和胰岛素敏感系数（以下简称"敏感系数"）。

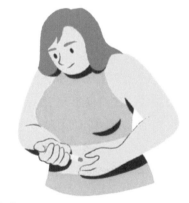

①碳水系数：是指 1 个的餐前胰岛素所能"消灭"的碳水化合物的克数。假设你的碳水系数是 15，就表示你每吃 15 克碳水化合物就得打 1 个单位餐前胰岛素，才能维持餐后血糖稳定。

②敏感系数：是指 1 个单位速效或短效胰岛素所能降低的血糖值。假设你的敏感系数是 3，就表示你每 1 个单位胰岛素能使血糖降低 3 毫摩/升。如果餐前血糖达标，则无须使用敏感系数；如果餐前高血糖，则须使用敏感系数来计算高血糖所需的胰岛素剂量。

（2）成为胰岛素调整高手，需要哪些步骤？

第一步：计算食物中碳水化合物的含量。

第二步：计算碳水系数。

通常有两种方法计算碳水系数，见表4-3。

表4-3 碳水系数计算方法

（1）经验法	以成人15、儿童20~25为起始值
（2）公式法	成人："500法则"或"450法则"；儿童："300~450法则"
使用速效胰岛素	碳水化合物系数＝500÷全天胰岛素总量*
使用速效胰岛素	碳水化合物系数＝450÷全天胰岛素总量*

注：全天胰岛素总量＝基础胰岛素+三餐前大剂量+加餐时胰岛素剂量+高血糖时追加的胰岛素。*儿童需将"500"或"450"改为"300""400"或"450"，年龄越大，越接近成人算法。

计算结果仅仅是个初始值，只能作为参考，最终的碳水系数还得根据自身的血糖逐步调整。

第三步：计算膳食碳水化合物所需的胰岛素剂量。

推荐公式：膳食碳水化合物所需的胰岛素剂量＝进食的碳水化合物（克）/碳水系数。例如，某一餐进食碳水化合物80克，碳水系数为10，那么这一餐碳水化合物所需的餐时胰岛素剂量为80÷10＝8 IU。

如果这一餐的餐前血糖正常（在医生建议的目标范围内，且没有发生低血糖），餐时胰岛素计算仅需以上三步。

如果发生了餐前高血糖，则还需计算追加胰岛素剂量，也就是对抗高血糖所需的胰岛素剂量。请看以下三步。

第四步：计算敏感系数。

通常用"1500法则"（使用短效胰岛素的患者）或者"1800法则"（使用速效胰岛素的患者），即敏感系数＝（1800或1500）/每日胰岛素总剂量/18。

第五步：计算校正胰岛素剂量。

为了将高血糖降至目标值，还需计算追加或校正胰岛素剂量。

校正胰岛素剂量＝（实际血糖-目标血糖）/敏感系数。

最后，将膳食所需的胰岛素剂量与校正胰岛素剂量相加，获得这一餐实际所需的胰岛素剂量。

（3）用碳水计数法算一算，这顿饭该打多少胰岛素？

情景模拟：一名45岁糖友的每日胰岛素总量为25 IU（三餐速效+睡前长效），晚餐吃的食物共有碳水化合物总量约80克。餐前血糖14毫摩/升（目标血糖7毫摩/升）。请问晚餐需要注射多少单位餐时胰岛素：

计算步骤如下：

①碳水化合物系数＝500/25＝20；

②饮食中碳水化合物所需的胰岛素剂量＝80/20＝4 IU；

③敏感系数＝1800/（25×18）＝4；

④校正胰岛素剂量＝（14-7）/4＝1.75≈2 IU；

⑤餐时胰岛素剂量＝饮食中碳水化合物所需的胰岛素剂量+校正胰岛素剂量＝4+2＝6 IU。

（4）哪些糖友适合用碳水计数法？有哪些注意点？

● 适用人群：使用胰岛素泵和"三速或三短一长"的糖友；

● 不适用人群：使用预混胰岛素或以口服降糖药为主的糖友；

● 碳水计数法计算结果仅供参考，如果日常血糖波动较大，每日胰岛素剂量变化较大，则可能导致计算结果不准确；

● 胰岛素敏感性不是一成不变的，胰岛素剂量会随着个体胰岛素敏感性的改变而变化。

面对这一桌美食，该打多少单位胰岛素，你掌握了吗？

 12. 蔗糖的谜团：蔗糖对血糖水平有什么神秘影响？

对于糖友而言，蔗糖这位甜蜜的"老朋友"让他们又爱又恨。爱它的甘甜，却又因为血糖的原因而不得不保持距离。在面对琳琅满目的含糖食品时，糖友们常常陷入两难的境地。今天，我们一起来解开这个甜蜜的谜团，帮助糖友们更好地理解蔗糖和血糖之间的关系，以及如何在饮食中做出更明智的选择。

（1）什么是蔗糖？

蔗糖可由甘蔗制作而成。甘蔗通过压榨、过滤及熬煮后可成为红糖砖，把后者溶解后加入骨炭，可制成白砂糖。如果将白砂糖再次溶解，加入蛋白质，经过加热、过滤、熬煮、结晶再干燥后，可制成冰糖。

（2）哪些食物富含蔗糖？

在糖友们的日常饮食管理中，识别哪些食物含有较高的蔗糖是至关重要的。下面是一些常见的富含蔗糖的食物：

①甜饮料：如含糖汽水、果汁等，这些饮料中的糖分大多是蔗糖或高果糖玉米糖浆。

②糖果和甜点：大部分糖果、巧克力、饼干和蛋糕等甜品在制作过程中都会添加蔗糖来提供甜味。

③水果：蔗糖的最直接来源，除了众所周知的甘蔗和甜菜，富含蔗糖的水果，还包括香蕉、葡萄、橙子和杧果等。

④加工食品及调味品：许多罐头水果、果冻、早餐谷物、烧烤酱、番茄酱和一些沙拉酱等调料也可能含有添加的蔗糖。

⑤烘焙原料：烘焙用的白面粉、糕点粉由于在加工过程中可能去掉了谷物的营养成分，并添加了蔗糖增甜。

（3）蔗糖是如何影响血糖的？

当我们进食了含蔗糖的食物时，它会在小肠中被分解成单糖，随后被吸收进入血液，导致血糖升高，这时候身体就会发出指令，分泌胰岛素来控制血糖。而对于糖友们来说，胰岛功能受损，不能分泌足够的胰岛素来降低血糖，因此，他们需要更加关注蔗糖的摄入量，以避免血糖水平剧烈波动。

（4）为什么人们对蔗糖的反应不同？

对于许多糖友来说，进食蔗糖以后，血糖可能迅速升高。但实际上，糖友之间存在个体差异，这也影响了他们对蔗糖的反应。一些人可能对蔗糖更敏感，其血糖水平在摄入后会迅速升高；而另一些人则可能较为耐受，血糖上升较为缓慢。了解自己的个体差异有助于制定更合适的饮食计划。

（5）如何明确自身对蔗糖的反应？

对于糖友来说，定期监测血糖水平至关重要，可帮助了解蔗糖摄入对自身血糖的影响，并据此调整饮食和药物治疗方案。此外，血糖监测还有助于及时发现血糖波动异常的情况，以便采取相应的措施。

（6）糖友到底能不能吃蔗糖？

《中国糖尿病医学营养治疗指南（2022版）》提出，不推荐糖友常规添加蔗糖。研究表明，2型糖尿病患者每天增加摄入50克蔗糖可能并不影响血糖控制或胰岛素敏感性，但是，许多蔗糖制品可能同时富含脂肪，也就是说，进食蔗糖可能导致总能量摄入增加，造成体重增加，同样不利于血糖控制。

（7）如果想吃甜，有蔗糖替代品吗？

为了满足糖友们的口腹之欲，市场上涌现出了各类甜味的"无糖食品"，例如，无糖饼干、无糖酸奶、零糖可乐等。这些食品之所以味甜，是因为添加是甜味剂。甜味剂对血糖的影响较小，但不建议长期大量食用。关于代糖食品，请见相关具体内容。

总而言之，对于糖友们来说，蔗糖的摄入是一个需要谨慎对待的问题。了解蔗糖对血糖的影响，并与医生合作制定合理的饮食计划，有助于更好地控制血糖水平，提高生活质量。同时，合理的饮食搭配和定期的血糖监测是糖尿病管理的关键所在。

13. 维生素和矿物质类补充剂：糖友们每天需要额外补充吗？

在糖尿病的管理中，饮食、运动和药物治疗是三大基石。然而，对于很多糖友来说，除了这些基础措施，是否还需要额外补充维生素和矿物质类补充剂呢？这是一个值得探讨的问题。

（1）何时需要考虑补充维生素和矿物质？

首先，我们需要明确一点：膳食补充剂并不能完全替代健康饮食。均衡的饮食是获取所需营养素的最佳途径。然而，在某些情况下，糖友们可能无法通过饮食获得足够的维生素和矿物质。这时候，膳食补充剂就成了一个有效的辅助手段。

以下是一些常见的情况，糖友们可能需要额外补充维生素和矿物质。

①饮食限制：由于病情等原因需要控制饮食，导致某些营养素摄入不足。

②药物影响：某些降糖药物可能影响身体对部分营养素的吸收，例如，长期服用二甲双胍（超过 2 年）或剂量超过 1500 毫克/天可能诱发维生素 B_{12} 缺乏。

③特殊阶段：生长发育期、妊娠及哺乳期，各类营养素的身体需求增加。

④年龄因素：随着年龄的增长，身体对某些营养素的需求可能会增加，如维生素 D 和微量元素。

（2）哪些维生素和矿物质值得关注？

常见的需要关注的维生素和矿物质包括：

①维生素 D：是与糖尿病密切相关的维生素，补充维生素 D 有利于血糖控制、改善糖尿病神经病变、预防骨质疏松。

② B族维生素：有助于改善神经功能，减少糖尿病并发症的风险。

③镁：有助于改善胰岛素敏感性，与心血管健康相关，也可能促进糖尿病足部溃疡愈合。

④锌：补充锌可以提高免疫功能与促进伤口愈合。

（3）如何合理补充维生素和矿物质？

在考虑补充维生素和矿物质之前，建议糖友们：

①咨询医生：了解自己是否需要补充，以及如何补充。

②定期检查：通过血液检查等方法监测自己的营养状况。

③合理选择：选择适合自己的补充剂，避免过量摄入。

总之，虽然补充维生素和矿物质可能对某些糖友有益，但并不是所有人都需要。最重要的是，保持均衡的饮食和良好的生活习惯，这是糖尿病管理的根本。

 14. 微生态控糖大揭秘：益生菌和益生元能帮助你控制血糖吗？

如今，糖尿病已成为全球范围内的一大健康问题。控制血糖不仅关乎个体健康，更是涉及整个社会的公共卫生。在这样的背景下，人们对于能够有效管理血糖的方法持续关注。益生菌和益生元，作为营养保健领域备受瞩目的两大成分，近年来也引起了人们的广泛关注。那么，它们是否对控制血糖有所裨益呢？让我们一起来了解一下。

（1）什么是益生菌？

益生菌是指通过定殖在人体内，改善宿主菌群组成的一类有益的活性微生物。常见的益生菌包括干酪乳杆菌、嗜酸乳杆菌、植物乳杆菌、双歧杆菌等。益生菌可促进肠道健康，改善便秘、腹泻，促进营养吸收，还有助于增强免疫力。

（2）什么是益生元？

益生元则是一类无法被人体消化吸收的碳水化合物，其本质属于膳食纤维，包括低聚果糖、菊粉、低聚半乳糖等。它不能被人体所消化吸收，但可被人体微生物选择性利用，可以刺激一种或者有限数量的益生菌生长和增殖。我们可以简单地将益生元理解为益生菌的"食物"，有助于改善肠道微生物组成和活性从而益于人体健康。市面上还有一类产品叫"合生元"，它实际上是益生菌和益生元的混合制剂，两者具有互补或协同作用，对宿主具有健康益处。

（3）益生菌和益生元能否改善血糖状况？

对于糖友来说，适当增加益生菌和益生元的摄入量可有助于稳定血糖水平。研究表明，益生菌和益生元对于血糖控制具有一定益处。益生菌可以改善胰岛素敏感性，降低血糖水平，同时通过维持肠道菌群平衡，减少血糖波动。而益生元则促进益生菌的生长和活性，进而影响血糖代谢，改善胰岛素敏感性，降低血糖水平。

（4）如何补充益生菌或益生元？

要补充益生菌，可以选择摄入富含益生菌的食品，如酸奶、奶酪等。而益生元则可以通过增加膳食纤维的摄入来补充，包括多吃蔬菜、全谷物、豆类，还可每日进食适量的低升糖水果，如苹果、猕猴桃、蓝莓、草莓、柚子等。此外，也可以选择益生菌和益生元的营养补充剂。《中国糖尿病医学营养治疗指南（2022版）》指出，补充特定益生菌/益生菌可能改善血糖控制。但须注意选择可信赖的品牌，可在专业医务人员的帮助下服用合适的剂量。

（5）吃了益生菌/益生元就能不管血糖了吗？

尽管益生菌和益生元对血糖控制有好处，但并不意味着吃了益生菌或益生元就可以忽视血糖管理。对于糖友来说，仍须遵循医生的建议，结合健康饮食和药物治疗，全面管理血糖。另外，补充益生菌或益生元时，也应注意避免过量摄入，以免引起消化不适或其他不良反应。

综上可知，益生菌和益生元对于血糖控制有一定的益处，但并非治疗糖尿病的替代品。在日常生活中，我们应该注重均衡饮食，多食用富含益生菌和益生元的食物，同时保持适量运动，合理控制体重，才能更好地维护血糖健康。

 15. 神秘的药膳方：如何巧用药膳让美食与健康兼得？

在现代社会，糖尿病已成为一种常见的慢性疾病，给患者的生活带来了极大的困扰。随着人们对健康的重视，中医在糖尿病的治疗和管理中逐渐显示出其独特的优势。中医对糖尿病的认识，辨证施膳的治疗方法，以及在施膳过程中的注意事项，都是我们今天要探讨的重点。

（1）中医如何解读糖尿病的奥秘？

中医将糖尿病称为"消渴症"，认为其主要是由于饮食不节、情志内伤、劳倦过度等原因，导致脾胃虚弱、肺热伤津、肾阴亏损，进而引起体内水液代谢失调，出现口渴、多饮、多尿、体重下降等症状。

（2）中医膳食秘籍如何助力血糖平稳？

中医治疗糖尿病，强调"辨证施治"，即根据患者的具体症状和体质，制定个性化的治疗方案。在饮食调理方面，也是采取"辨证施膳"的原则，通过食疗来调和阴阳气血，达到治疗糖尿病的目的（表4-4）。

表4-4　糖尿病的中医药膳治疗

辨证	临床表现	治则治法	药膳方	食物举例
脾胃虚弱型	食欲不振，大便稀溏，疲乏无力，口唇色淡等	健脾养胃，补中益气	山药燕麦粥	黄豆，大米，小米，红薯等
肺热津伤型	口干咽燥，多饮，多尿，烦躁不安，咳嗽等	清热生津，润肺止渴	止消渴速溶饮	梨子，苦瓜，丝瓜，百合等
肾阴亏虚型	口干舌燥甚至喜冷饮，夜尿频繁，腰膝酸软，手足心发热，失眠多梦等	滋阴降火，补肾养生	玉竹沙参饮	黑芝麻，核桃，黑豆，桑葚

（3）在中医辨证食疗过程中，我们如何避开糖尿病调理的陷阱？

在辨证施膳过程中，还需注意以下四点：①个体差异。每个人的体质和病情都有所不同，药膳方的选择和使用应遵循中医师的指导，避免盲目跟风。②适量为宜。药膳虽好，也不宜过量食用。过多食用可能会对身体造成负担，反而适得其反。③生活习惯。除了食疗，还应注意改善生活习惯，如适当增加体育锻炼、保持情绪稳定和合理安排饮食结构等，共同促进健康。④医嘱为先。如果正在接受西医治疗，应先咨询医生，确保药膳方不与现有治疗方案冲突。

总之，中医在糖尿病的治疗上有着悠久的历史和独到的见解。通过辨证施膳，结合个人体质和症状来进行饮食调理，可以在一定程度上帮助糖尿病患者改善症状，提高生活质量。然而，需要注意的是，中医药膳只是糖尿病综合治疗的一部分，患者还须遵循医嘱，结合药物治疗、适量运动等方法，共同管理糖尿病。

 16. 荞麦的魔法：如何用营养和食疗的力量打败糖尿病？

在我们的日常饮食中，荞麦可能并不像大米和面粉那样常见，但它的营养价值和健康益处却不容小觑，特别是对于糖尿病患者来说。今天，就让我们一起深入了解一下荞麦的奇妙之处，以及它如何成为糖尿病饮食的好帮手。

（1）荞麦的营养宝藏在哪？

荞麦，虽然名字里带着"麦"，实则并非真正的谷物，而是一种类似于莎草的植物。它的种子富含多种营养素，是一种高蛋白、高纤维、低脂肪的食材。更值得一提的是，荞麦中还含有大量的矿物质和维生素，如镁、钾、铁、锌、维生素 B 群等，这些都是维持身体健康所必需的营养素。除了这些基本的营养素，荞麦还含有一些特殊的生物活性物质，如芦丁。芦丁是一种强大的天然抗氧化剂，可以帮助降低血压、改善血管健康，对于糖尿病患者来说具有非常积极的意义。

（2）荞麦是如何成为糖友的食疗利器的？

荞麦成为糖尿病病友的食疗利器原因分析有：①降低血糖。荞麦富含的膳食纤维可以帮助减缓糖分的吸收，有效控制血糖水平。此外，荞麦中的 D−胰岛素样物质对增强胰岛 β 细胞功能、促进胰岛素分泌也有积极作用。②减轻胰岛负担。由于荞麦的低糖特性，它在消化过程中对胰岛的压力较小，有助于保护胰岛功能，对预防和控制糖尿病都具有重要意义。③心血管保护。糖尿病患者常伴有心血管疾病的风险，而荞麦中的芦丁等抗氧化物质可以有效降低这一风险，保护心血管健康。

（3）如何科学享受荞麦的健康与美味？

①适量食用：虽然荞麦对糖尿病患者有益，但并不意味着可以无限量食用。建议每餐用荞麦替代部分主食，如荞麦面条、荞麦粥等，以保持饮食的多样性和平衡性。②多样化烹饪：荞麦的烹饪方式多样，可以根据个人口味和需求进行选择。无论是煮粥、做面条，还是制作糕点、面包，都是不错的选择。

③注意搭配：在食用荞麦的同时，注意与蔬菜、瘦肉等食物搭配，以确保营养均衡。尤其是蔬菜的纤维素可以帮助进一步控制血糖。④咨询专业人士：在调整饮食习惯之前，尤其是糖尿病患者，建议先咨询医生或营养师，确保饮食计划适合自己的健康状况。

荞麦不仅是一种美味的食材，更是一种对糖尿病患者有着深远益处的"超级食物"。通过合理地食用荞麦，我们不仅可以享受到它的美味，还能从中获得健康的好处。所以，不妨在日常饮食中尝试引入荞麦，让它成为您健康饮食的一部分吧。

 17. 苦中作乐：苦瓜是怎样成为糖尿病克星的？

在我们的餐桌上，总有那么一些食物因为其独特的味道而让人爱恨交加，苦瓜就是其中之一。尽管名字中带有"苦"，但它却能为我们的健康带来"甜蜜"的效果，特别是对于糖尿病患者来说。下面，就让我们一起来了解一下苦瓜的奇妙之处吧！

（1）苦瓜营养价值如何？

苦瓜，又称苦葫、凉瓜，是一种营养价值极高的蔬菜。它的营养成分丰富，包含了丰富的维生素 C、维生素 A、维生素 B 族、钾、钙、铁、锌、磷等矿物质及膳食纤维。尽管其味道较苦，但正是这种苦味，赋予了苦瓜不可替代的健康益处。最令人瞩目的是苦瓜中含有的一种特殊成分——苦瓜素，它具有类似胰岛素的作用，可以帮助降低血糖水平。此外，苦瓜还含有多种抗氧化成分，能增强身体的免疫力，促进身体健康。

（2）苦瓜是如何变身糖友的甜蜜盟友的？

①降低血糖：苦瓜中的苦瓜素可以增加身体组织对葡萄糖的利用率，降低血糖水平。此外，苦瓜还能促进胰岛 β 细胞的修复，提高胰岛素的分泌。②增强胰岛功能：长期食用苦瓜可以帮助保护胰岛，减轻胰岛的负担，对于预防糖尿病并发症有一定的帮助。③促进脂肪代谢：苦瓜中的一些化合物还可以帮助调节体内脂肪的代谢，减少脂肪在血管壁的积累，对于控制体重、预防糖尿病有积极作用。

（3）糖友如何巧妙进食苦瓜，享受健康美味？

①适量食用：尽管苦瓜对糖尿病患者有益，但任何食物都应该适量食用。建议每周食用苦瓜 2~3 次，每次 100~200 克。②多样化烹饪：为了减轻苦味，可尝试将苦瓜与其他食材搭配烹饪，如肉类、蛋类或海鲜，不仅可以增加菜肴的风味，还能提高营养价值。③注意食用方法：生食苦瓜能更好地保留其营养成分，但因为苦味较重，不是每个人都能接受。可以尝试将苦瓜切片，用盐腌制后稍微挤干水分，减少苦味后食用。此外，烹饪苦瓜时尽量不要长时间高温烹饪，以免营养成分流失。因此，在食用苦瓜时，应根据自己的健康状况和口味偏好适当调整。

总之，苦瓜虽苦，但在这份苦涩之中，却蕴含着对健康的甜蜜关怀。通过科学合理地食用苦瓜，糖尿病患者不仅可以享受到美味，还能从中获得对病情控制的帮助。所以，即使是苦瓜这样的"苦角色"，在我们的饮食生活中也应该占有一席之地。

二、肥胖

18. 代谢的绊脚石：胰岛素抵抗如何上演"糖分博弈"？

几乎所有的胖友都被一个问题困扰，那就是胰岛素抵抗。要知道，胰岛素在我们身体里扮演着重要的角色。它就像一名"专业守门人"，负责开门并督促血糖在身体内按时按量地工作。但有时候，它变得有点"迟钝"，那会发生什么呢？

（1）为什么胰岛素如此重要？

当我们吃东西时，我们的身体需要能量。这能量主要来自食物被消化后分解产生的葡萄糖。但是，葡萄糖不能直接进入它的"工作坊"（身体里的细胞），而是需要胰岛素作为"钥匙"来打开细胞的门，让葡萄糖进去工作。这样，我们的身体就能获得能量了。

（2）胰岛素抵抗是什么意思？

然而，有时候我们的身体会出现问题，这把胰岛素"钥匙"似乎不那么好用了。这就是胰岛素抵抗。简单来说，胰岛素抵抗就是我们的细胞对胰岛素的反应变差了。这意味着胰岛素不能很好地打开细胞的门，葡萄糖不能顺利进入细胞，而是留在血液里，导致血糖升高。

（3）为何我们的身体会"抵制"胰岛素？

胰岛素抵抗通常与肥胖、缺乏运动、不良饮食习惯、遗传等因素有关。遗传因素可能体现在有些人可能天生对胰岛素不敏感，与家族史有关。如果家族中有人患有糖尿病或胰岛素抵抗，那么个体患病的风险可能会增加。环境因素如化学物质、药物和激素也可能影响胰岛素的功能，导致胰岛素抵抗的发生。

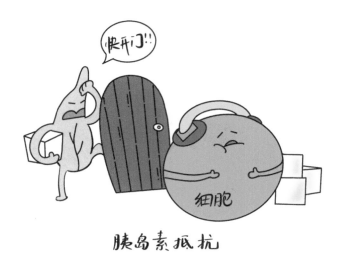

其他健康因素如多囊卵巢综合征、甲状腺问题和慢性压力，也可能导致胰岛素抵抗的发生。然而，肥胖和不健康生活方式是胰岛素抵抗的主要原因之一。过量的能量摄入和缺乏运动可能导致血糖代谢紊乱，增加胰岛素抵抗的风险或使得原有的胰岛素抵抗更加严重。

（4）胰岛素抵抗是如何影响我们的？怎样才能确诊胰岛素抵抗？

胰岛素抵抗可能不会明显展现出症状，但一些迹象可能会逐渐浮出水面。一些常见的症状包括持续性的高血糖、体重增加、多尿和口渴，以及疲劳和缺乏活力。胰岛素抵抗还与其他代谢性问题，如高血压、高胆固醇和心血管疾病的风险增加有关。如果你有上述症状，建议及时就医，明确是否患有胰岛素抵抗。

诊断胰岛素抵抗通常需要经由专业医务人员进行综合评估。除了检查血糖水平，医生还可能会进行胰岛素水平检测和其他相关指标的检查，如空腹胰岛素水平、胰岛素抵抗指数、糖化血红蛋白等。综合分析这些指标可以更准确地诊断胰岛素抵抗，帮助制定个性化的治疗方案。

（5）如何远离胰岛素抵抗的困扰？

治疗胰岛素抵抗的目标是降低血糖水平，改善胰岛素敏感度，减少潜在的并发症风险。我们需要通过健康饮食、规律运动和体重控制来预防和改善胰岛素抵抗。在需要的时候，医生也可能会建议药物治疗。另外，监测并管理其他可能加重胰岛素抵抗的健康问题也很重要，如肥胖、高血压、心血管疾病等。

总之，通过了解胰岛素抵抗，我们可以更好地关爱自己的身体，远离慢性疾病的困扰。在这个充满诱惑的食物世界里，让我们更聪明地选择食物，培养良好的生活习惯，迎接更健康的未来！

19. 水果变身餐盘主角：水果替代主食真的可以减重吗？

在减重的讨论话题中，水果通常被标榜为既营养又低能量的理想选择。以水果代替一顿正餐，晚餐以水果代替主食，似乎更加顺理成章。不过，也有朋友担心，长期吃水果代替正餐，是否会造成营养不良？还有朋友听说吃太多水果会导致果糖摄入过量，对健康不利。让我们一起探究事实的真相。

（1）吃水果真的比吃主食能量低吗？

首先，我们对比一下水果和主食的能量。假设你面前有一碗白米饭和一个苹果。一碗白米饭（约 150 克）大约含有 200 千卡的能量，而一个中等大小的苹果（约 182 克）也大约含有 95 千卡的能量。乍一看，似乎水果的能量确实低于同等质量的主食。但事实并非绝对，因为不同种类的水果和主食的能量含量差异很大。

例如，户外烧烤时，一边吃着烤得金黄的玉米，一边享用冰凉的西瓜。一个中等大小的西瓜（约 7 千克），半个西瓜的能量大约为 700 千卡。如果把两者的能量和含糖量进行比较，半边西瓜大约相当于四大碗（约 150 克）白米饭的能量和含糖量。

在节日聚会上，各式切好的水果盘常引发大家不自觉地细嚼慢咽。假如那个水果盘中有 10 个小小的砂糖橘，每个约重 50 克，那么总质量就是 500 克。砂糖橘的能量约为 43 千卡/100 克，10 个砂糖橘提供了约 215 千卡的能量，约等同于 200 克白米饭的能量。

从这些例子可以看出，尽管水果含有维生素、矿物质和膳食纤维等必需的营养素，它们所含的天然糖分在能量上也不容忽视。当然，这并不意味着我们需要完全避免食用水果，而是应该在了解其能量的基础上，有意识地控制摄入量，确保它符合我们的健康目标。

（2）减重时应该如何正确吃水果？

①适量：即使是低能量的食物，过量摄入仍然会导致能量过剩。因此，控

制水果的摄入量至关重要。建议每天摄入 2~3 份水果，每份约为一只中等大小的水果或一杯切块水果。具体来说，一份水果大约是 100~150 克。这个分量基本上可以保证我们获得足够的营养，同时避免过量摄入糖分和能量。

②选择：优先选择含糖量低、能量较低和含水量高的水果，如草莓、圣女果、苹果、梨、橙子、橘子、木瓜、西瓜、桃子、李子、樱桃、西梅等，都属于能量相对较低的水果。注意的是，香蕉、波罗蜜、榴梿、荔枝、山竹、山楂、冬枣等水果，含糖量均值在 15%~18%，需要警惕能量。牛油果的脂肪含量高达 15%以上，虽然尝起来不甜，但能量很高，须在控制总能量的前提下适量食用。

③平衡：将水果作为餐间小吃或饭后甜点，而不是主食的替代品。这样可以在保证获得足够的能量同时避免能量过剩。

此外，水果的吃法也会影响其能量。比如，新鲜水果相比果汁更有利于控制能量摄入，因为果汁中的纤维被去除，糖分更容易被快速吸收，而且容易在不知不觉中摄入过多。直接吃新鲜水果不仅能完全获得各类营养素，而且通过咀嚼能获得比较好的饱腹感，有利于控制总能量摄入。一旦将水果榨汁饮用，很容易一次性摄入更多糖分。果干由水果脱水后制成。水果在脱水过程中，不仅会损失维生素等水溶性营养素，还会将糖分大大浓缩。这样一来，同样质量的果干的能量，大大高于新鲜水果，不利于控制总能量的摄入。

总的来说，水果的确可以作为低能量的食物选择之一，但并不是所有水果的能量都比主食低。在选择水果时，我们应该考虑其能量含量，并注意摄入量的控制。通过适量、平衡地食用水果，我们可以享受它们带来的营养益处，同时避免不必要的能量摄入，为健康减重打下坚实的基础。

20. 断食大作战："间歇性断食"减肥法究竟靠谱吗？

在众多减肥方法中，近年来备受瞩目的"间歇性断食"减肥法一直引发广泛关注。它到底是一种神奇的减肥法，还是只是一时的流行潮流呢？让我们一起揭开这个减肥法的神秘面纱。

(1)什么是间歇性断食？

间歇性断食是一种减肥方法，是通过在一定时间段内限制进食，然后在另一时间段内自由进食。它并非限制特定食物的摄入，而是关注进食的时间段。

常见的间歇性断食方法包括：①16+8 间歇性断食法，每天限制进食时间窗口为8 小时，然后在剩余的 16 小时内进行禁食。②5∶2 间歇性断食法，每周任选两天(非连续)进食量不超过 500~600 千卡的食物，其他五天则正常进食。③交替日断食，即每隔一天进食，隔一天禁食。

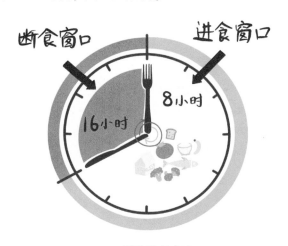

16+8 间歇性断食法

（2）间歇性断食是不是肥胖终结者？

"间歇性断食"减肥法的原理是通过减少每天或每周的总能量摄入，从而使体内能量消耗超过摄入，达到减肥的目的。它被认为可以促进身体燃烧脂肪，并有助于改善新陈代谢和胰岛素敏感度，从而减少脂肪堆积，控制体重。此外，一些研究还表明，间歇性断食可能有助于减少炎症和提高大脑功能。需要注意的是，非断食期间的能量摄入也应适当控制，否则难以达到或维持"断食"减重的效果。

（3）间歇性断食是不是每个人都能轻松搞定？

尽管间歇性断食具有一定的减肥效果，但也存在一些风险和注意事项。①营养不均衡：在限制进食时间段内，有可能无法摄取足够的营养素，导致营养不均衡和健康问题。②低血糖：长时间禁食可能导致血糖下降，引发头晕、疲劳等症状，尤其是对于糖尿病患者风险更大。③饮食失调：一些人在进食窗口期内可能会过度补偿，导致摄入过多的能量和不健康的食物。

一些特殊人群应避免使用间歇性断食，包括孕妇、哺乳期妇女、青少年、老年人及患有特定健康问题的人。在选择间歇性断食前，要先了解自身身体状

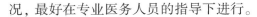

况，最好在专业医务人员的指导下进行。

（4）间歇性断食适合哪些人群呢？不适合哪些人群？

间歇性断食并非适用于所有人，应根据个体情况和健康状况来选择合适的减肥方法。目标人群为肥胖或超重的成人，特别是合并高血压、2 型糖尿病、高血脂人群，而不适合人群包括儿童和青少年减肥，营养不良、哺乳期、孕妇和 1 型糖尿病等人群。

综合而言，间歇性断食作为一种减肥方式，有一些独特的优势，但也需因人而异。在尝试之前，建议咨询专业意见，根据个体状况选择适合自己的减肥方法。最重要的是，无论采取何种减肥方法，都应注重均衡营养、保持适度运动，以及保持健康的生活方式。

 21.“菌”掌控体重天平：肠道菌群如何塑造你的体形？

随着科学研究的深入，我们逐渐认识到，人体内的微生物群落对我们的健康和疾病状态有着深远的影响。其中，肠道微生物的角色备受关注，而近期的研究越来越表明，胖瘦似乎也与肠道微生物密切相关。本文将深入探讨肠道微生物与体重之间的关系，以解开这一颇具科学神秘感的谜题。

（1）为什么说肠道微生物是身体的第二大脑？

肠道微生物是指居住在我们肠道内的微小生物，包括细菌、真菌、病毒等。这些微生物组成了庞大的肠道菌群，其总数远远超过我们的身体细胞数量。肠道微生物在人体健康中扮演着重要的角色，涉及免疫系统、消化过程、营养吸收等多个方面。

（2）肠道微生物真的帮助我们控制体重吗？

①肠道微生物与能量代谢：研究发现，肠道微生物可以影响宿主的能量代谢过程。一些微生物能够分解食物中难以消化的纤维，产生短链脂肪酸等有益物质，提供额外的能量来源。这一过程与体重的调控密切相关，因为能量的摄入和代谢是体重增减的核心。

②肠道微生物与食欲调控：肠道微生物还与食欲调控有关。它们能够产生多种信号分子，通过神经传递或激素分泌，影响宿主的食欲和饮食行为。某些微生物可能促使宿主更容易感到饱腹，减少对高能量食物的渴望，从而对体重

的调节产生积极影响。

③肠道微生物与慢性炎症：慢性炎症是肥胖与一些代谢性疾病之间关系的一个关键环节。一些肠道微生物的不平衡可能导致肠道黏膜的损伤，引发炎症反应。这种慢性炎症可能干扰胰岛素的正常功能，加重胰岛素抵抗，从而影响能量代谢，导致体重问题。

④肠道微生物的多样性与体重：一些研究发现，肥胖者的肠道微生物群落通常相对缺乏多样性，而多样性较高的微生物群落往往与较低的体重相关。这揭示了肠道微生物多样性与体重调节之间的潜在联系。

（3）如何维护肠道微生物的平衡？

鉴于肠道微生物与体重之间的关系，维持肠道微生物的平衡显得尤为重要。以下是一些有助于促进良好肠道微生物群落的方法。

①健康饮食：摄入富含膳食纤维的水果、蔬菜、全谷物等食物，有助于提供益生菌所需的营养，并维持肠道微生物的多样性。

②避免过度使用抗菌药物：抗菌药物的过度使用可能破坏肠道微生物的平衡，因此在医生的指导下合理使用抗菌药物是重要的。

③远离高糖高脂食物：高糖高脂的食物可能对肠道微生物产生不利影响，因此应当适度控制这类食物的摄入。

④适度运动：适度的运动有助于促进肠道蠕动，改善血液循环，为肠道微生物提供适宜的生存环境。

⑤控制压力：慢性压力可能对肠道微生物产生负面影响，因此采取一些放松身心的方法，如冥想、瑜伽等，对维护肠道健康有益。

肠道微生物与体重之间的关系是一个复杂而迷人的研究领域。虽然我们已经取得了一些进展，但仍需更多深入的科研工作来全面理解这个微生物与人体健康之间的微妙互动。在维持健康的肠道微生物群落的同时，采取健康的生活方式和饮食习惯仍然是维持理想体重和健康的基础。

 22. 儿童青少年健康体重：如何正确地认识和评估体形？

《中国居民膳食指南（2022）》显示我国 6 岁以下和 6~17 岁儿童青少年超重肥胖率分别达到 10.4% 和 19.0%。这数据意味着，每 5 个儿童/青少年，就有 1 个超重或肥胖。预计 2030 年我国 0~7 岁儿童肥胖检出率将达到 6.0%，肥胖儿童数将增至 664 万人；7 岁及以上学龄儿童超重肥胖检出率将达到 28.0%，超重肥胖儿童数将增至 4948 万人。这就意味着，每 10 个儿童青少年，就有 3 个超重或肥胖。因此，关注儿童青少年健康体重和儿童青少年超重肥胖防治是刻不容缓。

（1）儿童青少年肥胖只影响身高吗？

儿童青少年肥胖对健康的影响深远的。其一，影响最终身高。近年来有研究表明，肥胖儿童骨龄较正常提前 0.5~2 岁不等，意味着身高生长会提前结束，并可能影响其成年后最终身高，肥胖儿童的最终身高比正常人矮了 0.57 cm。其二，损害关节和承重部位。因体重过重造成关节和承重部位损害，比如扁平足、膝内弯或脊柱侧弯等畸形，造成运动系统功能障碍（骨骼发育障碍或运动骨骼损伤）。其三，男童出现乳房发育、隐睾、隐匿阴茎、阴囊发育不全等生殖系统；女童肥胖可造成月经初潮、乳房发育等第二性征相对提前，还可增加多囊卵巢综合征的发病风险。其四，认知下降。肥胖可能使反应和思维迟钝，行动迟缓，肢体行动困难等。广州市曾对 1090 名中小学生进行智力水平检测发现，超重和肥胖儿童智力水平显著低于非超重肥胖儿童。其五，引起抑郁、焦虑等心理问题。肥胖对儿童青少年的身心健康产生诸多危害，不容忽视。主要表现为情绪易激、易分心、反应阈值低、自我意识受损、自我评价低、不合群、不快乐、不满足、社会适应能力差等。其六，成年后发生慢性病风险明显增加。88% 的肥胖儿童成年后依然肥胖，10 个胖小孩长大后，9 个依然胖，只有 1 个瘦；65% 的肥胖儿童到成年后会发展成 Ⅲ度肥胖（BMI≥40 千克/米²）。

（2）如何正确认识和评估儿童青少年超重与肥胖？

《中国居民膳食指南（2022）》推荐采用 BMI 作为肥胖的初筛指标。根据我国卫生行业标准即《学龄儿童青少年超重与肥胖筛查》（WS/T 586—2018），6~18 岁学龄儿童及青少年超重与肥胖的节点值见表 4-5。

表 4-5　6~18 岁学龄儿童及青少年性别年龄别 BMI 筛查超重与肥胖界值

单位：千克/米²

年龄 /岁	男生		女生	
	超重	肥胖	超重	肥胖
6.0~	16.4	17.7	16.2	17.5
6.5~	16.7	18.1	16.5	18.0

续表4-5

年龄 /岁	男生		女生	
	超重	肥胖	超重	肥胖
7.0 ~	17.0	18.7	16.8	18.5
7.5 ~	17.4	19.2	17.2	19.0
8.0 ~	17.8	19.7	17.6	19.4
8.5 ~	18.1	20.3	18.1	19.9
9.0 ~	18.5	20.8	18.5	20.4
9.5 ~	18.9	21.4	19.0	21.0
10.0 ~	19.2	21.9	19.5	21.5
10.5 ~	19.6	22.5	20.0	22.1
11.0 ~	19.9	23.0	20.5	22.7
11.5 ~	20.3	23.6	21.1	23.3
12.0 ~	20.7	24.1	21.5	23.9
12.5 ~	21.0	24.7	21.9	24.5
13.0 ~	21.4	25.2	22.2	25.0
13.5 ~	21.9	25.7	22.6	25.6
14.0 ~	22.3	26.1	22.8	25.9
14.5 ~	22.6	26.4	23.0	26.3
15.0 ~	22.9	26.6	23.2	26.6
15.5 ~	23.1	26.9	23.4	26.9
16.0 ~	23.3	27.1	23.6	27.1
16.5 ~	23.5	27.4	23.7	27.4
17.0 ~	23.7	27.6	23.8	27.6
17.5 ~	23.8	27.8	23.9	27.8
18.0 ~	24.0	28.0	24.0	28.0

注：国家卫生健康委员会，中华人民共和国卫生行业标准《学龄儿童青少年超重与肥胖筛查》，2018年8月1日执行。

（3）如何正确判断中心型肥胖？

除了全身性肥胖，中心型肥胖也不容忽视。建议采用腰围作为中心型肥胖的诊断指标。根据我国卫生行业标准《7~18岁儿童青少年高腰围筛查界值》

（WS/T 611—2018）进行儿童中心型肥胖的诊断（表 4-6）。凡腰围大于或等于相应性别、年龄组第 75 百分位数（P75）且小于第 90 百分位数（P90）者为正常腰围高值，或中心型超重；凡腰围大于或等于相应性别、年龄组第 90 百分位数者为高腰围，或中心型肥胖。

如何测量腰围呢？根据《人群健康监测人体测量方法》（标准号 WS/T 424—2013），正确测量腰围方法为利用软尺，以双侧腋中线肋弓下缘和髂嵴连线中点位为标准测量位置。具体测量方法：被测者取站立位，两眼平视前方，自然均匀呼吸，腹部放松，两臂自然下垂，双足并拢（两腿均匀负重），充分裸露肋弓下缘与髂嵴之间测量部位，在双侧腋中线肋弓下缘和髂嵴连线中点处做标记。将软尺轻轻贴住皮肤，经过双侧标记点，围绕身体 1 周，平静呼气末读数。以厘米为单位，精确到 0.1 厘米。重复测量 1 次，两次测量的差值不得超过 1 厘米，取两次测量的平均值。

表 4-6　7~18 岁儿童青少年 P75 和 P90 腰围值　　　　　　单位：厘米

年龄	男生		女生	
/岁	P75	P90	P75	P90
7.0 ~	58.4	63.6	55.8	60.2
8.0 ~	60.8	66.8	57.6	62.5
9.0 ~	63.4	70.0	59.8	65.1
10.0 ~	65.9	73.1	62.2	67.8
11.0 ~	68.1	75.6	64.6	70.4
12.0 ~	69.8	77.4	66.8	72.6
13.0 ~	71.3	78.6	68.5	74.0
14.0 ~	72.6	79.6	69.6	74.9
15.0 ~	73.8	80.5	70.4	75.5
16.0 ~	74.8	81.3	70.9	75.8
17.0 ~	75.7	82.1	71.2	76.0
18.0 ~	76.8	83.0	71.3	76.1

注：不同性别儿童青少年年龄别腰围 P75 作为儿童青少年正常腰围高值；P90 作为儿童青少年高腰围界值点。

23. 告别"小胖墩"：饮食助力健康体重的秘诀是什么？

　　儿童减肥该如何进行？有捷径吗？现今，营养治疗为肥胖儿童和青少年首选的一线治疗方式，且持续的饮食管理和有效运动是肥胖儿童的长期管理模式。儿童青少年体重管理模式不同于成人，其营养治疗原则是在限能量的同时还要保证他们的正常生长发育，且不影响儿童身体健康。针对这些问题，笔者将重点介绍儿童青少年超重肥胖的医学营养治疗内容。

　　（1）儿童减重有妙招，限能量平衡膳食有啥讲究？

　　针对超重肥胖儿童和青少年这一特殊人群，《肥胖医学营养治疗指南（2021）》推荐限能量平衡膳食减重饮食方案。限能量膳食是指在目标（可理解为基础）能量摄入基础上每日减少能量摄入 500~1000 千卡，或较推荐摄入量减少 1/3 总能量。其中，碳水化合物、脂肪和蛋白质三大宏量营养素占每日总能量的 50%~60%，脂肪占每日总能量的 25%~30%，蛋白质为 15%~20%。研究发现限能量平衡膳食对超重肥胖儿童青少年控制体重有益。切记的是，不建议采用极低能量饮食（每天<800 千卡）或过度节食减重，也不建议短期内（<3 个月）快速减重，避免出现减重–复胖的反跳循环，禁忌使用缺乏科学依据的减肥食品和饮品。

　　（2）如何做到限制能量的同时又能均衡饮食呢？

　　《中国居民膳食指南（2022）》建议每人每天摄入 12 种以上食物，每周摄入 25 种以上，且合理搭配一日三餐。加餐食物优先选择低脂奶制品或新鲜蔬果等能量密度低和饱腹感强的食物，适当限制富含精制糖的糖果、糕点、饮料等，以及含大量饱和脂肪和反式脂肪的油炸食品和膨化食品。另外，尽可能减少快餐食品、在外就餐和外卖点餐；减少高脂、高钠、高糖或深加工食品；进食速度不宜过快，每餐时间建议控制在 20~30 分钟；避免进食时看电子产品。各类食物的搭配原则可参考《中国居民膳食指南 2022》中设计的"平衡膳食宝塔"和"平衡膳食餐盘"，其中餐盘更加直观，每餐膳食的食物组合搭配轮廓清晰明了。为了便于选购食物，建议参考《肥胖儿童食物选择红绿灯标签》（表 4–7）。

表4-7　肥胖儿童食物选择红绿灯标签

分类	优选(绿灯)食物	限量(黄灯)食物	不宜(红灯)食物
谷薯类	蒸煮烹饪、粗细搭配的杂米饭、红薯饭、杂粮面、意面等	精白米面类制品，如白米饭、白面条、白馒头、白面包、粉丝、年糕等	深加工糯米制品，如粽子等；高油烹饪类主食，如油条、炸薯条等；添加糖、奶油、黄油的点心，如奶油蛋糕、黄油面包、奶油爆米花等
蔬菜类	非淀粉类蔬菜，如叶类、花类、瓜茄类、果实类等蔬菜	部分根茎类蔬菜、淀粉类蔬菜，如土豆、芋头和山药等蔬菜	高糖高油烹饪的蔬菜，如炸藕夹、油焖茄子等
水果类	绝大部分水果，如浆果类、核果类、瓜果类等	冬枣、山楂、部分热带水果，如香蕉、榴梿、西瓜等	各类高糖分的罐头水果和果汁
畜禽类	畜类脂肪含量低的部位，如里脊、腿肉、腱子肉、血制品等；少脂禽类，如胸脯肉、去皮腿肉等	畜类脂肪相对高的部位，如牛排、小排、肩部肉、舌等；带皮禽类；较多油脂、精制糖、盐等烹饪的畜禽类菜肴	畜类脂肪含量高的部位，如肥肉、五花肉、蹄膀、脑花、腩肉等；富含油脂的内脏，如大肠、肥鹅肝等；油炸、红烧等高油高盐高糖烹饪的畜禽
水产类	绝大部分清蒸和水煮河鲜和海鲜	较多油脂、精制糖、盐等烹饪的水产类菜肴，如煎带鱼、糖醋鱼等	蟹黄和(或)蟹膏等富含脂肪和胆固醇的河海鲜部位；油炸、红烧等高油高盐高糖等烹饪的水产
豆类	大豆和杂豆制品，如豆腐、无糖豆浆、低盐豆腐干、低糖豆沙等	添加糖和脂肪含量相对高的豆制品，如腐竹、素鸡、豆沙馅等	高糖高油高盐加工的豆制品，如兰花豆、油豆腐、油面筋、咸豆腐等
乳蛋类	原味乳制品，如纯奶、无糖酸奶、低盐奶酪等；蒸煮加工的蛋类	含有少量调味添加的乳制品和蛋类制品，如含糖酸奶、咸奶酪、少油煎蛋等	含有大量添加糖、油脂加工的乳制品和蛋类制品，如复原乳、果味酸奶、炒蛋等

续表4-7

分类	优选(绿灯)食物	限量(黄灯)食物	不宜(红灯)食物
坚果类	原味坚果,无添加糖和盐	少量盐调味的坚果	大量盐、奶油、糖等调味的坚果制品
调味品类	各种植物油、醋、低钠盐和(或)酱油、天然植物香辛料等	含大量盐的调味品,如豆瓣酱、酱油等;含大量糖或淀粉的调味品,如果酱、甜面酱等;含大量饱和脂肪的调味品,如猪油等	盐、食糖、糖果;含大量反式脂肪的调味品,如人造奶油、起酥油等

资料来源:《中国儿童肥胖诊断评估与管理专家共识》。

（3）面对零食诱惑，该如何选择？

根据《中国儿童青少年零食消费指南》，分别以绿色、黄色和红色表示推荐级别、食用频次及食物举例。具体详见表4-8。

表 4-8　儿童青少年零食消费指南

推荐级别	食用频次	食物举例
可经常食用	每天都可适量食用	牛奶、酸奶、豆浆、水煮蛋等奶、豆和蛋类; 煮玉米、全麦面包、红薯、土豆等谷薯类; 苹果、梨、柑橘类等各类水果; 西红柿、黄瓜等可生吃蔬菜; 花生、瓜子、核桃等坚果
适量选用	2~3 次/周	该类食物营养素含量相对丰富,但含有一定脂肪、添加糖或盐等,如奶酪、巧克力、水果干等
限制食用	1 次或更少/周	该类食物营养素含量低,而糖、盐、脂肪的含量高,如糖果类、油炸类、薯片、含糖饮料、罐头水果、蜜饯,以及其他添加各种食品添加剂的食物等

总之，定期监测体重，保持适宜的体重，科学有效的饮食管理助力预防和控制超重/肥胖。

24. "胖瘦子"的逆袭之路：营养治疗方案如何量身定制?

（1）"胖瘦子"究竟是胖还是瘦？

"胖瘦子"即肌肉减少性肥胖，是一种特殊类型的肥胖，指的是肌肉减少症与肥胖共存的疾病状态。目前，缺乏统一的定义和诊断标准。它的临床特征为脂肪量升高、骨骼肌质量降低和骨骼肌功能降低。因定义不同，肌少性肥胖患病率为 2.8%~20.0%。

肌少性肥胖的发病率在老年人中尤其高。随着年龄的增长，人体的肌肉质量会逐渐减少，而脂肪含量会相对增加，这就导致了肌少性肥胖的发生。此外，缺乏运动、营养不良、慢性疾病等也是导致肌少性肥胖的重要原因。肌少性肥胖不仅影响到个体的外貌，还会导致一系列的健康问题，如骨质疏松、关节疼痛、心血管疾病、糖尿病等。

实际上，肌少性肥胖的受害者正在逐渐年轻化。在现代快生活节奏、长期久坐办公、不运动、不健康饮食模式等状况下，青中年人的肌肉得不到锻炼，脂肪越积越多，也成为肌少性肥胖的高危人群。

（2）如何判断自己是不是"胖瘦子"？

通常，肌少性肥胖筛查、评估和诊断需要医学专业人员进行各种测量和借助专业体成分分析仪等仪器才能确定。但是，您可以通过以下方法来初步判断自己是否存在肌少性肥胖的风险。

第一，测量体重和身高：使用体重秤和身高尺来测量自己的体重和身高，并计算出自己的 BMI。如果超过了 24.0 千克/米², 就可能存在超重或肥胖。体质指数是肌少性肥胖的一个初筛标准。

第二，测量腰围（腰围测量方法参照《儿童青少年健康体重：如何正确地认识和评估体形》具体内容）：如果您的腰围超过了 90 厘米（男性）或 85 厘米（女性），那么您就可能存在腹型肥胖（即成人中心型肥胖）。腹型肥胖也是肌少性肥胖的一个重要表现。

第三，初步评估肌肉力量：握力的大小是衡量人体肌肉力量的重要指标之一。如果您的肌肉力量明显低于同龄人，那么您可能存在肌少性肥胖的风险。

第四，寻求专业帮助：如果您怀疑自己存在肌少性肥胖的风险，那么最好寻求专业的医生或营养师的帮助，进行全面的体成分分析和诊断。近些年来，测量脂肪、肌肉、骨骼和水分等人体成分的主要手段和方法有双能 X 射线骨密度、磁共振、计算机断层扫描及生物电阻抗等。其中，生物电阻抗方法作为一种简单、便捷、无创的测量工具，有效运用于肌少症性肥胖患者身体成分评估，更好地描述肥胖患者的营养状况。

（3）面对"胖瘦子"，营养治疗是救星吗？

目前，肌少性肥胖尚无特效方法。早期有效的干预措施，可以预防、治疗和延缓肌少症性肥胖的进程，因此早期的筛查、诊断和治疗尤为重要。最广泛认可的管理策略是基于饮食和运动为基础的生活方式管理，倡导建立和运行多学科医学营养治疗。药物干预和益生菌等一些潜在的新兴治疗方法可能可以改善肌少性肥胖，但仍缺乏特效的治疗方法。

营养治疗是肌少性肥胖的一种非药物治疗方法，它通过合理的饮食和营养补充来提高肌肉质量和降低脂肪含量。营养治疗的关键在于控制能量摄入和增加蛋白质摄入。限制能量摄入可以避免过度摄入导致脂肪堆积。同时，蛋白质是肌肉生长和修复的重要营养素，因此通常需要增加蛋白质的摄入量，以促进肌肉的生长和恢复。此外，营养治疗还应该注意补充足够的维生素和矿物质，以维持身体的正常功能。例如，维生素 D 有助于钙的吸收和骨骼健康，铁和锌等矿物质对于肌肉生长和免疫系统的正常运作也非常重要。

总之，营养治疗是肌少性肥胖患者的重要治疗手段之一。通过合理的饮食、营养补充和运动，患者可以提高肌肉质量、降低脂肪含量，从而改善身体状况。如果已经存在超重、肥胖或握力降低，建议咨询专业营养团队，获得个体化的营养治疗方案。

25. "碳"索减重：低碳水饮食是减体重还是减健康？

很多减肥人士谈碳水色变，对碳水化合物、谷物唯恐避之不及，有的人说我整天都不吃，或者我每天只吃一点点，这种低碳水化合物饮食到底对不对呢？

（1）什么是低碳水化合物饮食？

低碳水化合物饮食（以下简称"低碳水饮食"）是指通过减少或限制碳水化

合物的摄入，相应地提高蛋白质和（或）脂类的摄入量的一种饮食结构，通常指膳食中碳水化合物供能比≤40%，脂肪供能比≥30%，蛋白质摄入适量提高。如果把碳水化合物的摄入量进一步减低，当碳水化合物供能比≤20%时，就属于极低碳水化合物饮食。现在较为火热的生酮饮食就是极低碳水化合物饮食的极特殊类型。

（2）低碳水饮食，短期见效还是长期持续吗？

低碳水化合物饮食有助于短期内降低体重，但多用于中短期体重控制，其长期的安全性和有效性还不能确定。而且低碳水化合物饮食并非适合每个人。长期拒吃碳水化合物可能会出现各种各样的健康问题。

（3）长期低碳水饮食会带来哪些健康风险？

①认知能力变差。葡萄糖是大脑的主要能量来源，大脑不能使用脂肪或蛋白质作为替代能量来源。长期碳水化合物供应不足除了导致低血糖，还可能影响认知能力，难以进行高强度的脑力工作。

②微量营养素缺乏。由于低碳水饮食的食物选择具有局限性，当谷物、水果和蔬菜摄入减少，可能引起硫胺素、叶酸、镁、钙、铁和膳食纤维等摄入不足。

③疾病风险增加。低碳水高蛋白饮食模式会造成体内蛋白质过多，增加肝肾负担，如果是通过吃肉来获得大量蛋白质还可能增加心血管疾病的风险。此外，低碳水化合物饮食导致的酮体水平升高或含硫氨基酸摄入增加，可能促进钙流失导致骨密度降低。

（4）碳水化合物摄入多少才健康？

《中国居民膳食指南（2022）》推荐碳水化合物供能比应占总能量的50%~65%，推荐每日谷类摄入量为200~300 g。在《柳叶刀》2018年发表的研究中，可以发现在很多人群队列研究和观察性研究当中，碳水化合物能量供比为50%~60%是最好的平衡，如果超过70%或者低于40%会提高死亡率风险，呈现U形的关系，表明碳水化合物过高或过低都不利于健康。

正确的减肥方式离不开良好的饮食习惯和运动方式。每个人的体质和健康状况有所不同，市面上的减肥方法各式各样，但不能保证适合所有人。确有减重需要的人群最好是在医生和营养师的指导下进行科学减重。

26. 健身达人的秘密武器：蛋白质粉的营养价值有多高？

蛋白质是人体必需的营养素之一，与生长发育及健康的维持有着密切关系。同时，蛋白质还具有免疫调节的作用。人体摄入的蛋白质不足会导致生理代谢紊乱、免疫功能下降、生长发育迟缓等健康危害。针对蛋白质缺乏型营养不良导致的免疫力下降，补充充分的蛋白质和能量是治疗的关键。这可以通过增加富含蛋白质的食物摄入来实现，如肉类、鱼类、豆类和奶制品等。在某些情况下，可能还需要通过营养补充剂（蛋白质粉）来提供额外的蛋白质。

（1）什么是蛋白质粉？

根据不同来源，蛋白质可分为两类：动物蛋白和植物蛋白。动物蛋白常见的有乳清蛋白、酪蛋白等；植物蛋白常见的有大豆蛋白等。在同等含量下，各个品牌之间并没有多大区别。如果要补充蛋白质，建议选择含有优质蛋白质的食物，比如食用牛奶、鸡蛋、鱼类、禽类，以及加工过的大豆类制品，如豆腐等。《中国居民膳食指南（2022）》提出每天一杯牛奶和一个鸡蛋，鸡蛋的营养丰富，其蛋白质的氨基酸齐全，可以作为人体蛋白质的参考蛋白，就能够满足人体对蛋白质每天的最低需求了。

（2）蛋白质粉与蛋白粉有什么区别？

在营养补充品市场上，"蛋白质粉""蛋白粉"这两个术语经常被交替使用，但它们之间存在一些差别。

蛋白质粉通常指含有较高比例的蛋白质，相对较低的碳水化合物和脂肪，主要作为蛋白质的单一补充剂。这使得它成为增肌或减脂计划中的一个流行选择。蛋白质粉可能来源于多种蛋白质源，包括乳清蛋白、大豆蛋白、鸡蛋蛋白或其他植物性蛋白。

蛋白粉则是一个更广泛的术语，它可以包括蛋白质粉，但也可能包括其他含有蛋白质的产品，如膳食替代产品。市面上的蛋白粉可能在配方上更加多样化，不仅包含蛋白质，还可能包含更均衡的碳水化合物和脂肪含量，以及维生素和矿物质等其他营养素。这种平衡的成分使得蛋白粉可以作为一餐的替代，而不仅仅是作为蛋白质补充。

（3）补充蛋白质过量会有何后果？

不少人把蛋白质粉当成一种重要的营养补充品，实际上，没有出现营养不良症状的普通人群不需要额外补充蛋白质。蛋白质并非服用越多越好，特别是保健食品不能盲目食用。如果长期过量服用蛋白质，会加重肝肾的负担，甚至影响肾功能，严重的还可能出现蛋白尿。另外，过多摄入蛋白质也会加速钙流失，发生手脚抽筋、腿部轻微疼痛等症状。所以平时一定要注意控制好饮食中蛋白质的比例。迄今仍未有蛋白质可耐受最高摄入量的确切依据。一般来说，建议每日摄入蛋白质以不超过推荐供给量的两倍为宜。

（4）蛋白质粉有多重保健功能吗？

我国规定一种保健食品最多只能宣称具有两种保健功能，且保健食品外包装上须标注"本品不能代替药物"。目前市场上出现的写着或宣传"增强抵抗力""延缓疲劳""抗氧化""帮助器官损伤修复，远离记忆力下降、胸闷、烦躁"等多重功能的蛋白质粉产品，建议谨慎购买。

另外，没有获得保健食品批文的蛋白质粉，不能在公众媒体上、包装上宣传其保健功效。蛋白型固体饮料是以乳及乳制品、蛋及蛋制品等其他动植物蛋白为主要原料，添加或不添加辅料制成的、蛋白质含量大于或等于4%的制品，并不具备保健功能。保健食品具有特定保健功能和强调规定的食用量，其他普通食品强调提供营养成分，没有服用量的要求。

27. 阳光小能手：科学补充维生素 D 的小秘诀是什么？

维生素 D，又称为阳光维生素、钙化醇或抗佝偻病维生素，是人体必需的一种脂溶性维生素。大量研究证据表明，维生素 D 缺乏不仅导致佝偻病、骨质疏松等骨骼疾病，还与慢性病的发展也存在密切关联，对人体的健康发挥着至关重要的作用。流行病学研究表明国内 86% 人群存在维生素 D 水平缺乏或不足，仅有 14% 人群维生素 D 水平属于正常。因此，合理补充维生素 D 显得尤为重要。

（1）维生素 D 的主要获取途径是什么？

维生素 D 主要是在阳光照射下再经皮肤合成，也可从饮食中少量摄取，乳类、蛋黄、动物肝脏（如鱼肝油）和富含脂肪的海鱼（如三文鱼）等含少量维生素 D，值得注意的是，植物性食物如谷类、蔬菜和水果几乎不含维生素 D。

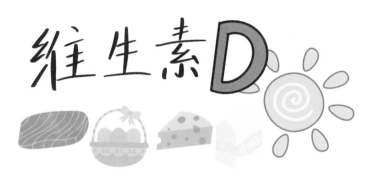

（2）维生素 D 的正常水平是多少?

至今为止，体内可检测到的维生素 D 代谢物约有 40 多种，其中 25-羟基维生素 D(25-OHD)是循环中存在最多的代谢物，可以反映机体维生素 D 的营养水平。血清 25-OHD 是用于评估维生素 D 营养状态的金指标，不仅包括 25-OHD$_3$，也包括 25-OHD$_2$。根据相关指南建议，25-羟维生素 D 正常范围为 50~250 纳摩/升(20~100 纳克/毫升)。

（3）如何判断维生素 D 的异常?

以化学发光法为例，当患者 25-OHD < 50 纳摩/升(20 纳克/毫升)或 > 250 纳摩/升(20 纳克/毫升)时，就认为属于异常，需要采取必要的干预措施。具体判断标准见下表 4-9。

表 4-9　25-羟基维生素结果判读

单位：纳摩/升(纳克/毫升)

血清 25-OHD	结果判读
<25（10）	维生素 D 严重缺乏
<50（20）	维生素 D 缺乏
50~75	维生素 D 不足
75~250（30~100）	维生素 D 充足
>250（100）	维生素 D 过量或中毒

（4）维生素 D 缺乏的高危人群及危害有哪些?

维生素 D 缺乏涉及各个年龄，对儿童、孕产妇和中老年人群的影响尤为突出。孕妇、肤色深的人群(黑种人、皮肤黑色素增加者)、肥胖者、儿童和老年人是维生素 D 缺乏的高风险人群。维生素 D 缺乏会导致佝偻病、骨质软化症、手足抽搐症、骨质疏松症，并与癌症、心血管疾病、糖尿病、慢性肾脏病、自身免疫疾病等相关。

（5）如何预防维生素 D 缺乏？

增加日光照射和富含维生素 D 的食物的摄入是预防维生素 D 缺乏/不足的经济有效的方法。

①保证日光照射。人体所需维生素 D 约90%由皮肤内合成，每天接受日光照射（包括漫射）约 30 分钟即可满足人体维生素 D 的需求。需要注意的是：在冬季或高纬度地区，有效的阳光照射大为减少，应适当延长照射时间；使用防晒产品会影响皮肤有效合成维生素 D。

②膳食摄入。保证富含维生素 D 食物摄入，非强化食品中天然维生素 D 主要来源于动物性食品，如高脂海鱼、动物肝脏、鱼肝油、蛋黄等，强化食品如配方奶粉、维生素 A/D 强化牛奶等。

③维生素 D 制剂。针对一些特殊人群，如婴儿、孕妇、乳母及老年人，应据情况予以维生素 D 制剂补充，须到医院进行相关检查后由专科医生开具医嘱。

别忘了，人体骨骼可是需要维生素 D 这位"阳光小能手"来加持！多晒太阳、吃点丰富食物，让身体充满活力吧！

 28.打破魔咒：每逢佳节胖三斤，如何科学地控制饮食？

常年道"每逢佳节胖三斤，仔细一瞧三千克。减肥拼命小半年，未到功成又过年"。那我们过节吃胖后如何科学控制饮食来减重呢？

（1）怎样确定自己是否超重或肥胖？

肥胖是指机体摄入的能量多于消耗量，造成体内脂肪堆积过多或者分布异常，通常用体质指数（BMI）指标来评价超重或者肥胖。BMI = 体重（千克）÷身高^2（米^2）（体重单位，千克；身高单位，米）。

我国目前以 BMI 作为成人超重/肥胖的诊断标准，其中，BMI 24.0 ~ 27.9 千克/米^2 为超重，BMI ≥28.0 千克/米^2 为肥胖。以腰围（WC）男性≥90.0 厘米、女性≥85.0 厘米作为诊断成人中心性肥胖的标准，详见表4-10。

表 4-10　中国成人超重或肥胖诊断标准临界值

分类	体质指数/(千克·米⁻²)		腰围/厘米	
	世界卫生组织	中国	国际糖尿病联盟	中华医学会糖尿病学分会
超重	25.0~29.9	24.0~27.9	/	/
肥胖	≥30.0	≥28.0	/	/
中心性肥胖	/	/	男性：≥90.0 女性：≥80.0	男性：≥90.0 女性：≥85.0

（2）不良生活习惯如何加速肥胖？

不良的生活习惯会加速超重/肥胖的发生，例如，高脂、高糖等高能量、低纤维膳食习惯、饮食不规律、缺乏身体活动等生活方式。

（3）如何科学、轻松减重？

①调整膳食模式：合理膳食是科学减重的基础。我们的身体需要多种营养元素，少了任何一种营养成分都容易对健康造成一定的影响，可以先通过控制总能量饮食尽快将体重降到正常。在控制总能量的基础上，坚持谷类为主的平衡膳食模式有利于减重；每日膳食应包括谷薯类、蔬菜水果、畜禽鱼蛋奶和豆类食物，以及以橄榄油为主的饮食模式，减少油、盐、糖的摄入。

总能量包括碳水化合物、脂肪和蛋白质。根据《中国居民膳食指南（2022）》，碳水化合物占每日摄入总能量的50%~65%，蛋白质占10%~15%，脂肪占20%~30%。除主食，可根据自身情况尽量选择能量低、糖分少的蔬果会更利于减肥，西红柿和黄瓜含糖很低，可当作水果食用。多食蔬菜，尤其是绿色蔬菜。蔬菜中既含有丰富的维生素和无机盐，又含有较多的粗纤维，能有效地防止血糖吸收过快，还有降低胆固醇，预防动脉粥样硬化及促进胃肠道蠕动、防治便秘的作用，所以蔬菜进食量建议每日达到300~500克。

②减慢进食速度：减慢进食速度有利于减重的可能机制是减少能量摄入，降低饥饿素分泌，减轻饥饿感。所以降低进食速度有利于恢复和保持健康体重。建议成人每餐进食时间>20分钟。

③配合体力锻炼：身体所储存的能量主要通过身体活动进行消耗，因此，增加身体活动与控制膳食总能量摄入相结合，可更利于健康体重的维持。《中国居民膳食指南（2022）》推荐成年人积极进行日常活动和运动，每周至少进行

5 天中等强度身体活动，累计 150 分钟以上；每天主动身体活动 6000 步。提倡多采用有氧运动，长时间的中、低强度运动时，机体主要靠燃烧体内脂肪提供能量。有氧运动是指以有氧代谢供能为主的运动，特点是运动强度较低，如快走、长跑、广场舞、长距离骑行等。有氧运动可持续较长时间，能量和脂肪消耗总量较大。

④ 保证睡眠充足：肥胖、2 型糖尿病、脑血管病、代谢性疾病发生风险增加与每天睡眠时间少于 6 小时相关。长期睡眠障碍可导致慢性压力，使人体"下丘脑–垂体–肾上腺"轴功能长时间处于活跃状态，糖皮质激素分泌增加，进而导致胰岛素抵抗和体重增加。同时，睡眠障碍还可通过增加焦虑和抑郁情绪，减少身体活动，影响能量消耗。

总之，"每逢佳节胖三斤"并不是不可改变的命运，通过科学地控制饮食和合理安排运动，完全可以做到健康过节。记住，节日是为了庆祝和享受，不是放纵自己的借口。让我们一起行动起来，拥有一个健康快乐的节日吧！

 29. 身体小宇宙：我们真的了解人体成分的神奇奥秘吗？

体重减轻就一定是甩掉了脂肪吗？体重正常就一定是瘦子吗？现代人生活节奏快，体育锻炼减少，饮食不规律……这样的生活习惯造成了身体成分的改变——脂肪增多，肌肉减少。许多看起来体形偏瘦的年轻人实际上都是潜在的肥胖人群（体脂超标）。许多纯靠节食的快速减重，往往减去了本应保留的肌肉成分。人体成分分析是通过生物电阻抗原理，在人体中通入微弱的交流电测量阻抗，可检测体内的肌肉、脂肪、蛋白质、无机盐和水分的分布情况，该检测安全可靠，无辐射，全程只需 1~2 分钟。

（1）测试前需要注意什么？

①应空腹测量并尽可能在上午进行。如果测量前曾进食，则应该至少间隔 2 小时之后再进行测量，因为食物的质量会被当成身体的质量而造成计算误差。尽可能在上午检测，午后身体水分积聚于下肢，影响结果的准确性。

②测量前应排空大小便。膀胱和肠道内容物会增加身体质量，从而影响测量结果。

③测量前静立 10 分钟左右。躺或坐较长时间后立即进行测量结果会不够

准确,因为从卧位或坐位站立起来之后,身体中的部分水分会逐渐向下肢转移,需要一段时间来达到平衡。

④测量环境应保持适宜的温度(20~25℃)。人的身体成分在适宜温度下比较稳定,而过热或过冷都会造成身体成分的不稳定。

⑤重复测量应使测试条件与上一次测量尽可能一致。保持测量条件的一致(包括穿着同样的衣服、空腹测量或运动前测量等)能够最大程度保证测试结果的一致性或可比性。

⑥测量时尽量穿着轻便。身体尽量穿着轻便,并将金属配件摘除,如手机、钱包、手表、手链及项链(一般指男性的大块手表、粗项链)拿下来,再进行测试。

⑦保证手掌脚掌皮肤良好导电性。测量前脱去袜子、手套,对于手掌、脚掌角质层较厚或皮肤干燥的受试者,可预先用湿纸巾擦一下,以增加皮肤导电性。

⑧体成分测试时的姿势。使用立式体成分仪时,须采用站立姿势,并且双手须握紧电极;使用移动式体成分仪时,可采取站姿、坐姿或平躺姿势。

(2)哪些情况不宜进行测试?

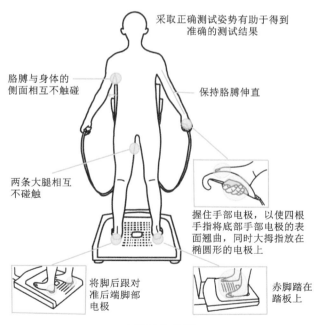

人体成分分析

①运动后不宜立即进行测量。力量练习和剧烈运动都可以引起体成分的暂时性变化。

②淋浴或桑拿后不宜立即测量。出汗会导致体成分发生暂时性变化。

③女性月经期间不宜进行测量。经验表明女性在月经期间身体水分会增加。

④身体内有植入性器材不宜进行测量。体内有植入心脏起搏器等电子医疗仪器、钢板、石膏等医疗器材者不能进行测试。

⑤不能站立、双手不能握拳者不宜进行立式体成分测量。骨折等导致活动不方便、不能独立站立、双手不能握拳的患者不建议进行立式体成分测量。采取正确的测试姿势有助于得到准确的测试结果。

 30. 防治肥胖的利器：药食同源，如何吃出健康瘦身之道？

在当今社会，保持苗条身段无疑是许多人的当务之急，于是减肥成了流行趋势的风向标。从吞服瘦身药丸、汗水淋漓的健身锻炼，到为体重减负的医疗手段，各种减重策略层出不穷。在我们追求理想体形的同时，谁又不怀念那色香味俱佳的美食呢？究竟有没有一种魔法，能在大快朵颐之余，又能让腰间的赘肉悄无声息地消失？

传统中医早已为我们揭开了这份神秘面纱，带来了一个既可口又能助力减重的神奇方案——药食同源。这是一种将药物与食物巧妙结合的智慧，不仅能调理身体，还能启动我们的味蕾。现在，就让我们一起探索这个充满古老智慧的防治肥胖新方法，看看如何在享受舌尖上的美味的同时，也能轻松迈向健康轻盈的生活！

（1）中医的智慧能让药物与美食共舞助你轻盈减重吗？

中医有着数千年的历史，其理论体系中有一个独特的概念——药食同源。这一概念认为，许多食物既可以作为日常饮食的一部分，又具有药用价值，可以用来预防和治疗疾病。在防治肥胖方面，中医通过调整饮食结构，结合具有减重功效的药材，形成了一套独特的药食两用方。

（2）既享美食又助减脂，药食两用方的基本原则有哪些？

中医治疗肥胖首先需要辨别个体的体质和肥胖的成因，然后根据"辨证施治"的原则，选择合适的药食方案。同时调整饮食结构，减少高能量、高脂肪、高糖分的食物摄入，增加膳食纤维和优质蛋白质的摄入，以帮助控制能量摄入和促进脂肪代谢。最后也需要合理搭配药材，根据个体情况，选择具有利水消肿、化痰降脂、健脾消食等功效的中药材，如茯苓、荷叶、山楂等。

（3）揭秘防治肥胖的药食两用方，你知道多少？

以下是一些常见的药食两用方，它们可以帮助调节身体机能，促进健康减重。

①山楂茶：山楂具有健脾消食、活血化瘀的作用，适合消化不良引起的肥胖。将山楂片与茶叶一起泡水饮用，可以促进消化，减少脂肪积累。

②荷叶粥：荷叶能够利水消肿，适合水肿型肥胖。将荷叶与大米一起煮粥，可以起到减肥的效果。

③茯苓山药粥：茯苓有利水渗湿的作用，山药则能健脾补肾。将两者与大米一起煮粥，适合因脾虚湿阻导致的肥胖。

④决明子茶：决明子具有清肝明目、润肠通便的作用，适合因肝火旺盛导致的肥胖。泡水饮用决明子，可以帮助清除体内热毒，减轻体重。

（4）药食两用方实操攻略，需要避开哪些陷阱？

每个人的体质和肥胖原因不同，应根据具体情况选择合适的药食方案。药食两用方不能替代均衡饮食，应与健康的饮食结构相结合。适当的运动可以增加能量消耗，与药食两用方相辅相成。

总之，每个人的身体都是独一无二的，所以这种古老的智慧需要经过个性化的调配，才能发挥最佳效果。而且，它不是独自发挥作用的魔法，而是需要你和健康饮食及适量运动携手同行。记住，持之以恒的健康生活方式，永远是我们对抗体重过山车的秘密武器！现在，就让我们开始这段既美味又健康的瘦身之旅吧！

31. 针灸变身术：穴位埋线能成为减重的捷径或新希望吗？

当传统中医遇上现代科技，穴位埋线减肥便悄然成为年轻群体中的新宠儿。这不仅是一场轻松减重的奇妙旅程，还是一种效果显著的新型塑身艺术。你是否好奇这股在朋友圈里掀起波澜的瘦身风暴？让我们一起来揭开穴位埋线的神秘面纱，探索它是如何成为时下最炙手可热的减肥话题的，同时了解其背后的原理与魅力所在。

（1）穴位埋线究竟是何方神圣？

穴位埋线是属于中医针灸的一部分，类似"长效针灸"。它通过在特定的穴位中埋入可吸收的线材，来刺激这些穴位，调节气血，平衡阴阳，达到治疗的目的。

（2）穴位埋线到底是如何点亮瘦身的希望？

①穴位埋线减重的现代机制研究：穴位埋线能改善胰岛素抵抗，改善脂肪组织炎症因子表达，同时还能使脂肪细胞更加紧密，内脏脂肪分解更充分，机体脂肪得到重新分布，从而使体重得到有效减轻。

②穴位埋线减重的中医原理：穴位埋线主要以调理脾胃，增强脾胃运化功能，加快代谢，同时也能健脾运湿、化浊降脂。取穴多以脾胃经和腹部腧穴为主，常用穴位为中脘、天枢、足三里、梁丘、阴陵泉、关元等。腹部穴位又能促进肠道蠕动，改善便秘，使六腑通畅，减轻体重。同时部分穴位，比如中脘、足三里等，还可以减少饥饿感，帮助控制饮食，避免过量摄入能量。

（3）穴位埋线怎么操作？多久能吸收？

首先根据个人的体质和减肥目标选择合适的穴位，由针灸医生将可吸收线材（一般为高分子聚合物）通过埋线针埋入相应穴位，操作过程有轻微疼痛，埋线后可以正常活动。线材在体内会逐渐被吸收，由于线体长短粗细不同，吸收的时间为 7～20 天。

（4）穴位埋线可能带来哪些潜在风险？

虽然穴位埋线是一种相对安全的治疗方法，但在进行之前，仍须注意以下几点：每个人的体质和反应不同，治疗效果也会有所差异。同时有部分病友过敏体质会导致线体不吸收，因此，在开始治疗前，应与医师充分沟通，了解可能的效果和风险。

穴位埋线为那些寻求健康减重的人们提供了一个新的选择。它不仅能够帮助减轻体重，还能够改善身体的机能，促进整体健康。然而，穴位埋线并非适合所有人，因此在尝试之前，务必咨询专业人士，确保安全有效。记住，减肥是一个渐进的过程，耐心和毅力是成功的关键。

三、痛风等其他内分泌疾病

32. 隐形杀手：高尿酸血症，我们应该知道多少？

随着人们生活水平提高，我国高尿酸血症的患病率也逐年增高。2018～2019 年中国慢性病及危险因素监测数据表明，我国成人高尿酸血症患病率为男性 24.5%，女性 3.6%，其中青年男性（18～29 岁）患病率高达 32.3%，呈显著年轻化趋势，已成为仅次于糖尿病的第二大代谢性疾病。

（1）什么是高尿酸血症？

高尿酸血症是指成人在正常嘌呤饮食情况下，非同日 2 次空腹血尿酸水平超过 420 微摩/升。

（2）谁最有可能成为高尿酸血症的"受害者"？

①一级亲属患有高尿酸血症或痛风者；

②久坐、高嘌呤高脂饮食等不良生活方式者；

③肥胖、代谢异常性疾病（如糖代谢异常、血脂紊乱、非酒精性脂肪肝等）、心脑血管疾病（如高血压、冠状动脉粥样硬化性心脏病、心力衰竭、卒中等）及慢性肾脏病者。

（3）高尿酸血症来势凶猛，到底有何威胁？

血尿酸水平升高除可引起痛风，还与肾脏、内分泌代谢、心脑血管等慢性疾病的风险增加有关。

高尿酸血症时，尿酸盐晶体沉积在肾脏可直接导致慢性尿酸盐肾病、急性尿酸性肾病和尿酸性肾结石；血尿酸水平增高是 2 型糖尿病的独立危险因素，可增加其心血管疾病和脑血管意外的风险。此外，高尿酸血症也是心血管疾病的独立危险因素，参与心血管疾病的发生、发展及转归。

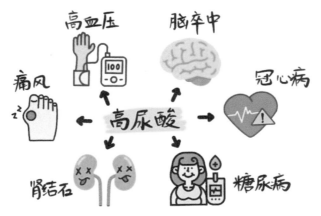

高尿酸血症

（4）如何通过"饮食运动秘籍"摆脱高尿酸血症的魔爪？

《中国高尿酸血症相关疾病诊疗多学科专家共识（2023年版）》提出了七条建议。

①提倡健康饮食，鼓励患者多食用新鲜蔬菜、鸡蛋，适量食用低脂、脱脂奶制品、富含 n-3 多不饱和脂肪酸的鱼类、豆类及豆制品（肾功能不全者须在专科医师指导下食用），限制动物性高嘌呤食物的摄入。饮食建议见表4-11。

表4-11　高尿酸血症患者的饮食建议

饮食建议	食物种类
鼓励食用	蔬菜、鸡蛋、低脂奶、脱脂奶及其制品
限制食用	牛、羊、猪肉、富含嘌呤的海鲜、调味糖、甜点
	调味盐（酱油和调味汁）、葡萄酒、果酒
避免食用	含果糖饮料、动物内脏、白酒、啤酒、黄酒

②心肾功能正常者须多饮水，维持每日尿量2000～3000毫升。可饮用低脂、脱脂牛奶及乳制品，避免饮用可乐、橙汁、苹果汁等含果糖饮料或含糖软饮料。

③可食用含果糖较少的水果，如樱桃、草莓、菠萝、西瓜、桃子等。

④限制酒精摄入，禁饮啤酒、黄酒和烈酒。

⑤肥胖患者建议以每月减重 1.5~3.0 千克的速度将体重控制在理想范围（体质指数为 18.5~23.9 千克/米²）。

⑥鼓励适量运动。建议每周至少进行 150 分钟中等强度的有氧运动（如跑步、游泳、骑自行车、瑜伽、健身操、太极拳、跳健身舞等）。应避免剧烈运动以免诱发痛风发作，运动后及时补充水分。

⑦戒烟，避免被动吸烟。

最后，总结一下防治高尿酸血症的饮食和生活方式小窍门：管住嘴，迈开腿，多喝水，低嘌呤，健康生活每一天，让我们远离高尿酸血症的困扰！

33. 别让骨头"酥脆"：骨质疏松的营养秘密你知道多少？

骨质疏松是以骨量减少、骨组织微结构破坏、骨脆性增加、骨折风险增加为特征的代谢性骨病，目前已成为中老年人的健康问题。对骨质疏松的治疗通常采取综合治疗方式，其中调整饮食结构保证足够的营养物质摄入，是维护骨骼健康、防治骨质疏松的基础，那么在饮食上具体需要注意哪些呢？

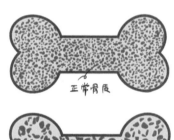
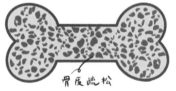

（1）饮食有"秘籍"，怎么吃才能让骨头更结实？

《中国居民膳食指南（2022）》推荐每日食物种类要在 12 种以上，每周 25 种以上，食物种类包括谷薯类、蔬果类、畜禽鱼蛋奶类、大豆坚果类等，其中以谷类为主。①谷薯及蔬果类：谷薯类每日应摄入 250~400 克；蔬菜 300~500 克，深色蔬菜占 1/2；水果 200~350 克。②蛋白质：蛋白质的摄入要适量，每日 1~1.2 克/千克（体重），优先选择鱼和禽类；保证奶及奶制品的摄入，液体奶 300 毫升/天左右；每日 1 个鸡蛋；增加豆制品的摄入；适量进食坚果。③钙：进食含钙丰富食物，除了牛奶，深色蔬菜也含有丰富的钙。

（2）重油重盐饮食，是骨头杀手吗？

高钠饮食不仅会增加尿钙和尿钠的排出，还可降低骨密度，故应适当限制钠的摄入量，成人食盐摄入≤5 克/天，同时还应减少烟熏及腌制品的摄入。烹调油控制在 25～30 克/天，糖的摄入量≤50 克/天。

（3）咖啡和碳酸饮料，是朋友还是敌人呢？

有研究表明摄入咖啡因可能会增加尿钙流失，影响钙在肠道的吸收，建议骨质疏松的病友咖啡因的摄入量不应超过 300 毫克/天（1～2 杯咖啡），而且钙的摄入应达到每日推荐量 800～1000 毫克。长期饮用碳酸饮料会破坏体内钙的平衡，使骨的脆性增加，增加了骨折的发生风险，所以骨质疏松的病友们应避免过量、长期饮用咖啡及碳酸饮料。

（4）饮酒也能破坏骨头吗？

酒精会抑制骨细胞的正常代谢，使骨形成减少；还可与体内其他无机物或某些有机物发生化学反应，影响钙吸收，加快骨骼钙流失。研究表明，过量饮酒（乙醇摄入量≥3 单位/天，1 单位相当于 8～10 克乙醇）是骨质疏松主要患病风险及发生骨折的危险因素之一，饮酒量越大，骨质疏松的风险也越高。而且饮酒还会增加摔跤的风险，增加骨折的发生概率。

总的来说，为了骨骼健康，骨质疏松病友们对营养管理不可小觑，日常生活中要做到食物多样、合理搭配，多吃含钙丰富食物，蛋白质摄入要适量，少油少盐清淡饮食，控糖限酒，足量饮水，避免过量饮用咖啡及碳酸饮料。

34. 豆浆风波：对痛风病友来说，豆浆究竟是敌还是友？

在探讨豆浆与痛风的关系前，我们先简要了解一下痛风是如何发生的。痛风是一种由于血液中尿酸含量过高，导致尿酸盐在关节或其他组织沉积而引发的疾病，表现为关节红、肿、热、痛等症状。尿酸是人体代谢嘌呤时产生的废物，因此，嘌呤的摄入量直接影响血尿酸水平。

（1）豆浆的营养成分及嘌呤含量如何？

豆浆是以大豆为原料，通过浸泡、磨碎、煮沸等工艺制成的植物蛋白饮料。大豆富含高质量的蛋白质、必需氨基酸、不饱和脂肪酸、维生素及矿物质等，对维护人体健康具有重要作用。关于嘌呤含量，大豆是一种中等含量的嘌呤食物。但是，值得注意的是，豆浆的嘌呤含量相对原豆要低：生豆浆（20%，无糖）、生豆浆（15%，无糖）、黄豆和黑豆的嘌呤含量分别为 63 毫克/100 克、46 毫克/100 克、218 毫克/100 克和 170 毫克/100 克。因为在制作过程中，部分嘌呤会随着豆渣被去除。尽管如此，豆浆中仍含有一定量的嘌呤，因此，痛风患者在饮用时需要适度。

（2）痛风病友能喝豆浆吗？

痛风病友的饮食管理是病情控制的一个重要环节。理论上，由于豆浆的嘌呤含量较低，适量饮用对痛风患者是安全的。它不仅可以提供丰富的营养，还可以作为蛋白质的补充来源，尤其适合那些需要限制动物性蛋白质摄入的痛风患者。然而，"适量"二字至关重要。虽然豆浆是一种健康饮品，但过量摄入任何含有嘌呤的食物或饮料都可能导致血尿酸水平升高，增加痛风发作的风险。

另外，《痛风及高尿酸血症基层诊疗指南（2019年）》指出，高尿酸血症和痛风患者的饮食方案也需要遵循中国居民膳食指南的原则，其中就包括食物多样，多吃蔬果、奶类、大豆等，在饮食建议中，也鼓励摄入豆类。

（3）痛风病友每日喝豆浆的适宜量为多少？

针对痛风患者每日可以饮用的豆浆量，并没有一个统一的标准。这主要取决于个体的健康状况、尿酸水平和整体饮食结构。一般情况下，痛风患者可以将豆浆作为日常饮食的一部分，但应控制在合理的范围内，例如，每日1~2杯（每杯约200毫升）。同时，注意观察自身的尿酸水平变化，避免过量摄入。

总的来说，豆浆是一种营养丰富的饮品，痛风病友在控制好量的前提下，可以适量饮用。然而，对于痛风病友来说，维持健康的生活方式和均衡的饮食结构更为重要。除了关注豆浆的摄入量，还应减少高嘌呤食物的摄入，多喝水，保持适度运动，以帮助控制痛风。

35. 饮食是关键：甲亢病友该如何吃出"甲等"智慧呢？

甲亢病友在饮食上需要注意些什么呢？那就要从甲亢的疾病特点说起了。甲亢是甲状腺腺体不适当地持续合成和分泌过多甲状腺激素而引起的，以代谢亢进为主要表现，表现为食欲亢进，大便次数增多或腹泻，蛋白质分解增强，负氮平衡，体形消瘦等。那么为了补充机体的高代谢和高消耗，改善全身营养状况，甲亢病友就需要高能量、高蛋白、高碳水化合物、高维生素、富含矿物质饮食，具体的饮食注意事项有以下几点。

（1）何谓低碘饮食？

碘是合成甲状腺激素的主要原料，碘摄入过多会引起甲状腺激素合成增多，加重甲亢，故甲亢病友应避免食用含碘丰富的食物，如含碘盐、海带、紫菜、海鱼、海虾等。

（2）如何确保足够的能量和营养素？

由于甲亢病友的基础代谢率增高，机体的能量消耗大于摄入，所以每日需补充充足的能量和营养。饮食上应选择高能量、高蛋白、高维生素及富含矿物质的食物。主食摄入应足量，而且需要适当增加蛋白质的摄入量，如奶类、蛋类、淡水鱼、肉类等，以纠正体内的负氮平衡和营养状态，同时还要多吃蔬菜和水果，以补充维生素和矿物质。

（3）为何要选择清淡饮食？

甲亢病友通常会有精神神经系统兴奋性增强的临床表现，比如烦躁、易激惹、多言好动等，如果进食辛辣刺激的食物或者喝浓茶、咖啡、饮酒等，会加重精神兴奋的表现，故饮食上应清淡，避免喝浓茶、咖啡和饮酒。

（4）你每天的水分喝足了吗？

甲亢病友因高代谢会表现为怕热、多汗、排便次数增多甚至腹泻，导致机体水分丢失，故每日饮水量应达到2000~3000毫升，以保证充足的水分。但对并发心脏疾病的病友，应避免大量饮水，以免引起心衰。

（5）为何要限制粗纤维的摄入？

甲亢病友通常伴有腹泻，如果摄入过多的纤维素会加重腹泻，故应根据自身情况适当限制纤维素含量丰富的食物，如芹菜、韭菜、粗粮、苹果等。

（6）哪些食物可能会引起甲状腺肿大？

可能引起甲状腺肿大的食物有卷心菜、马铃薯、花生、萝卜、花菜等，甲亢病友应尽量避免食用。

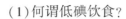

36.甲减病友的饮食迷思：饮食如何拯救低迷的甲状腺？

在我们的身体里，有一个形似蝴蝶的小小器官，它静静地位于我们的喉咙下方，这就是甲状腺。虽然它不起眼，但制造的甲状腺激素影响着我们的代谢、心率、体温等多个方面。当这个小小的器官工作不佳时，就会导致甲状腺功能减退症，也就是我们常说的"甲减"。甲减的病友们常常会感到疲惫、体重增加、记忆力减退等症状，这对生活质量的影响是显而易见的。然而，在药物治疗的同时，很多人忽视了饮食在治疗过程中的重要性。在此，我们为大家揭开甲减病友饮食的迷思，并分享一些实用的饮食建议。

(1)甲减病友如何通过饮食补碘？

甲减是由于甲状腺激素合成和分泌减少或组织作用减弱导致的全身代谢减低综合征，维持正常的碘摄入是防治甲减的基础措施，对因缺碘导致甲减的病友应在饮食中适当补碘，比如食用含碘盐、摄入含碘丰富的海带、紫菜等食物，以增加甲状腺激素的合成。但是对桥本甲状腺炎所致的甲减应避免摄入含碘食物，以免诱发严重黏液性水肿。

(2)如何进行低盐低脂饮食？

甲减病友可能会存在黏液性水肿，表现为颜面水肿、手足肿胀。如果钠盐摄入过多会引起水、钠潴留而加重水肿，所以甲减病友应清淡饮食，限制盐的摄入，每日盐的摄入量应控制在5克以下，同时要避免摄入腌制及烟熏食物。

由于机体代谢降低，通常会有脂质代谢异常，表现为胆固醇、甘油三酯、低密度脂蛋白增高，高密度脂蛋白降低，故饮食中应限制脂肪的摄入，少吃肥肉、油煎、油炸及坚果等食物，减少烹饪油的使用，限制动物内脏、蛋黄等高胆固醇食物的摄入。

(3)如何补充含铁丰富食物？

由于甲状腺激素不足，影响促红细胞生成素的合成而导致骨髓造成功能减低，从而使甲减病友容易出现轻、中度的正常细胞型正常色素性贫血，因此，贫血的甲减病友须摄入含铁丰富的食物，如瘦肉、动物血、动物肝脏等。

(4)如何实施高蛋白质、高维生素和高纤维素饮食？

蛋白质缺乏会影响甲状腺的功能，摄入充足的蛋白质可以改善甲状腺功能，所以甲减病友应保证足够的蛋白质摄入量，可选用鸡蛋、奶制品、豆制品、肉类、鱼类等。多吃蔬菜、水果，以补充维生素。机体代谢率降低及体力活动减少，会使肠蠕动减慢，故甲减病友很容易腹胀、便秘，故应进食富含纤维素的食物，如蔬菜、水果和粗粮等，以促进肠蠕动。

除以上饮食，甲减患者还应限制食用促进甲状腺肿大的食物，如卷心菜、马铃薯、花生等。

37.碘的神秘力量：每天吃一"碘"，能让智慧源泉多一点吗？

碘是人体的"智慧元素"，是合成甲状腺素的主要原料，与后代智力密切相关。其作用与甲状腺素的生理功能息息相关。甲状腺激素对维持生长及生命有重要作用，包括促进胎儿和婴幼儿神经发育、儿童学习认知能力和生长发育、维持身体新陈代谢、保障器官正常运作等。

（1）碘缺乏对人体有哪些危害？

碘摄入不足可导致碘缺乏病，而碘缺乏病的临床表现和严重程度取决于机体缺碘程度、人体缺碘的不同时期、机体对缺碘的反应性和代偿适应能力等。例如，孕妇缺碘可能导致流产、死胎和先天畸形；儿童缺碘可影响智力和体格发育；成人缺碘可导致"大脖子病"、严重者可威胁生命。

（2）哪些人群需要补碘？

人不可一日无碘，而人体对碘的需要量取决于机体对甲状腺激素的需要量（表4-12）。其中，儿童青少年生长发育期、孕妇和乳母的碘需要量增加。

表4-12　不同人群的膳食碘参考摄入量

人群	膳食碘参考摄入量
婴幼儿	0~6月宝宝碘的主要来源是母乳； 7个月开始就可以从辅食中获取部分碘； 1岁以后可以摄入少量含碘盐
儿童青少年	对碘需求量增加，应食用含碘盐
一般成人	120微克/天，食用含碘盐，适当进食海产品
孕妇	230微克/天，食用含碘盐并适当增加海产品的摄入
乳母	240微克/天，食用含碘盐并适当增加海产品的摄入

（3）哪些人需要限制碘的摄入？

①甲状腺功能亢进：限制碘摄入，忌用富碘食物和药物。

②不合并甲亢的良性甲状腺结节：限制碘摄入，忌用富碘食物和药物。

③甲状腺癌术后（全切或留存少量甲状腺）：保证适当的碘摄入量。

④甲状腺癌放射性碘清灶治疗：低碘饮食。

⑤碘过量导致的甲状腺功能减退：限制碘摄入。

⑥自身免疫性甲状腺炎：可以食用碘盐，但适当限制食用海带、紫菜、海苔等富含碘的食物。

（4）哪些方式可以补碘？

绝大部分碘来源于膳食（80%～90%），其次是水（10%～20%）和空气（<5%）。食用加碘盐是目前推荐且最常用的补碘方法。其次，海带、紫菜、虾米、虾皮等海产品属于富碘食物，贝类、海鱼、海蟹、海虾含碘量较多，而陆地食物含碘较低。一般来说，每天5~6克加碘盐，加上食物提供的碘，就能够满足机体每天对碘的需要量。

 38. 高血压的饮食救星：得舒饮食到底应该如何实施呢？

高血压，作为现代社会中越来越普遍的健康问题，对其管理和控制的需求日益增加。得舒饮食（dietary approaches to stop hypertension，DASH Diet），作为一种科学验证的饮食方式，已显示出对高血压患者特别有益。这种饮食不仅有助于降低血压，还有助于改善整体的心血管健康。

（1）什么是得舒饮食？

得舒饮食，全称直译为"通过饮食控制高血压"，是一种专门为控制高血压而设计的饮食模式。它并不是一种严格的节食计划，而是一种健康的饮食习惯，目的是通过调整日常饮食结构，降低血压，减少心脏病、中风等疾病的风险。

得舒饮食的核心在于增加摄入富含钾、钙、镁和纤维的食物，同时减少钠（盐）的摄入量，以及饱和脂肪和反式脂肪的摄入。这种饮食模式强调吃更多的水果、蔬菜、全谷物和低脂肪的乳制品，以及适量的鱼类、家禽、豆类和坚果，同时限制红肉、甜食和含糖饮料的摄入。

（2）如何实践得舒饮食？

实施得舒饮食并不复杂，以下是基本的指导原则和实用建议。

①增加水果和蔬菜的摄入量：每天至少吃4~5份水果和4~5份蔬菜。水果和蔬菜不仅富含重要的维生素和矿物质，还含有丰富的膳食纤维，有助于降低血压。

②选择全谷物：每天摄入 6~8 份全谷物，如糙米、全麦面包、燕麦等。全谷物富含纤维和营养素，有助于控制血压和维持心脏健康。

③低脂肪乳制品：每天摄入 2~3 份低脂或无脂乳制品，如低脂牛奶、酸奶和奶酪。这些食品富含钙和蛋白质，但脂肪含量低。

④适量的鱼类、家禽和豆类：每周吃鱼 2~3 次，选择家禽时去皮，并增加豆类的摄入量。这些食品富含高质量的蛋白质和其他营养素，但饱和脂肪含量低。

⑤限制红肉、糖和盐的摄入：尽量减少红肉的摄入，并避免添加过多的糖和盐。例如，选择未加盐的坚果代替薯片，选择自然甜味的食物代替含糖饮料和甜点。

⑥健康的脂肪来源：适量摄入健康的脂肪，如橄榄油、鳄梨和坚果。这些食物中含有的单不饱和脂肪和多不饱和脂肪有助于心脏健康。通过实施得舒饮食，不仅可以有效地控制和降低高血压，还能够促进整体健康，提高生活质量。记住，改变饮食习惯需要时间和耐心，关键在于持之以恒。

39. "盐"多必失：高血压的实用控盐妙招，知道哪些？

高血压是常见的慢性疾病之一。长期血压控制欠佳可导致脑卒中、冠心病、肾病等多种疾病，危害极大。饮食中的钠盐含量过高是导致高血压发生发展的重要因素之一。因此，《中国居民膳食指南（2022）》中建议每人每天食盐摄入量应<5 克，较 2016 年又减少了 1 克的推荐量。俗话说"盐乃百味之王"，美食中少不了盐的功劳。

（1）"盐"多必失？如何认识盐与高血压的关系？

通常，我们说的"盐"，指的是氯化钠（NaCl），它由钠（Na^+）和氯（Cl^-）两种元素组成。钠离子在人体内扮演着重要角色，包括维持细胞外液的渗透压平衡、参与神经传递等。然而，钠离子摄入过量时，会导致体内水分滞留，增加血液容量，进而增加心脏负担和血管内压力，长期下来就可能发展为高血压。《新英格兰医学杂志》中一篇研究指出平均每天摄入钠量增加 1 克（相当于2.5 克盐，因为食盐大约 40% 的质量是钠），血压将平均上升约 2 毫米汞柱（mmHg）。研究表明，每日盐摄入量减少 3 克（约等于减少 1.2 克钠摄入量），可以显著降低血压，对于高血压患者来说，收缩压可以降低5~6毫米汞柱，舒张压可以降低2~3毫米汞柱。

（2）控盐小妙招，如何轻松应对？

①巧用限盐工具：可使用限盐勺罐等工具，逐渐减少食盐的用量。

②巧用替代法：多用花椒、八角、柠檬汁、醋、葱、姜、蒜等调味料，替代一部分食盐和含盐调味料（如生抽、酱油、蚝油、沙拉酱等），增加食物风味。

③注意添加顺序：烹制菜肴时，在快出锅时再加盐；若用腌菜增加食物风味，可先用清水冲洗或浸泡，减少腌菜中的含盐量。

④烹调方式多样：少用腌、煎、炸、炒等烹饪方式，多采用清蒸、煮、炖的烹调方式，既能保留食物的自然风味，又合理减少了食盐的摄入。少放盐，也不喝放了盐的菜汤。

⑤注意隐形盐："隐形盐"是指生抽、酱油、蚝油及烟熏肉类、榨菜、咸蛋等食品中看不见的盐。炒菜时尽量少这些酱料。一些食品食用量很少，却能占成年人全天推荐钠摄入量的1/3。如10毫升酱油（1.6~1.7 g盐），10克豆瓣酱（1.5克盐），一袋15克的榨菜、腌豆角（约1.6克盐），20克腐乳（约1.5克盐）。一些吃起来咸味不重的加工食品，如面包、饼干、奶酪、蜜饯等，在加工过程中也会添加食盐。

⑥学会看标签：钠是预包装食品营养标签中强制标示的项目，1克盐=400毫克钠，钠含量≥800毫克/100克，即为高钠食品。少吃标签中钠≥30%NRV（营养素参考值）的食物。

⑦少吃加工食物：少吃加工腌制的食物，如火腿肠、香肠、牛肉干等加工的肉制品，还有辣条、虾条、薯片等零食；多吃有天然味道的菜，如洋葱、番茄、青椒、胡萝卜等，用食物本身的味道来提升食物风味。

⑧注意用餐方式：吃饭时不要狼吞虎咽，应该细嚼慢咽，这样可以更好地品味食物的原味，从而减少对盐的依赖。

通过上述措施，我们不仅可以有效地预防和控制高血压，还可以促进整体健康。值得注意的是，限盐并不意味着饮食变得索然无味，而是一种追求健康生活方式的积极尝试。让我们从今天开始，关注盐分摄入，为自己和家人的健康护航。

40. 吃货的减脂困惑：美味食养秘方如何成为减脂盟友？

高脂血症，通常是指血清中甘油三酯或胆固醇水平高于正常范围。根据检测结果，包括高甘油三酯血症（TG≥1.7毫摩/升）、高胆固醇血症（TC≥5.20毫摩/升）、高低密度脂蛋白胆固醇血症（LDL-C≥3.4毫摩/升）和低高密度脂蛋白胆固醇血症（HDL-C<1.04毫摩/升），共四种。根据《成人高脂血症食养指南（2023年版）》推荐内容，其食养内容主要有：

（1）如何因人制宜制定辨证施膳计划？

根据高脂血症人群年龄、性别、体质、生活习惯、职业等不同特点，辨别不同证型，综合考虑膳食搭配的原则，给予个性化食养方案，以达到精准施膳的目的。具体推荐见表4-13。

表4-13　高脂血症的中医药膳治疗

中医证型	食药物质选择	食养茶饮举例	食养方举例
痰浊内阻型	佛手，杏仁（甜、苦），昆布，香薷，橘红，桔梗，荷叶，葛根，橘皮，薏苡仁，莱菔子，紫苏子，山药，莲子，茯苓，决明子，山楂，白扁豆，菊花，赤小豆	山楂菊花决明子茶；三鲜茶；三鲜饮	橘红蜇皮鸭肉汤；海带冬瓜薏苡仁汤；冬瓜莲蓬薏苡仁煲瘦肉
痰瘀互结型	莱菔子，桔梗，白果，薏苡仁，山药，橘皮，昆布，茯苓，荷叶，决明子，山楂，桃仁，杏仁，葛根，白扁豆，沙棘	山楂薏苡仁饮；山楂菊花决明子茶；海带绿豆水	橘皮佛手山楂粥；山楂西兰花炒肉片；鲫鱼山楂萝卜汤；山楂黑木耳乌鸡汤
气滞血瘀型	佛手，杏仁（甜、苦），当归，西红花，姜黄，荜茇，桃仁，山楂，重瓣玫瑰，陈皮，刀豆，葛根，决明子	山楂橘皮饮；菊楂决明饮；山楂玫瑰花茶	猪肉炒山楂；佛手桃仁煲瘦肉

续表4-13

中医证型	食药物质选择	食养茶饮举例	食养方举例
气虚血瘀型	人参(人工种植≤5年),山药,白扁豆,茯苓,莲子,薏苡仁,大枣,昆布,山楂,荷叶,桃仁,决明子,葛根,黄芪,党参,西洋参,沙棘	山楂甘草茶;山楂甘草薏苡仁饮;荷叶山楂饮	芪参鲤鱼汤;桃仁鸡;归芪鸡汤
肝肾阴虚型	桑葚,枸杞子,菊花,黄精,山茱萸,百合,天麻,夏枯草,山药,荷叶,桑叶,黑芝麻,决明子,山楂,葛根,乌梅,铁皮石斛	杞菊饮;山楂菊花决明子茶;荷叶夏枯草枸杞茶	枸杞芝麻蔬菜饼;黄精枸杞焖鸭;枸杞芝麻粥;枸杞子炖兔肉
脾虚湿盛型	人参(人工种植≤5年),生姜,山药,白扁豆,茯苓,莲子,薏苡仁,山楂,橘皮,赤小豆,昆布,莱菔子,荷叶,桑叶,决明子,葛根,党参,麦芽	健脾饮;三花橘皮花;山楂橘皮茶	山药芡薏粥;山药茯苓煲乳鸽;扁豆大枣蒸海鱼;茯苓赤小豆粥;芡实八珍糕

(2)如何根据四时变化优化食养秘方?

在四时节律影响下,人体血脂水平亦会存在一定差异,针对不同季节特点,食养有不同的要求,详见表4-14。

表4-14　高脂血症四季食养秘方

季节	食药物质特点	食药物质选择
春季	护阳保肝	多食时令蔬菜(如芹菜、芦笋等),可适当食用具有疏肝理气、养肝清肝作用的食药物质,如佛手、生麦芽、菊花等;忌过食寒凉、黏滞、肥腻之物
初夏	益气清心	适当食用鸭肉、鱼类、兔肉、小麦、绿豆、豆腐及时令蔬菜瓜果
长夏	清利湿热,健运脾胃	适当食用健脾化湿作用的食药物质,如橘皮、薏苡仁、白扁豆、赤小豆、莱菔子等

续表4-14

季节	食药物质特点	食药物质选择
秋季	滋阴润肺	适当食用羊肉等性质偏温的食物，以及具有滋阴补肾作用的食药物质，如枸杞子、黄精、山茱萸等；忌食生冷之物，以防阳伤而生寒
冬季	重在散寒邪，补肾阳	

（3）如何根据地理特色实现地域风味和健康减脂搭配？

受不同地区气候、环境影响、居民膳食习惯、生理特征存在差异，根据地域调整膳食，对人体健康具有重要作用，详见表4-15。

表4-15　高脂血症不同地域食养秘方

地区/气候	涵盖范围	中医体质	建议膳食
北方地区温带季风气候	东北地区华北地区华中大部分地区	痰湿质湿热质血瘀质	多食新鲜蔬果、鱼虾类、奶类、豆类，控制油、盐摄入量，减少腌制蔬菜的摄入；同时可适当食用具有祛湿、化痰的食药物质，如橘皮、薏苡仁、白扁豆、赤小豆、莱菔子、山楂、桃仁和沙棘等
南方地区亚热带季风气候	长江中下游南部沿海西南大部分地区	痰湿质湿热质气虚质	控制油、盐摄入量，适量增加粗粮摄入，如紫薯、玉米、黑米、大麦和青稞等；同时可适当食用具有祛湿化痰，益气健脾作用的食药物质，如人参、白扁豆、薏苡仁、山药、大枣、麦芽和茯苓等
西北地区温带大陆性气候	西北地区	阴虚质痰湿质	在蛋白质摄入充足的条件下，适当减少牛羊肉的食用（可由去皮禽肉、鱼、虾、蛋等代替）；多食用蔬菜和水果；同时可适当食用具有滋养肝肾阴津作用的食药物质，如枸杞子、桑葚、菊花、黑芝麻、百合、乌梅和决明子等

续表4-15

地区/气候	涵盖范围	中医体质	建议膳食
青藏地区 高原山地气候	青藏地区	阴虚质 瘀血质 痰湿质	该地区居民日常膳食的主要构成有糌粑、大米、面粉、青稞、肉类和奶类；建议该地区高脂血症人群多食用去皮禽肉、鱼等动物蛋白，并补充优质的植物蛋白，如大豆蛋白等，同时增加蔬菜水果的摄入

总而言之，减脂并不意味着要与美食为敌。通过上述方法，我们完全可以在享受美食的同时，也享受健康的生活方式。在减脂的道路上，美味食养不仅可以成为我们的盟友，更是让这一过程变得更加愉悦和可持续的关键。

 41. 战胜痛风，从食养开始：哪些食养可以助你一臂之力？

一个小小的白色结晶体在你的关节间游走，不时地引爆一颗颗"疼痛炸弹"——这不是电影情节，而是被称为痛风。这源自体内尿酸代谢的紊乱，尿酸盐的沉积物能在不经意间让欢聚变成痛苦的体验。除了依赖药物，其实我们每天的餐盘里也隐藏着抗击痛风的秘密武器——食养方。它不仅能帮助你在享受美食的同时巧妙地避开高尿酸的雷区，还能让你的身体重拾平衡，享受无忧的健康生活。现在，就让我们一起开启这场味蕾与健康的双赢之旅吧。

（1）哪些饮食原则能帮你避免高尿酸血症/痛风的雷区？

痛风患者在日常饮食中应遵循以下原则。①低嘌呤饮食：嘌呤是尿酸的前体，因此应减少高嘌呤食物的摄入，如动物内脏、海鲜、红肉等。②充足水分：多喝水可以帮助尿酸排泄，减少结晶形成。③低脂饮食：减少饱和脂肪和反式脂肪的摄入，选择健康的脂肪来源，如橄榄油、坚果等。④适量蛋白质：选择低嘌呤的蛋白质来源，如豆腐、鸡蛋等。⑤限制酒精：酒精会影响尿酸排泄，尤其是啤酒和烈酒。⑥增加膳食纤维：多吃蔬菜和全谷物，增加膳食纤维的摄入。

（2）哪些食养妙方助你告别痛风之痛？

①当归炒苦瓜。

【功用】通气活络，消肿止痛。适用于痛风肿痛的患者。

【组成】当归 20 克、甘草 10 克、苦瓜 100 克。

②车前冰梨汤。

【功用】清热解毒，滋阴降火，利尿通便。适用于尿酸、血脂过高的痛风患者。

【组成】车前子 5 克、大梨 1 个。

③黑豆木瓜茶。

【功用】解气活络，清热通淋。适用于痛风伴小便不利者。

【组成】黑豆 5 克、木瓜 10 克、细盐适量。

④独活山药汤。

【功用】活血散瘀，祛风止痛，补脾和胃。适用于痛风肿痛者。

【配料】独活 10 克、山药 100 克、甘草 10 克。

同时，樱桃、芹菜汁、柠檬水、南瓜粥、低脂牛奶等食物都有助于尿酸排泄，帮助改善痛风症状。

除了上述食养方，痛风患者还应注意以下几点。①避免快速减肥：快速减肥会导致体内尿酸水平波动，可能诱发痛风发作。②定期检查：定期检查血尿酸水平，根据医生的建议调整饮食和治疗方案。③适量运动：适量的有氧运动，如散步、游泳，可以帮助控制体重，促进尿酸排泄。④避免高糖食物：高糖食物可能会影响尿酸排泄，应限制含糖饮料和甜食的摄入。

四、肾病

42. 糖尿病与肾病的双重负担：营养如何既降糖又护肾？

糖尿病肾病，也称为糖尿病性肾病，是一种由长期的糖尿病引发的并发症，影响肾脏的功能和结构。随着全球糖尿病患者人数的不断增加，糖尿病肾病也逐渐成为一个严重的公共卫生问题。据估计，20%～40%的糖尿病患者会发展成糖尿病肾病，这使得它成为导致末期肾病的主要原因之一。

（1）营养管理对糖尿病肾病有什么好处？

营养管理是糖尿病肾病治疗策略中不可或缺的一部分。适当的饮食调整不仅可以帮助控制血糖水平，还能减轻肾脏的负担，延缓疾病的进展。一个合理的饮食计划能够有效管理体重，降低血压，减少肾脏疾病恶化的风险，从而保护肾脏健康。

（2）糖尿病肾病患者如何科学进食以降糖护肾？

糖尿病肾病患者经科学进食以降糖护肾需要做到以下六点。

①控制碳水化合物的摄入。碳水化合物直接影响血糖水平，因此糖尿病病友需要特别注意其摄入量。推荐选择低血糖生成指数的食物，如全谷物、豆类和部分蔬菜，这些食物可以更慢地释放糖分，有助于保持血糖稳定。常见食物的血糖生成指数值见表4-16。

②巧选优质蛋白质的食物。肾病患者需要控制蛋白质的摄入量，以减轻肾脏的负担。然而，适量的优质蛋白质摄入有助于维持肌肉量和身体功能，故优质蛋白质对身体仍然是必需的。优质蛋白通常富含于动物性食物和大豆中，其中动物性食物可适当选择白肉类食物如鱼禽类，红肉如猪肉、牛肉、羊肉等尽

量少吃，一般每周 1~2 次，每次不超过 50 克。

表 4-16　常见食物的血糖生成指数值

食物分类	常见食物的 GI 值			
	食物	GI 值	食物	GI 值
低 GI 类食物	面条(小麦粉)	46	玉米饼	46
	大麦(整粒煮)	25	荞麦(黄)	54
	米粉	54	藕粉	33
	意大利面	48	乌冬面	55
	通心粉	45	玉米	55
中 GI 类食物	小米粥	60	油条	75
	大米粥	69	炸薯条	60
	胡萝卜	71	荞麦面馒头	67
	马铃薯	62	小麦片	69
高 GI 类食物	烙饼	80	华夫饼干	76
	大米粉(精米)	90	大米饭(糙米)	78
	馒头	85	米饼	82
	糯米饭	87	玉米片	79

③减少盐分摄入。高盐饮食会增加血压和加重肾脏负担，故糖尿病肾病病友应尽量减少盐分的摄入，对于出现水肿的慢性肾脏病患者应在临床营养师或专科医生的指导下实施低盐膳食，每日盐摄入量不超过 3 克；严重水肿则应实施无盐膳食(钠<1000 毫克)或低钠膳食(钠<500 毫克)。

④控制钾和磷的摄入。随着糖尿病肾病的进展，肾脏在调节血液中的钾和磷水平方面可能会出现问题。过高的钾和磷水平会带来健康风险，因此需要通过饮食来控制钾和磷的摄入(表 4-17)。

⑤保持适量的水分摄入。保持良好的水分状态对于肾脏健康至关重要。然而，如果肾功能受损，过量饮水也可能带来问题。因此，糖尿病肾病患者需要根据医生的建议，调整每日的水分摄入量。一般来说，慢性肾病患者每天饮食中所有的水分，等于前一天的尿液量再加 500 毫升。

⑥定期监测和调整饮食。糖尿病肾病患者的饮食管理是一个综合性的挑战，需要个性化的计划和持续的努力。通过定期监测病情和营养状况，不断调

整和优化饮食方案，糖尿病肾病病友能够实现有效地降糖护肾，减缓肾脏病变的进展。

表4-17　常见食物的含钾量

单位：毫克/100克（可食部分）

钾含量	食物名称
>1000	茶叶（绿茶）、冬菇（干）、黄豆（大豆）、黑豆
500~1000	葡萄干、西红柿酱、绿豆、海带（干）、花生（炒）、虾皮、金针菜、干红枣
100~500	奶粉（全脂）、羊肉（瘦）、核桃、榨菜、醋、土豆、酱油、鲤鱼、蘑菇（鲜）、草鱼、菠菜、猪肉（瘦）、玉米、牛肉（瘦）、小米、荠菜、带鱼、香菜、香蕉、苦瓜、鸡、韭菜、藕、蒜苗、山药、莴苣、莴笋、油菜、芹菜（茎）、菜花、鸭、哈密瓜、萝卜、面粉（标准粉）、紫菜、小白菜、蜜橘、生菜、青蒜、西红柿、黄豆芽、橙、豆腐、洋葱、茄子、甘薯、牛肉松、蘑菇（干）、苹果、丝瓜、菠萝、牛奶、葡萄、大米、黄瓜、桃
≤100	鸡蛋、西葫芦、大白菜、西瓜、冬瓜、绿豆芽、豆浆、淀粉

43. 高磷血症的尿毒症肾友：如何避开高磷食物的雷区？

尿毒症病友面临的一个常见问题是高磷血症，即血液中磷浓度过高。这种情况对身体健康构成重大威胁，尤其是对那些已经因为肾功能衰竭而难以排除体内多余磷的人来说。了解高磷血症的发生机制、它对健康的影响、什么是高磷食物，以及如何避免这类食物，对于管理尿毒症和提高生活质量至关重要。

（1）高磷血症是如何发生的？有什么健康危害？

在正常情况下，肾脏能够帮助身体通过尿液排出多余的磷。但是，当肾功能受损时，这个排泄过程会受阻，导致血液中磷的浓度升高。肾脏疾病，特别是尿毒症，会显著减弱肾脏的这种排泄能力，从而引发高磷血症。高磷血症对身体的影响是多方面的，它会破坏身体对钙的正常代谢，导致血液中的钙浓度下降。这种矿物质失衡会引起骨骼问题，如软骨病和骨质疏松，增加骨折的风险。此外，高磷水平还可以促进血管钙化，增加心血管疾病的风险，这对于尿毒症患者来说尤其危险。因此，管理和控制血磷水平对于预防这些并发症至关重要。

（2）你知道磷金字塔是什么吗？

为了更可视直观地选择低磷食物，2015 年意大利学者根据磷含量、磷/蛋白比值和磷的生物利用度分层来排列食物，提出了"磷金字塔"的概念。"磷金字塔"共分六层，颜色由下至上从绿色逐渐过渡到红色，意为食物的推荐摄入频率由"不受限制"到"尽可能避免"。

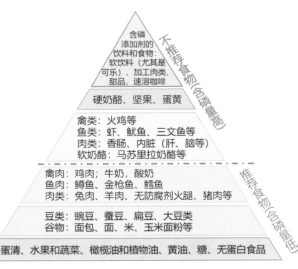

含磷
添加剂的
饮料和食物：
软饮料（尤其是
可乐）、加工肉类、
甜品、速溶咖啡

不推荐食物（含磷量高）

硬奶酪、坚果、蛋黄

禽类：火鸡等
鱼类：虾、鱿鱼、三文鱼等
肉类：香肠、内脏（肝、脑）等
软奶酪：马苏里拉奶酪等

禽肉：鸡肉；牛奶、酸奶
鱼肉：鳟鱼、金枪鱼、鳕鱼
肉类：兔肉、羊肉、无防腐剂火腿、猪肉等

推荐食物（含磷量低）

豆类：豌豆、蚕豆、扁豆、大豆类
谷物：面包、面、米、玉米面粉等

蛋清、水果和蔬菜、橄榄油和植物油、黄油、糖、无蛋白食品

食物含磷金字塔

（3）如何巧妙减少高磷食物的摄入？

避免高磷食物是控制血磷水平的关键。以下是一些实用建议。①读标签：在购买加工食品时，仔细查看营养成分表，避免含有磷酸盐的产品。②选择低磷替代品：比如，用米奶或杏仁奶替代牛奶。③掌握"降磷"烹饪技巧："煮"这种烹饪方式可以更好地去除食物中的磷，把食物切小切碎效果更好。④增加新鲜水果和蔬菜的摄入：它们通常磷含量较低，且富含其他对健康有益的营养素。⑤咨询专科营养师：尤其是对于尿毒症患者，营养师可以提供个性化的饮食建议以针对控制食物磷的摄入（表 4-18）。

因此，对于尿毒症患者来说，了解和控制血磷水平是管理疾病和维护健康的重要方面。通过避免高磷食物并采取合理的饮食策略，可以有效降低高磷血症的风险，减轻其对健康的影响。尽管这需要一定的努力和自律，但对于改善生活质量和预防并发症来说，这是至关重要的。

表4-18 常见食物的含磷量

单位：毫克/100克（可食部分）

磷含量	食物名称
>100	虾皮，葵花籽（炒），奶粉（全脂），冬菇（干），黄豆，牛肉干，银耳，蘑菇（干），紫菜，花生仁（炒），猪肝，核桃，小米，对虾，玉米（黄），金针菜，鲤鱼，酱油，羊肉（瘦），鲫鱼，带鱼，茶叶（绿茶），猪肉（瘦），面粉（标准），鸡蛋，牛肉（瘦），鸡，鸭，豆腐，大米
50~100	醋，蘑菇（鲜），葡萄干，酸奶，荠菜，黄豆芽，牛奶，豌豆，藕，扁豆
≤50	香菜，莴苣，菜花，菠菜，蒜苗，榨菜，土豆，甘薯（红心），洋葱，芹菜（茎），韭菜，绿豆芽，山药，大白菜，豆浆，丝瓜，香蕉，草莓，生菜，淀粉，黄瓜，鲜枣，橙，柠檬，哈密瓜，桃，萝卜，西瓜，葡萄，冬瓜，苹果，茄子，西红柿

 44. 磷蛋白比的奥秘：如何巧选低磷蛋白质比值的食物？

高磷血症是指血中磷酸盐含量增加，超过正常水平的一种病理状态。一般血磷的正常值范围在0.81~1.45毫摩/升，超过正常血磷水平的上限值，即可诊断为高磷血症。随着肾功能不断下降，肾脏功能已处于终末期，排磷功能急剧下降很容易出现高磷血症。长期高磷血症会引起继发性甲状旁腺功能亢进症，甲状旁腺功能亢进又会促进骨动员和肠道吸收磷，呈恶性循环，使血磷越来越高。针对高磷血症，多数指南推荐每日磷摄入不应超过1000毫克，尽量选择磷蛋白质比值低的食物。

（1）磷蛋白质比值为何物？

磷蛋白质比值，简而言之，就是食物中磷和蛋白质含量的比例。计算方法为食物中磷（单位为毫克）除以蛋白质（单位为克）计算出的数值（单位为毫克/克）。磷蛋白质比值的意义在于有助于高血磷患者在选择食物前参考食物的磷蛋白质比值，有助于在同类食物中选到蛋白质高但磷含量更少的食物以加强营养。蛋白质是必需的，但对于肾脏功能不全的人来说，磷的过量摄入会加重肾脏负担，甚至导致磷在血液中积累，引起身体的矿物质失衡，影响骨骼健康。因此，通过计算食物的磷蛋白质比值，可以帮助这部分人群选择更适合他们的食物，既满足蛋白质需求，又避免磷的过量摄入。

（2）如何判断磷蛋白质比值高与低？

食物的磷蛋白质比值>12毫克/克为高磷食物，<12毫克/克为低磷食物。低磷蛋白质比值，意味着当摄入同样质量的蛋白质；食物的磷蛋白比值越小摄入磷便越少。对于透析患者而言，一般推荐"磷蛋白质比值"<12毫克/克的食物。

（3）如何吃出低磷蛋白质比值的美食大餐？

①优先选择植物性食品。植物性食品通常含有较低的磷，而且它们的蛋白质也容易被人体吸收。例如，蔬菜、水果、谷物和豆类都是不错的选择。特别是绿叶蔬菜和水果，它们不仅磷蛋白质比值低，而且还富含其他营养素，如维生素和矿物质，有助于保持健康。

②精选动物性食品。尽管动物性食品的磷蛋白质比值相对较高，但我们也不能完全排除它们。毕竟，蛋白质是身体必需的营养素。在选择动物性食品时，可以选择那些磷含量相对较低的选项，如鸡肉、鱼肉和鸡蛋白。同时，注意控制摄入量，避免过量。

③注意食物的加工和准备方法。食物的加工和准备方法也会影响其磷蛋白质比值。例如，一些加工食品可能会添加磷酸盐作为防腐剂或增味剂，这会显著增加食物的磷含量。因此，尽量选择新鲜、未加工的食品，并通过烹饪方法如煮、蒸、烤等方式减少磷的摄入。

④合理搭配，平衡饮食。在日常饮食中，应该尝试将磷蛋白质比值低的食物与必要的蛋白质食物来源合理搭配起来，以确保营养均衡。例如，可以在一餐中搭配一小份鸡胸肉和大量的蔬菜沙拉。这样不仅可以满足蛋白质的需求，还能控制磷的摄入，确保饮食的多样性和营养的全面性。

总之，磷蛋白质比值的数值由食物含磷量和蛋白质的含量决定，并未考虑食物中的钾、嘌呤含量。如合并高钾血症、高尿酸血症等其他特殊情况的肾友，建议经营养医师综合评估各项检查指标后再确定常选的食物种类及每日的可食用量。

45. 低蛋白饮食：你真的了解和正确践行低蛋白饮食了吗？

在当今社会，健康饮食已成为人们日常生活中不可或缺的一部分，尤其是对于有特定健康问题的人群。低蛋白饮食就是其中一种，特别适用于需要保护肾脏健康的人。下面，我们将从低蛋白饮食的定义、其对肾脏的保护作用，以及如何科学践行低蛋白饮食三个方面进行详细的介绍。

（1）什么是低蛋白饮食？

低蛋白饮食，顾名思义，是一种在日常饮食中故意减少蛋白质摄入的饮食方式。具体而言，这种饮食模式建议成年人的蛋白质摄入量应该低于每天总能量摄入的 10%~15%。对于有肾脏疾病的患者来说，这个比例可能需要更低，通常是每天蛋白质摄入量控制在 0.6~0.8 克/千克（体重），其中优质蛋白应占蛋白质总量的 50% 以上，优质蛋白通常富含于动物性食物和大豆中。低蛋白饮食的目的在于减轻肾脏的负担，延缓肾功能进一步衰退。

（2）低蛋白饮食对肾脏有哪些保护作用？

肾脏是人体重要的排毒器官之一，负责清除代谢废物和多余的水分。蛋白质在体内代谢后会产生氮质废物，如尿素，这需要通过肾脏过滤排出体外。当肾功能不全时，减少蛋白质的摄入可以显著减少肾脏需要处理的废物量，从而减轻其负担，有助于保护剩余的肾功能，延缓疾病的进展。科学研究表明，对于慢性肾脏病患者，适量减少蛋白质的摄入能有效延缓肾功能衰退的速度。

（3）如何科学践行低蛋白饮食？

①确定好每日适宜的蛋白质摄入量。慢性肾脏疾病第 1~2 期，每日每千克体重的蛋白质摄入量约 0.8 克；第 3~5 期非透析者，每日每千克体重的蛋白质摄入量为 0.6~0.8 克；第 5 期透析者，每日每千克体重的蛋白质摄入量约 1.0~1.2 克。

②精选低蛋白食材。在日常饮食中，应尽量选择蛋白质含量较低的食材。例如，肾衰竭病友使用麦淀粉或低蛋白大米替代主食就是践行低蛋白饮食的最佳举例。其中，"麦淀粉"指的是将小麦粉（或玉米粉、大米粉、土豆粉、红薯粉）中的蛋白质进行抽离加工的淀粉，俗称"生粉"。目前，低蛋白大米主要有国产天然低蛋白大米和淀粉低蛋白，各有优缺点，根据口感、进食量，以及经济状况选用适宜的低蛋白大米。常见食物的蛋白质含量见表 4-19。

③控制蛋白质分量。即便是低蛋白的食材，也需要控制每日蛋白质摄入的总量。可以通过肾病食物交换份来计算量每餐的食材量，确保不超过每日蛋白摄入推荐量（表 4-20）。

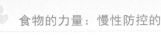

表4-19　常见食物的蛋白质含量

单位：克/100克（可食部分）

蛋白来源	常见食物的蛋白质含量					
	食物名称	蛋白质含量	食物名称	蛋白质含量	食物名称	蛋白质含量
动物性食物	牛肉（瘦）	20.2	猪肉（瘦）	20.3	羊肉（瘦）	20.5
	鸡肉	19.3	鸭肉	15.5	海参（干）	50.2
	带鱼	17.7	虾皮	30.7	龙虾	18.9
	牛肝	19.8	猪肝	19.3	甲鱼	17.8
	鸡蛋	12.7	鸭蛋	12.6	牛奶	3.0
植物蛋白	黄豆	35.1	黑豆	36.1	绿豆	21.6
	大米	7.4	小米	9.0	高粱	10.4
	紫菜	26.7	玉米（黄）	8.7	面粉（标准）	11.2

表4-20　中国肾病食物交换份

蛋白质含量/克	食物类别/质量/供能		
0~1	油脂类	瓜类蔬菜/水果类	淀粉类
	10克，90千卡	200克，50~90千卡	100克，360千卡
4	坚果类	谷/薯类	绿叶蔬菜
	20克，90千卡	50/200克，180千卡	250克，50千卡
7	肉蛋类	豆类	低脂奶类
	50克，90千卡	35克，90千卡	240克，90千卡

④增加非蛋白能量的摄入。为了保证足够的能量摄入，肾病患者在减少蛋白质摄入的同时，可以适当增加碳水化合物和健康脂肪的摄入量，如全谷类、坚果和橄榄油等。

⑤注意营养均衡。低蛋白饮食并不意味着只吃蔬菜和水果。合理搭配各类食物，保证维生素、矿物质等微量元素的充足摄入，对维持身体健康至关重要。

总之，肾病低蛋白饮食是慢性肾功能不全患者营养管理的重要手段。通过控制蛋白质摄入和保证营养均衡，可以有效地减轻肾脏负担，延缓病情进展。值得注意的是，每个患者的具体情况不同，编制食谱时应遵循医嘱，必要时可咨询营养师进行个性化指导。

46. 大豆及豆制品在肾病饮食中的角色：怎样护肾又健康？

在谈到慢性肾脏病患者的饮食营养管理时，大豆及大豆制品经常成为讨论的焦点。近年来，尽管部分医师不再主张肾脏病患者严禁大豆及豆类食品，仍有绝大多数慢性肾脏病患者及部分医师流传着"肾脏疾病患者不宜进食大豆及大豆类制品"的说法。作为一种营养价值高且含有优质蛋白质的植物性食物，大豆及其制品很适合肾友食用。本文将从大豆及大豆制品的营养价值与特点、对慢性肾脏病的健康益处及肾友每天进食的适宜量共三个方面进行阐述。

（1）大豆及大豆制品的营养价值高吗？

大豆，包括黄豆、黑豆和青豆在内，为一种营养丰富的植物性食物，被誉为"植物之肉"。大豆的蛋白质含量不仅有 30% ~ 40%，其蛋白质的性质也非常接近动物蛋白质，含有人体所必需的全部氨基酸，特别是赖氨酸，在植物性食品中较为罕见。除了优质蛋白质，大豆还富含不饱和脂肪酸、纤维素、维生素 E、矿物质（如铁、钙）及植物化合物——异黄酮。大豆制品，如豆腐、豆浆、豆腐干等，保留了

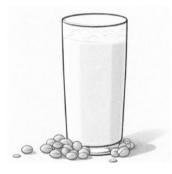

豆浆

大豆的主要营养成分，同时在食用方式和口感上提供了多样性。这些制品不仅适合一般人群，也为特定健康条件的人群提供了良好的蛋白质来源。

（2）大豆及大豆制品对慢性肾脏病病友有哪些健康益处？

对于慢性肾脏病患者来说，适量的优质蛋白质摄入对于维持肾功能和整体健康至关重要，而大豆蛋白正好符合饮食和营养需求：①优质蛋白质源。大豆蛋白是一种优质的植物蛋白，可以帮助肾脏病病友满足其蛋白质需求，同时减少肾脏负担。与动物蛋白相比，大豆蛋白在保护肾脏方面显示出了一定的优势。②降低肾脏疾病风险。研究表明，大豆蛋白的摄入与降低慢性肾脏病进展的风险有关。大豆中的植物化合物异黄酮具有抗氧化和抗炎作用，可能有助于减少肾脏疾病的风险。③改善血脂水平。大豆蛋白还有助于改善血脂水平，降低心血管疾病的风险。这对于慢性肾脏病患者尤其重要，因为他们面临较高的

心血管疾病风险。

（3）每日应该吃多少大豆及大豆制品呢？

每日摄入多少量大豆及大豆制品，肾脏病病友们应该根据自己的肾功能状态和总蛋白质的摄入量和质量要求。一般，每日大豆的摄入量以 20～35 克为宜。具体到大豆制品，例如，一杯豆浆（约 240 毫升）含有大约 7 克蛋白质，而一小块豆腐（约 100 克）可能含有 8 克蛋白质。最重要的是，如把握不准，应根据医生或营养师的建议进行调整以确保营养均衡，同时避免对肾脏造成额外负担。

由此可见，通过合理安排，大豆及大豆制品不仅可以丰富肾友的饮食，还能帮助他们更好地管理自己的健康状况。

47. 身体的"天然过滤器"：哪些食疗秘方可以养护你的肾脏？

慢性肾脏病是一种慢性进展性疾病，影响肾脏结构和功能。据 2018—2019 年数据，我国慢性肾病的患病率约为 10.8%，透析人数超过 100 万。该病病程长，并发症多，对健康和经济造成重大负担。不良饮食习惯和生活方式，如高脂、高盐、高嘌呤摄入，以及糖尿病、高血压等慢性病，是其主要危险因素。膳食干预能有效延缓疾病进展，减少透析次数，改善营养状况。

（1）如何轻松驾驭肾病饮食之道？

以下是一些实用建议，帮助肾病患者更好地管理自己的饮食。①低盐饮食：减少食盐摄入有助于控制血压和减轻水肿。建议每日盐摄入量不超过 5克。②优质低蛋白：选择高质量的蛋白质来源，如鱼肉、蛋白和豆制品，同时控制总蛋白质摄入量，以减轻肾脏负担。③低钾低磷：避免高钾和高磷食物，如香蕉、橙子、坚果和奶制品，以防电解质紊乱。④高能量：由于限制蛋白质可能导致能量不足，应通过增加碳水化合物和健康脂肪的摄入来补充能量。⑤适量水分：根据肾脏功能和医生建议调整水分摄入，以维持体内水分平衡。

（2）如何探索肾病药膳食疗的辨证施治之路？

中医食养强调辨证施膳，根据患者体质和证候提供个性化饮食方案，有助于改善症状，增强机体的自我修复能力，辅助药物治疗。肾病患者由于大量蛋白尿，会降低血浆蛋白，产生水肿等一系列症状，以下几种食疗方可增加优质蛋白，是肾病患者的优选。

①茯苓赤小豆粥：茯苓 30 克，赤小豆 35 克，大枣 10 枚，粳米 100 克。将赤小豆提前浸泡 2 小时后，加入茯苓、大枣、粳米煮为粥。每日 2 次，早晚餐温热服用。

②玉米豆枣粥：玉米 60 克，白扁豆 30 克，大枣 10 枚。将 3 味加水共煮成粥，每日 1 次服食。

③郁李薏米冬瓜粥：郁李仁 50 克，薏苡仁 60 克，冬瓜 30 克。先将郁李仁水煎取汁，去渣，以郁李仁汁代水，入薏苡仁、冬瓜煮粥，煮至薏苡仁开花烂熟成为稀粥。每日 2 次，早晚餐温热服食。

中医食养不是千篇一律的方案，而是强调个体差异化。记得寻求中医师或营养师的专业指导，为你自己打造一个与众不同、专属你的肾病饮食计划，让健康与美味同在，个性化地绽放你的生活。

五、肿瘤

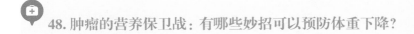

48.肿瘤的营养保卫战：有哪些妙招可以预防体重下降？

最新的《中国肿瘤患者膳食营养白皮书》中提到，在参与调查研究的肿瘤患者中，1/3 的患者表示近 3 个月有出现体重下降，而且 50% 以上体重丢失超过5%。肿瘤病友们须预防营养不良，首先就要保持健康体重。

（1）体重下降对肿瘤病友有何影响？

当肿瘤病友出现非自主性的体重下降，往往意味着自身肌肉和脂肪的消耗，这不仅会使体力、免疫力下降，手术伤口愈合速度减慢，并发症增加，而且还直接影响到抗肿瘤治疗的效果，增加死亡风险。如果体重一步步下降发展成恶病质，也就是俗称的皮包骨，那往往也回天乏术了。研究也表明，以体质指数和体重下降程度为衡量标准，体重下降程度越少的肿瘤患者，生存时间会更长；微胖身材的肿瘤患者比体形正常的生存时间更长。值得注意的是，这里的微胖指的是肌肉量不低的身材。

（2）肿瘤病友需要时常称体重吗？

是的，肿瘤病友们家里最好备一台体重秤，或能测量体脂成分的电子秤，并且选择在每日晨起排空大小便后，穿同一轻便的居家服称重，这样才能较好的看出体重变化的趋势。家用体脂秤测量体脂肪、肌肉的结果虽然不如医用的人体成分分析仪来得准确，但也能在日常生活中监测体脂肪、肌肉的变化趋势。若家里没有体脂秤，可定期到医院营养科进行人体成分分析的检测。一旦发现短期内体重或肌肉量下降明显，须及时寻求医生和临床营养师的帮助。

（3）肿瘤病友真的存在特定的膳食秘籍吗？

肿瘤病友的日常饮食按照《中国居民膳食宝塔(2022)》进行安排，要包括谷薯类、肉蛋类、蔬果类、奶豆类、坚果及油脂类，做到食材新鲜、均衡及多样化，保证能量和各种营养素供应全面且充足，尤其要摄入充足的优质蛋白质类的食物，包括各种禽畜瘦肉及水产、蛋类、牛奶及其制品、大豆及其制品，减少加工制品的摄入。

另一方面，也需避免踏入"饿死肿瘤""不吃发物""喝汤补充营养"等饮食误区，对饮食营养存在疑惑时，可通过知名专家撰写的科普书籍或文章解惑，也可到医疗机构的临床营养科进行专业咨询，不可盲目偏听偏信。

(4)营养治疗是对抗体重下降的"神器"吗?

营养治疗是抗肿瘤综合治疗的重要组成部分，对疾病的转归有着举足轻重的作用，现在也被认为是"一线治疗"。营养治疗的方式包括医疗膳食、口服肠内营养制剂补充、经喂养管给予肠内营养及静脉营养等。肿瘤病友可寻求临床营养师进行营养筛查和营养评定，然后制定个体化的营养治疗方案，只要能积极配合并定期复诊，就能帮助病友们有效恢复体重，对抗疾病。

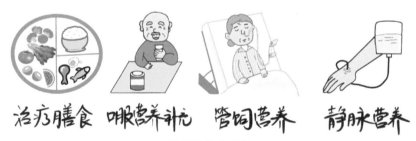

治疗膳食　喂营养补充　管饲营养　静脉营养

肿瘤营养保卫战

49.肿瘤病友的饮食担忧:吃得越好,会让肿瘤生长得越快吗?

在与肿瘤抗争的漫长旅途中，饮食作为日常生活中的重要组成部分，常常被赋予了各种传说和误区。其中一个广为流传的观点是，肿瘤患者应该严格控制饮食，因为食物中的营养可能会"喂养"肿瘤，导致其生长速度加快。然而，这种说法科学吗?

(1)吃得好,真的会"养肿瘤"吗?

答案肯定是否定的。目前的研究并没有明确证据表明营养支持会直接促进肿瘤细胞的生长。然而，我们也不能忽视饮食对身体的影响。例如，高能量、高糖、高脂肪的饮食可能不利于某些肿瘤患者，特别是那些已经肥胖的乳腺癌或结直肠癌患者。这样的饮食可能会增加体重，进而影响肿瘤的治疗效果。因此，尽管营养对肿瘤的发展并没有直接影响，但合理的饮食仍然至关重要。

（2）饥饿疗法能"饿死肿瘤"吗？

有些人认为通过饥饿或极端限制饮食来治疗肿瘤，以期望能够"饿死"肿瘤细胞。然而，科学研究并不支持这种观点。饥饿疗法可能会导致身体出现营养不良，进而削弱免疫系统，使身体更容易受到感染，并且会影响治疗的效果。因此，饥饿疗法并不是治疗肿瘤的有效方法，甚至可能会带来更多的健康问题。

（3）肿瘤病友如何吃得开心又健康？

其实肿瘤病友常常因为疾病本身及抗肿瘤治疗更容易出现食欲下降，有研究表明有 10%～20% 的肿瘤患者直接死亡原因为营养不良。因此正确饮食非常重要。

①要保持均衡的饮食，摄取足够的蛋白质、维生素和矿物质，以维持身体的正常功能和免疫系统的健康。研究表明，充足的蛋白质摄入有助于减轻肌肉丧失和促进组织修复，从而提高肿瘤患者的生存率和生活质量。

②要避免高能量、高糖、高脂肪的饮食。这些食物容易导致肥胖，而肥胖与肿瘤的发展和复发密切相关。研究显示，肥胖患者更容易出现肿瘤的生长和转移，因此保持适宜体重对于肿瘤病友尤为重要。

③摄入各种不同种类的食物可以确保获取全面的营养，维持身体的健康状态。特别是要注重摄入富含抗氧化剂的食物，如水果、蔬菜、全谷类和坚果，这些食物有助于降低氧化应激和减少慢性炎症，从而减少肿瘤的风险。

④制定个性化的饮食计划是非常必要的。根据个人的健康状况、治疗方案及肿瘤类型和阶段，咨询医生或营养师的建议可以帮助制定适合自己的饮食计划，以达到最佳的治疗效果。

营养与肿瘤之间的关系一直备受关注，但目前的研究并没有明确证据表明营养支持会直接促进肿瘤的生长。通过摄取足够的营养、避免不良饮食习惯以及制定个性化的饮食计划，肿瘤病友可以更好地应对治疗挑战，提高生活质量。

50.肿瘤病友的饮食难题：需要放弃牛羊肉，最好吃素吗？

在许多传统饮食观念中，有些食物被认为对肿瘤患者不利，其中包括了牛羊肉。那么，肿瘤患者是否能吃牛羊肉呢？是否有其他饮食忌口？又应该如何正确饮食呢？

(1)肿瘤病友能否吃牛羊肉？

对于肿瘤患者来说，吃牛羊肉是否安全一直是备受争议的话题。事实上，肿瘤患者可以适量食用牛羊肉。这些肉类含有丰富的蛋白质、铁和锌等营养物质，有助于恢复体力，提高免疫力。然而，在某些情况下，如消化道肿瘤或正在接受特定治疗的情况下，医生可能会建议减少或避免摄入红肉。个体化的饮食建议应该根据患者的具体情况而定。

根据《营养与癌症》杂志上的研究，适量摄入红肉对于某些肿瘤患者并不会增加患病风险，但过量摄入可能导致其他健康问题。因此，关键在于适量控制，避免过度摄入。

(2)肿瘤病友需要忌口吗？

肿瘤病友在治疗过程中，合理的饮食管理对于改善生活质量、增强机体抵抗力具有重要作用。科学忌口，有助于减少病情恶化的风险。多数肿瘤病友需要限制高糖食物、高温煎炸烧烤类食物，限制饮酒，过多红肉与加工肉类的摄入会增加消化系统肿瘤的发生风险，另外有致癌物质的食品如霉变食品、烟熏食品也应排除在食谱之外。对于正在接受化疗或放疗的患者来说，口腔溃疡是一个常见的不良反应，因此应该避免摄入辛辣、硬质或粗糙的食物，以免刺激溃疡，加重症状。另外除了食物过敏、食物不耐受或因服用药物须遵医嘱的忌口，不提倡肿瘤病友过分忌口，以免导致营养不均衡。

(3)肿瘤病友的饮食有哪些注意事项？

肿瘤病友应该采取一种多样化、均衡的饮食，以确保摄入足够的营养。饮食须注意以下三点。

①均衡多样：选择多样化的食物，避免过度依赖某一种食物，多吃蔬菜、水果和全谷物等富含维生素、矿物质和膳食纤维的食物，保证足量优质蛋白食物，且足量饮水。

②提高食欲：参考《肿瘤患者食欲下降的营养诊疗专家共识》的建议，通过增加食物的色香味、少量多餐、调整饮食结构、创造良好进食环境等方式，提高食欲。

③关注食品安全：肿瘤病友的免疫系统相对较弱，容易感染病菌，因此，应选择新鲜、无污染的食物，并尽量选择蒸、煮、炖等健康的烹饪方式，避免油炸、煎炸等高温烹调方式。

肿瘤病友在饮食上无须过于苛求，但应该根据个体情况，遵循医生的建议，选择营养丰富的食物，并保持饮食的多样性。正确的饮食可以帮助患者提高免疫力，减轻治疗带来的不良反应，对康复至关重要。

51. 肿瘤病友的肌肉保卫战：如何用营养策略保留肌肉？

你是否曾听闻，疾病并非全然来自遗传，有时，它就隐藏在你的餐盘中？在抗击疾病的战场上，肿瘤相关性肌少症似乎是一个隐形的敌人，它悄悄地侵袭我们的肌肉，使原本健康的身体逐渐失去活力，这一听起来颇为晦涩的医学名词，实际上与我们的饮食息息相关。想要战胜这一"隐形"敌人，关键在于掌握正确的营养管理策略。

（1）什么是肿瘤相关性肌少症？

肿瘤相关性肌少症，听起来或许是个遥远而陌生的名词，但其实它就在我们的生活中，悄然影响着患者的康复和生活质量。《老年人肌少症防控干预专家共识（2023）》中提到，肿瘤相关性肌少症，是一种因肿瘤或其治疗引发的肌肉减少症状，当肿瘤在体内生长，不仅会争夺正常细胞的营养，还会释放出各种炎症因子和代谢产物，导致肌肉质量和功能的下降，从而影响患者的活动能力、日常生活和整体健康。

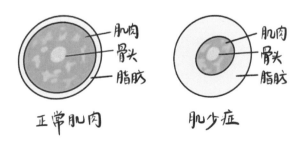

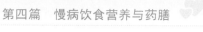

（2）为何实行营养管理策略？

《中国居民膳食指南科学研究报告（2021）》中指出，营养是身体的燃料，为身体的各个部分提供所需的能量和养分。肿瘤在生长过程中会消耗大量的能量和营养物质，使得肌肉得不到足够的养分，使得肿瘤相关性肌少症患者常常面临"饥饿"的问题。对于有肌少症的肿瘤患者来说，营养更是恢复和维持肌肉功能的重要基石。科学合理的营养摄入不仅可以及时为患者补充营养、维持患者的肌肉功能，还可以增强对治疗的耐受性，促进康复。

（3）肿瘤病友如何进行营养管理？

肿瘤相关性肌少症的营养管理是一项综合性的工作，需要综合考虑患者的具体情况制定个性化的方案。肿瘤病友须合理摄入五大营养素，为自己筑起一道坚实的健康防线，参考《肌少症膳食指导与营养补充剂使用共识（2023）》中的建议，肿瘤病友各营养素应保持摄入，具体如下。

①蛋白质：蛋白质是身体的"建筑师"，参与细胞生长和修复。肿瘤患者需额外补充蛋白质，如鱼、肉、蛋、奶及豆制品等食物，以增强免疫力。建议病友根据自身具体情况，每日每千克体重摄入 1.5 克蛋白质，如体重 60 千克的患者，每日需摄入 90 克蛋白质。

②脂肪：脂肪是能量的"仓库"，为身体提供稳定的能量。建议病友多摄入橄榄油、坚果、鱼等富含健康脂肪的食物，保持每日脂肪摄入量占总能量的 20%~35%。

③碳水化合物：碳水化合物是主要的能量来源，为身体快速"充电"，肿瘤病友应选择低血糖生成指数的碳水化合物，如燕麦、全麦面包等，保持每日碳水化合物的摄入量占总能量的 50%~65%。

④水：水是生命的"源泉"，建议肿瘤病友保持每日 1500~1700 毫升的水分摄入，帮助病友维持身体正常代谢。

肿瘤相关性肌少症是一个日益受到关注的问题，而营养管理在这一挑战中发挥着至关重要的作用。营养管理不是奢侈品，而是生活的必需品，通过增加蛋白质、脂肪、碳水化合物等营养物质的合理摄入，肿瘤病友可以有效地提高肌肉质量，提高体能和生活质量，增强自己的身体状况。

让我们一起与"饥饿"和"虚弱"进行战斗，赢得这场生命中的重要战役！

52. 肿瘤病友的盲目迷信：保健品及中药神话真的存在吗?

对于许多人来说，一提到恶性肿瘤，心中便会涌现出无尽的恐慌和不安。在这种情绪的驱使下，人们常常会寻求各种方式以预防和辅助治疗肿瘤，其中，保健品、虫草和灵芝便是被广泛讨论和使用的三种产品。然而，在这背后，我们真的了解它们吗? 它们真的能带来我们期望中的效果吗? 本文将从药学和营养学的角度，带您一探究竟。

(1) 各类保健品或者虫草、灵芝等中药是否能对抗肿瘤?

无论是保健品，还是灵芝、虫草，它们都不是治疗肿瘤的"万能药"。它们在一定程度上可以调整和改善身体状态，但不能直接治疗肿瘤。首先，保健品是指能够调节人体功能，适用于特定人群，不以治疗疾病为目的的食品。市场上的保健品种类繁多，其成分和效果也各不相同。在选用保健品时，应注意其成分是否有科学研究支持，是否适合自己当前的健康状态。其次，虫草，特别是冬虫夏草，长期以来被认为具有增强免疫力、抗疲劳等功效。从药学角度来看，虫草中确实含有多种活性成分，如虫草素、虫草多糖等，这些成分在一定程度上可以帮助提高机体的免疫力，改善身体状态。最后，灵芝自古以来便被誉为"仙草"，在现代研究中，灵芝多糖、三萜等成分显示出了一定的免疫调节和抗肿瘤活性。然而，灵芝的功效需要在长期、适量的使用下才可能显现，且不同体质的人对灵芝的反应也会有所不同。

(2) 如何巧妙搭配肿瘤营养与药膳?

对于肿瘤患者来说，合理的饮食和营养补充是十分重要的。一个科学的营养计划可以帮助患者改善整体身体状况，增强体质，从而更好地配合治疗。①均衡饮食：确保摄入足够的蛋白质、维生素和矿物质，这些是维持身体正常运作的基础。蛋白质可以从瘦肉、鱼、豆类中获取；维生素和矿物质则可以通过各种蔬菜和水果来补充。②适量补充：在医生或营养师的指导下，适量使用一些保健品或药膳来辅助治疗。例如，虫草和灵芝可以作为免疫调节剂，帮助提高身体抵抗力。需要切记的是，这些只是辅助手段，不能替代正规的治疗。

(3) 如何避免对保健品及"中药神话"的过度迷信?

在追求健康的道路上，我们必须保持清醒的头脑，不能盲目迷信任何所谓的"神药"。科学认知各类保健品和中药的真实功效，认识到它们只能作为健康的辅助手段，而非治疗肿瘤的直接方法。在使用任何保健品或药膳之前，应先咨询专业的医生或营养师，确保这些补充品适合自己的身体状况，不会与正在进行的治疗产生冲突。面对市场上五花八门的保健品宣传时，我们需要保持理性，不应轻信广告中的夸大之词，避免不必要的经济损失和健康风险。

总之，这些保健品、中药在一定程度上可以作为健康生活的辅助，但它们绝非治疗肿瘤的"灵丹妙药"。在追求健康的道路上，我们应该采取科学、理性的态度，结合专业人士的建议，制定出适合自己的健康计划。记住，最好的"药"，往往是健康的生活方式和乐观的心态。

 53. 舌尖上的战士：药食两用方可以改善肿瘤病友的食欲吗？

肿瘤患者在治疗过程中，常常面临食欲下降、营养不良等问题，这些问题不仅影响患者的生活质量，还可能影响治疗效果和恢复进程。药食两用方作为一种结合了中医药理和营养学的饮食调理方法，为他们带来了新希望。

（1）食中有药，药中有食，药食两用方的原理是什么？

药食两用方是基于中医"药食同源"的理念，选择具有药用价值的食物，结合适当的烹饪方法，以达到治疗和保健的目的。在肿瘤患者的饮食调理中，药食两用方可以帮助改善食欲，提供必要的营养支持。

（2）能提升肿瘤患者食欲的药食两用方有哪些？

①姜枣饮：适合化疗前一周伴有恶心呕吐明显症状者。由生姜9克、大枣9克、炙甘草6克组成。

②五谷粉：适合病久脏腑功能失调，食欲明显减退者。由糙米15克、山药5克、薏仁5克、枸杞5克、百合5克组成。

③气血双补粥：党参12克、白术8克、茯苓15克、全当归12克、熟地10克、白芍10克、山慈菇20克、粳米150克，加入适量的白糖。将药材熬好取其中的药汤，之后将粳米煮熟，再将药汤倒入粥中。

④生姜：具有温中散寒、止呕的作用，可以缓解化疗引起的恶心。可以将生姜切片，加入热水中泡制生姜茶饮用。

⑤山楂：山楂能够健脾消食，促进食欲。将山楂煮水或制作山楂茶，可以

帮助改善食欲。

⑥山药：具有补脾益肾、健脾止泻的功效，适合体质虚弱的肿瘤患者。山药可以煮粥或炖汤食用。

⑦枸杞：具有滋阴补肾、明目强身的作用，可以提高机体免疫力。将枸杞泡水或加入炖菜中，有助于改善食欲。

⑧薏米：有健脾利湿、清热排脓的功效，适合消化不良的肿瘤患者。薏米可以煮粥或制作薏米水饮用。

肿瘤患者在治疗过程中，保持良好的食欲和营养状态至关重要。药食两用方作为一种辅助手段，可以帮助患者改善食欲，提高生活质量，每个患者的病情和体质不同，应根据个人情况选择合适的药食两用方。

54. "防癌新招"：每日补充大豆异黄酮能降低乳腺癌风险吗？

大豆异黄酮是一种常见的植物雌激素，广泛存在于大豆及其制品中。近年来，关于大豆异黄酮与乳腺癌风险之间的关系一直是人们关注的焦点。那么，每日补充大豆异黄酮能否降低乳腺癌的风险呢？

（1）大豆异黄酮与乳腺癌风险是什么关系？

研究表明，大豆异黄酮具有类雌激素作用，但其作用机制与动物雌激素不同。大豆异黄酮可以与雌激素受体结合，发挥拮抗或激动作用，从而影响雌激素的代谢和生物学效应。流行病学研究表明，亚洲国家（如中国和日本），豆制品消费量较高，乳腺癌的发病率相对较低。这引发了人们对于大豆异黄酮在乳腺癌预防中的作用的兴趣。

（2）大豆异黄酮是乳腺癌的克星吗？

在实验室研究中，大豆异黄酮对乳腺癌细胞具有一定的抑制作用。一些研究发现，大豆异黄酮可在抑制乳腺癌细胞的增殖、诱导细胞凋亡、抑制肿瘤血管生成等方面发挥抗癌作用。这些研究为大豆异黄酮在乳腺癌预防和治疗中的应用提供了理论支持。

一些临床试验也研究了补充大豆异黄酮对乳腺癌风险的影响。其中一项研究发现，绝经后女性每天补充100毫克的大豆异黄酮，可以显著降低雌激素受体阳性的乳腺癌风险。此外，还有一项研究对5000多名女性进行了长达10年的跟踪调查，发现大豆异黄酮的摄入量与乳腺癌风险呈负相关关系。然而，也有一些研究未能证实大豆异黄酮对乳腺癌风险的降低作用。因此，关于大豆异黄酮对乳腺癌的具体效果还需要进一步的研究和验证。

（3）如何评价大豆异黄酮抗癌的安全与效果？

虽然大豆异黄酮具有潜在的抗癌作用，但其安全性仍需关注。有报道称，长期大量摄入大豆异黄酮可能导致子宫内膜增生、乳腺增生等问题。因此，在补充大豆异黄酮时，应适量控制摄入量，并注意个体差异和潜在的健康问题。

目前的研究表明，大豆异黄酮可能对降低乳腺癌风险具有一定的积极作用。然而，具体效果和适宜的摄入量等问题仍需进一步研究和验证。在日常生活中，适量摄入豆制品等富含大豆异黄酮的食物可能对预防乳腺癌具有一定的益处。同时，应关注大豆异黄酮的安全性问题，适量控制摄入量，并谨慎对待相关产品的宣传和推广。未来，随着研究的深入开展，我们有望更加全面地了解大豆异黄酮与乳腺癌风险之间的关系，为预防和治疗乳腺癌提供更多科学依据。

六、消化系统疾病

55. 流质、半流质或软食的营养之谜：营养价值有哪些？

住院期间，常常看到床头饮食栏里写着流质饮食、半流质饮食、软食等，因为医生会根据患者的病情，开不同的饮食医嘱。有的病友就问了，为什么大家吃得不一样，有什么讲究吗？这次我们就聊一聊关于流质、半流质、软质食物，帮助大家"整"明白。

（1）什么时候需要流质食物？

流质食物，是指呈"液体"或"稀状"的食物，比如，米汤、牛奶、肉汤、稀藕粉、纯果汁或蔬菜汁等。是一种呈液态或在口中能迅速融化为液体的食物，它易于吞咽和消化，因此常常用于高热、重症、极度衰弱、吞咽咀嚼极度困难及患有消化道疾病的人，或者是在大手术前后。

流质食物便于消化和吸收，但其能量相对较低，提供的营养素较少，不能长期作为唯一的食物来源，否则可能会导致营养不良。由于其能量、营养成分含量都偏低，所以实在是不扛饿。因此，流质饮食的患者，根据自身情况差异，每日可以进食 5~8 次，每次 200~250 毫升，也就是"少吃多餐"。

最后需要提到的一点是，可别小看流质饮食，在减轻胃肠道负担，促进胃肠道功能恢复、伤口愈合等方面的作用，因此，在选择流质食物

流质食物

时，应尽可能选择营养价值高的食物，并注意食物的均衡搭配，以确保获得全面的营养。

（2）半流质食物是病友的能量"中转站"吗？

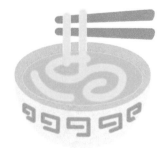

半流质食物是一种介于软食和流质食物之间的饮食形式，它比流质食物的营养成分及营养精密度更好。比软食更易咀嚼和消化，纤维素的含量较少，但含有足够的蛋白质和能量。半流质饮食具有"稀、软、烂"的特点，比如，烂面条、小馄饨、鸡蛋羹、稀粥等，易于咀嚼、消化、吸收。

半流质食物

半流质饮食多适用于疾病的恢复期，这一段时间属于一种过渡时期，建议病友一定要在医生的指导下配合进食，保证一天有足够的营养。住院患者饮食调整到这个阶段，消化道功能已经恢复了很多。不过需要指出的是，即便消化道功能已经恢复了一大半，依然不能掉以轻心。每次进餐要适量，细嚼慢咽，清淡为主，切勿为图一时口舌之欲，暴饮暴食，最终功亏一篑。

（3）软质食物到底是何方神圣？

单从字面意思上也不难理解，"软质食物"是指粗纤维含量较少的食物，比如，软饭、包子、土豆、鱼虾、煮烂的肉类等相对易于消化的食物，而竹笋、芹菜、韭菜、煎炸食品、坚果、生冷拌菜等粗纤维过多或过硬的食物就应当避免。

软质食物的特点在于饮食清淡易于消化，同时也能够为机体提供充足的热能与饱腹感。因此，它适用于手术后机体逐步恢复到正常的最后过渡阶段。

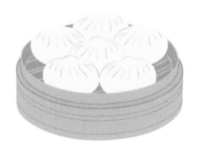

总之，住院期间的饮食管理始终扮演着重要的角色。医护宣教固然重要，但只有让病友理解、掌握各阶段饮食的确切定义和具体种类选择，才能更好地实现疾病全程管理，从而提升就医获得感。

软质食物

56. 当腹泻来袭时，哪些营养管理策略能助你一臂之力？

当腹泻打断了你的日常生活，如何通过营养管理迅速康复是很重要的。本文将引导你如何在腹泻期间正确补充营养，助你快速回归健康状态。

（1）腹泻的症状和分类有哪些？

腹泻是一种常见症状，俗称"拉肚子"，是指排便次数明显超过平日习惯的频率，粪质稀薄，水分增加，每日排便量超过 200 克，或含未消化食物或脓血、黏液。腹泻患者常常伴有排便急迫感、肛门不适、失禁、恶心、呕吐、腹痛、发热、口渴等症状。临床上，按病程长短将腹泻分急性腹泻和慢性腹泻两类。急性腹泻发病急剧，病程通常在 2 周之内，大多系感染引起，发作比较急，病症非常明显。慢性腹泻是指病程在两个月以上或间歇期超过 2 周的复发性腹泻，发病原因更为复杂，可为感染性或非感染性因素所致，相对来说，症状不是特别明显，具有复发性。

（2）腹泻期间该如何补充营养？

对于腹泻病友来说，适当的营养管理是非常重要的。下面一起来了解一下腹泻期间吃什么。

①保证摄入充足的水分。腹泻发生时，有可能会导致病友的身体失去大量的水分，导致病友出现口渴症状，因此保持充足的水分摄入是非常重要的。建议每天喝足够的水和其他无糖、无刺激性的饮料，以补充身体所需的水分。

②选择易于消化的食物。腹泻病友的胃肠消化能力减弱，因此，为了减轻肠胃负担，需要在腹泻期间选择易于消化的食物，有利于病友尽快康复。建议选择软质、易消化的食物，如稀粥、蒸蛋、汤等，避免食用高脂、高糖、高纤维和刺激性的食物。

③补充身体所需的电解质成分。腹泻可能会导致身体失去大量的电解质，如钠、钾和镁等。因此，建议食用富含钠、钾和镁等电解质的食物，如香蕉、土豆、蘑菇等。如果症状严重，也可以适当服用一些含有电解质的补液剂，这样能够使得病友身体所需的电解质成分立刻得到补充，避免晕倒。

④适当增加营养素的摄入。腹泻可能会导致身体失去大量的营养素，如维生素和矿物质等。因此，建议腹泻病友食用富含维生素和矿物质的食物，如绿

叶蔬菜汤、蒸鸡蛋、电解质饮料等，这些食物或补充剂富含身体所需的营养素，有利于病友尽快恢复。

腹泻期间可以吃这些

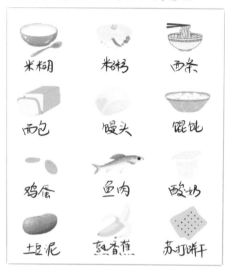

米糊　米粥　面条

面包　馒头　馄饨

鸡蛋　鱼肉　酸奶

土豆泥　熟香蕉　苏打饼干

总之，对于腹泻病友来说，合理的营养管理非常重要。保持充足的水分摄入、选择易于消化的食物、补充电解质和增加营养摄入可以帮助快速康复。

57. 肠道的"润滑剂"：缓解便秘的营养疗法是什么？

便秘是日常生活中人们常常提起的话题，如果不能得到及时的缓解，对人们的身体健康和心理都会产生较大的影响，那么，到底什么是便秘？如何避免便秘的发生呢？

（1）如何从医学角度理解便秘？

便秘是一种消化系统疾病，是常见的困扰人们生活的症状之一，主要表现为排便次数少、排便困难、粪便干结等。正常人每日排便 1~2 次或 1~2 日排便 1 次，而便秘患者每周排便少于 3 次，且排便费力，粪质硬结、量少，严重者可能会并发直肠炎、结直肠癌、心绞痛、心肌梗死、脑出血、肠梗阻、痔疮、肛裂等，会给患者的生活造成较大的影响。

（2）什么原因导致了便秘？

便秘受到诸多因素的影响，包括疾病因素、年龄因素、生活习惯因素和精神因素等。

①疾病因素。如痔疮、肛裂、结肠炎等是一些常见的疾病，可能会导致便秘的产生。此外，一些药物如抗抑郁药、抗高血压药等也可能引起便秘。

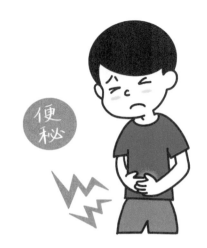

②年龄因素。随着年龄的增长，肠道蠕动减慢，消化功能减弱，也容易引起便秘，因此，老年人发生便秘的概率变大。

③生活习惯因素。饮食不规律、缺乏运动、久坐不起等生活习惯可能导致肠道蠕动减慢，从而引起便秘。

④精神因素。长期处于紧张、焦虑、抑郁等不良情绪状态，可能导致肠道功能紊乱，引发便秘。

（3）如何通过饮食解决便秘问题？

从营养学角度，避免便秘的产生可以采取以下措施。

①增加膳食纤维的摄入。膳食纤维可以增加粪便的体积，促进肠道蠕动，有利于排便。建议多吃蔬菜、水果、全麦面包、杂粮等富含膳食纤维的食物。

②补充充足的水分。水是形成粪便的重要成分，足够的水分可以软化粪便，使其更容易排出体外。建议每天饮用足够的水，大约为 1.5~2 升。

③控制脂肪的摄入。高脂肪食物会减慢肠道蠕动，使粪便干燥，难以排出。因此，应减少高脂肪食物的摄入，如油炸食品、肥肉等。

④增加优质蛋白质的摄入。优质蛋白质可以促进肠道蠕动，使粪便柔软，容易排出。建议多吃鱼肉、鸡肉、豆类等富含优质蛋白质的食物。

⑤适当补充益生菌。益生菌可以改善肠道菌群失衡，增强肠道蠕动功能，预防便秘。可以通过食物或补充剂来补充益生菌。

因此，便秘会对人们的心理和生理都产生较大的影响，在日常生活中，为了避免便秘的发生，应该增加膳食纤维、优质蛋白质的摄入、补充充足的水分、控制脂肪的摄入、适当补充益生菌，以更好地维持身体健康平衡。

58. 当膳食遇上炎症性肠病：吃对了能治愈炎症性肠病吗？

炎症性肠病是一组以慢性肠道炎症为特征的疾病，包括克罗恩病和溃疡性结肠炎。炎症性肠病就像是肠道中的不速之客，悄无声息地闯入，引起一系列不适反应，如腹痛、腹泻、体重减轻等不适。随着生活方式的改变、饮食结构的调整及环境因素的变化，炎症性肠病的患病率也在逐渐上升。预计到2025年，我国炎症性肠病患者总数高达150万人。膳食作为人体能量和营养的来源，与炎症性肠病有着千丝万缕的联系，如果吃的不对，某些情况下甚至会变身为炎症性肠病的帮凶。

（1）哪些饮食是炎症性肠病的"帮凶"？

高脂肪、高糖、高蛋白的膳食模式，就像是一把双刃剑，既能满足人体对能量和营养的需求，也可能刺激肠道，引发或加剧炎症。特别是那些加工精细、缺乏纤维的食物，它们在肠道中的旅行就像是一支没有纪律的军队，不仅无法为肠道提供足够的保护，反而可能破坏肠道黏膜屏障，让炎症有机可乘。

（2）哪些饮食能对抗炎症性肠病？

某些食物成分具有抗炎作用，例如，富含 n-3 脂肪酸的鱼类、坚果和种子，就像是一剂天然的抗炎药，能够帮助平息肠道的炎症风暴。此外，膳食纤维，尤其是那些来自全谷物、蔬菜和水果的纤维，就像是肠道的清道夫，不仅能够帮助维持肠道的正常运作，还能够为有益菌群提供养分，从而维护肠道生态的平衡。

（3）炎症性肠病的最佳饮食方式是什么？

国际炎症性肠病研究专家小组发布了《炎症性肠病患者的饮食指南》，聚焦于控制与预防炎症性肠病复发的最佳饮食模式。地中海饮食是一种以橄榄油、水果、蔬菜、全谷类、豆类、坚果和鱼类为主要食物的饮食模式，被认为是一种健康的饮食方式。对于炎症性肠病患者来说，地中海饮食可能具有一些健康益处。

在实际生活中，有炎症性肠病的患者往往需要在医生和营养师的指导下，制定个性化的饮食计划。例如，一些患者可能需要限制乳糖或麸质的摄入，因为这些成分可能会触发他们的病情。总之，膳食与炎症性肠病之间的关系就像是一场复杂的舞蹈，需要双方精心地配合和调整。通过合理的膳食选择和生活方式的调整，我们可以最大限度地减少炎症性肠病对我们生活的影响，让肠道重新焕发健康的活力。在这个过程中，膳食是我们与炎症性肠病抗争的有力盟友。

亲爱的病友，请记住每一次用餐都是您与肠道的一次亲密对话，选择对的食物，让这段对话充满爱意和关怀。

 59. 非酒精性脂肪肝的饮食之道：如何吃得健康又护肝？

非酒精性脂肪肝是一种最常见的慢性肝脏疾病之一，主要特征是肝脏中脂肪的异常积聚，与酒精摄入无关。根据研究数据显示，全球成年人中有25%～30%患有非酒精性脂肪肝。国内非酒精性脂肪肝的患病率为13%～43%，且呈逐年上升，已经严重地影响国民健康。

（1）非酒精性脂肪肝会带来哪些健康危害？

顾名思义，非酒精性脂肪肝为一种与胰岛素抵抗和遗传易感密切相关的代谢应激性肝损伤，包括非酒精性肝脂肪变、非酒精性脂肪性肝炎、肝硬化和肝细胞癌。非酒精性脂肪肝在早期通常没有明显症状，但长期积聚的脂肪会对肝脏造成损害。当脂肪堆积过多时，会引起肝脏发炎，进而发展为非酒精性脂肪性肝炎，当非酒精性脂肪肝的进一步恶化，会导致肝细胞坏死和纤维化，进而发展为肝硬化和肝癌。就健康危害而言，非酒精性脂肪肝不仅引发肝病残疾和死亡，而且与代谢综合征、2型糖尿病、动脉硬化性心血管疾病等的高发有密切关联。

（2）饮食和运动能改善非酒精性脂肪肝吗？

当然能。目前，尚无获批用于治疗非酒精性脂肪肝的特效药物，主要治疗方法为生活方式干预：通过饮食和（或）运动疗法来减重。

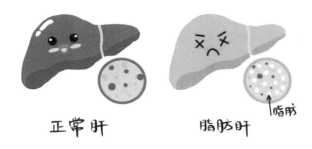

正常肝　　脂肪肝　脂肪

《非酒精性脂肪性肝病防治指南(2018年更新版)》(以下简称为《指南》)指出,因为非酒精性脂肪肝是肥胖和代谢综合征累及肝脏的表现之一,大多数患者肝脏组织学改变处于单纯性脂肪肝阶段,首要治疗目标是减肥和改善胰岛素抵抗,防治代谢综合征、2型糖尿病及其相关并发症;次要治疗目标是减少肝脏脂肪沉积,避免进一步导致非酒精性脂肪肝炎和慢性、急性肝功能衰竭。

(3)非酒精性脂肪肝病友应该如何健康饮食和运动?

《指南》还建议病友通过健康饮食和加强锻炼的生活方式来进行干预,具体包括:

①控制总能量摄入。非酒精性脂肪肝与肥胖密切相关,因此合理控制总能量摄入对预防和治疗非酒精性脂肪肝至关重要。建议根据个人情况合理控制每日能量摄入,避免过度摄入高能量食物,尤其是糖分和脂肪含量高的食物。

②增加膳食纤维摄入。膳食纤维可以帮助降低脂肪的吸收和代谢,有助于减少肝脏脂肪的积聚。建议摄入足够的水果、蔬菜、全谷物和豆类等富含膳食纤维的食物,保持肠道健康。

③控制脂肪摄入。非酒精性脂肪肝患者应限制脂肪摄入量,尤其是饱和脂肪酸和反式脂肪酸的摄入。建议选择低脂肪的乳制品、瘦肉、鱼类和植物油,避免摄入过多的油炸食物和加工食品。

④适量摄入优质蛋白质。适量摄入优质蛋白质有助于维持肝脏功能和修复受损的肝细胞。建议选择瘦肉、鸡蛋、豆类、鱼类等富含优质蛋白质的食物。

⑤控制糖分摄入。高糖饮食会导致胰岛素抵抗和脂肪合成增加,加重非酒精性脂肪肝的病情。建议减少糖分摄入,限制糖果、甜饮料、糕点等高糖食物的摄入。

⑥定期进食,避免过度饥饿或暴饮暴食。建议保持规律的饮食,定时进食,避免过度饥饿或暴饮暴食,否则会导致血糖波动,增加脂肪的合成和积聚。

综上所述,非酒精性脂肪肝是一种常见的肝脏疾病,饮食营养在其预防和治疗中起着重要的作用。合理控制总能量摄入、增加膳食纤维摄入、控制脂肪和糖分摄入、适量摄入优质蛋白质,以及定期进食都是非酒精性脂肪肝患者应注意的饮食原则。

60. 告别积食，从中医药膳开始：消食之道到底在哪里？

食积证主要是指饮食不节或消化功能障碍导致的脘腹胀满、嗳气、恶心、呕吐、食欲不振或大便不畅等一系列症状。其发病率随地区、年龄和性别等因素差异而不同，国内成年人食积证的患病率约10%，以儿童和老年人为多见，且频发于春节等节假日。

（1）中医学如何看"吃多了"的烦恼？

中医学认为食积证的主要病因为饮食不节，如暴饮暴食、偏食、饮食过冷过热等，导致脾胃功能失调。在预防与调理方面，中医强调预防食积证的重要性，建议保持良好的饮食习惯，避免过饱和暴饮暴食，同时注意饮食的温度适宜。对于已经出现食积证的患者，中医建议进行饮食调理和适当的运动，以帮助恢复脾胃功能。

（2）哪些中医药膳帮你消食化滞？

①山楂麦芽条（源自《中国药膳学》）。

组成：山楂10克，生麦芽10克。

功效：消食化滞。

适用人群：食积证。用于伤食或大病初愈，胃弱纳差而强食所致的纳呆食少、脘腹胀闷、恶食恶心、或吐或泻等；对肉食，乳食积滞者效果更佳。

制备方法：山楂洗净，切片，与麦芽同置杯中，倒入开水，加盖泡30分钟，代茶饮用。

使用方法及注意事项：本方味道酸甜可口，更宜于老年人、儿童饮用；孕妇、哺乳期妇女不宜使用。

②神曲丁香茶（源自《简易中医疗法》）。

组成：神曲15克，丁香1.5克。

功效：温中健胃，消食导滞。

适用人群：胃寒食滞所致纳滞食少，胃脘饱胀，呕吐呃逆等。

制备方法：上两味放入茶杯中，沸水冲泡，代茶饮用。

使用方法及注意事项：食积化热者不宜使用。

③槟榔橘皮茶（源自《肘后备急方》）。

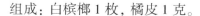

组成：白槟榔 1 枚，橘皮 1 克。

功效：理气消积，燥湿和胃。

适用人群：湿阻气逆、食积不化所致脘腹胀满、恶心呕吐、嗳气吞酸、食欲不振等。

制备方法：将槟榔煨热，橘皮用蜂蜜渍过；将煨热的槟榔、蜂蜜渍过的橘皮干燥后，研为细末，同置于锅中，加水 150 毫升，煎煮至 75 毫升，滤渣取汁备用。

使用方法及注意事项：每日 1 剂，顿饮，效果不佳时可连服；脾虚食积者不宜使用。

 61. 酒逢知己千杯少：中医药膳能否成为你的解酒神器？

中国作为一个历史悠久的文明古国，拥有着丰富多彩的酒文化。古有"酒逢知己千杯少"之说，在酒桌上把酒言欢、开怀畅饮、不醉不归好像成为一种风气；今有宴会或节庆等场合，人们常常以酒为媒介，表达情谊，增进友谊。

（1）中医学如何认识及解析饮酒的健康危害？

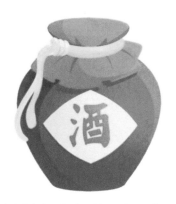

中医认为酒性温热，可以行气活血、温中散寒。中医既认为适量饮酒有益健康，又指出过度饮酒的危害。在寒冷的环境中或需要活血化瘀时，适量饮酒可能有益。在中药治疗中，酒常作为药引，以增强药物的功效，帮助药物更好地发挥其作用。同时，中医也明确指出过量饮酒会导致湿热内生或肝火旺盛，进而引起酒精性脂肪肝、高血压或肥胖等一系列健康问题。根据因地因人原则，某些中医养生方法学中推荐在特定的季节或体质状况下适量饮用某些类型的酒，以达到调和身体的效果。例如，气虚、血瘀体质的人可能会从适量饮酒中受益，而痰湿、火热体质的人则应避免饮酒。

（2）中医药膳方如何解酒醒醉？

①二葛枳椇子饮(源自《防醉解酒方》)。

组成：葛根 20 克，葛花 10 克，枳椇子 15 克。

功效：发表散邪，清热利湿，生津止渴。

适用人群：酒毒冲逆，热灼津伤证。用于酒后头痛头昏、烦渴、恶心呕吐、小便短涩等；也可用于饮酒过多或不善饮酒引起急性酒精中毒的治疗。

制备方法：上三味水煎 2 次，取汁 600~800 毫升。

使用方法及注意事项：2 小时内分 3~5 次饮服。

②神仙解酒丹(源自《寿世保元》)。

组成：葛花 15 克，葛根粉 240 克，赤小豆花 60 克，绿豆花 60 克，白豆蔻 15 克，柿霜 120 克。

功效：解表渗湿，行气醒脾，清热生津。

适用人群：湿热阻滞证。用于饮酒过度之头痛头晕、口燥咽干、嗳气吞酸、纳呆食少、恶心呕吐、小便短涩、苔腻脉滑等症。尤其是长期酗酒而见以上诸症者最为适宜。

制备方法：以上各味共为细末，用生藕汁捣和作丸，如弹子大。

使用方法及注意事项：饮酒前 10 分钟服用为佳；嚼碎吞服。

③橘味醒酒羹(源自《滋补保健药膳食谱》)。

组成：糖水橘子 250 克，糖水莲子 250 克，青梅 25 克，红枣 50 克，白糖 300 克，白醋 30 毫升，桂花少许。

功效：清热利湿，和胃降气，清热生津。

适用人群：湿热积聚，胃气上逆证。用于饮酒酒醉之嗳气呕逆、吞酸嘈杂、不思饮食、燥热烦渴等。

制备方法：青梅切丁。红枣洗净去核，置小碗中加水蒸熟；糖水橘子、莲子倒入锅中，再加入青梅、红枣、白糖、白醋、桂花、清水，煮开而成。

使用方法及注意事项：可频频食用。

七、其他疾病

62. 帕金森病患者的饮食营养秘籍：有哪些必知的事情？

提起帕金森病很多人的第一反应就是一个字："抖!"但是帕金森可不止只是手脚抖那么简单。帕金森病是一种常见的老年神经系统退行性疾病，起病隐匿、缓慢进展，常以运动迟缓或姿势改变为首发症状，逐渐加剧。此病本身不是一种致命的疾病，一般不影响帕友的寿命，但由于此病特有的病理生理特点和临床表现，无论处于何种发病年龄、发病阶段的帕友都无法回避饮食营养问题。研究表明，合理膳食和均衡营养有助于对抗本病的神经变性，具有神经保护作用，同时还可以缓解药物带来的不良反应。因此合理的饮食营养至关重要。

（1）帕友为什么会营养不良？

在帕友的发病及疾病进展过程中，由于疾病自身原因与药物的不良反应会共同导致一些饮食营养问题。

①疾病自身原因：肌强直和震颤是帕金森病的标志性运动症状，能增加帕友自身的能量消耗，所以帕友的营养状况与其运动症状严重程度明显相关，同时自主神经症状越多，其营养状况就越差。此外，帕金森病常伴有消化功能障碍，包括胃肠蠕动减弱、恶心、呕吐、便秘等，晚期出现嗅觉减退、味觉障碍更明显、吞咽困难、饮水呛咳、流涎等，均可引起患者食欲下降，能量摄入不足。

②药物的不良反应：抗帕金森病药物大多都不同程度地影响帕友的消化吸收，所以患者易出现体重下降，甚至营养不良。

③其他因素，如日常活动、心理状况、发病时的体质量等均与帕友的营养状况明显相关。

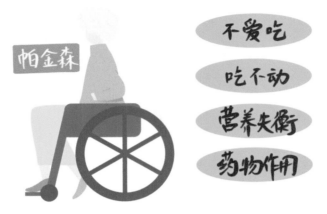

帕金森病友为什么会营养不良

（2）营养不良对帕友造成哪些危害？

营养不良会对帕友身心健康造成一定的影响。体质量越低或体质量下降越明显的帕友，其焦虑、抑郁等不良情绪越显著，睡眠质量越差，生活质量越低，发生左旋多巴相关性运动障碍的概率也越高，且死亡率也越高。同时，营养不良的帕友还常合并有更严重的运动症状和衰弱症状，其生活质量评分，尤其是和情绪及运动能力相关的评分更低。此外，帕友的不宁腿综合征的发生也与营养不良有关。因此，帕友的营养不良，严重影响帕友的运动能力、精神、心理及治疗方案、并发症、生活质量等。

（3）帕友们的美味"抗帕"攻略是什么？

良好的饮食营养对维持帕友的营养状况、提高治疗效果及生活质量至关重要，掌握好以下七点，帕友们再也不"帕"营养不良。

①饮食要多样化，包括谷类、豆类、奶类、肉类、蔬菜、水果等，以满足身体对各种营养的需求。

②适当限制蛋白质的摄入，高蛋白饮食可能不利于抗帕金森病药物的吸收。每天吃 1~2 两肉，如精瘦肉、鱼肉。一天吃 1 个鸡蛋，还可进食豆制品，如豆腐、豆干等黄豆制品。

③多饮水，每天喝足量的水可以促进新陈代谢，有效避免细菌感染。同时，多喝水能使大便变软，避免痔疮、便秘的产生。帕友每天饮水量可达 2000 毫升。

④多吃蔬菜水果，丰富的蔬果能提供充足的膳食纤维和维生素，如南瓜、黑木耳等。一天吃 1~2 个苹果、香蕉等，不仅能提供维生素，还有助于缓解便秘。多吃粗杂粮，包括小米、燕麦、黑豆、鹰嘴豆等。

⑤控制脂肪摄入，高脂饮食可能破坏左旋多巴药物的吸收，影响药效。选择优质脂肪，以不饱和脂肪酸为主，选择茶籽油、橄榄油、葵花籽油等植物油。减少动物油的使用，不吃肥肉或油炸食品。

⑥钙和维生素 D：适当补充钙和维生素 D，有助于骨骼健康。

⑦避免刺激性食物：避免辛辣、油腻、生冷食物，以及含咖啡因和酒精的饮品。

总之，建议帕友们定期进行营养风险筛查，合理健康饮食，以提高生活质量。医学营养治疗应根据个人需要进行。同时留意药物的不良反应。

63. 战胜"老慢支"的关键：营养管理策略该如何实施?

慢性阻塞性肺疾病（英文简称 COPD）俗称"慢阻肺"或"老慢支"，这类病友常常面临一个常见问题——营养不良。营养不良影响病友的健康，甚至会加重病情。而早期进行有效的营养干预可以预防营养不良，提高呼吸道免疫力，让生活质量提高。那么这类人群在日常生活中如何提高营养状况呢?

(1)EPA 和 DHA 是战胜营养不良的得力助手吗?

研究发现，每日补充特定的脂肪酸——$n-3$ 多不饱和脂肪酸（EPA 和 DHA）可以帮助改善 COPD 病友的蛋白质稳态，增强我们的身体抵抗力。因此，这类人群应多吃些含有 EPA 和 DHA 的食物，比如每周 1~2 次深海鱼类，或者在医生的建议下考虑服用一些 $n-3$ 补充剂（鱼油补充剂）。

(2)维生素 D 也是预防 COPD 的好帮手吗?

维生素 D 不仅可以增强我们的免疫系统，还可能有助于预防病情的恶化。晒太阳是维生素 D 的最佳补充方法，但须注意接受阳光照射时要求四肢暴露、不使用防晒霜、不隔玻璃、不打伞，可在每天 10：00~14：00 晒太阳 5~10 分钟。同时，多摄入富含维生素 D 的食物，比如三文鱼、金枪鱼、动物肝脏、鸡蛋等。但由于目前大多数人外出日照及膳食摄入不足，也可选择补充维生素 D 制剂。

（3）优质蛋白能否为对抗 COPD 发挥一臂之力吗？

骨骼肌功能下降也是 COPD 病友常见的合并症，可累积呼吸辅助肌和外周肢体骨骼肌，常表现为呼吸乏力、腿部肌肉萎缩、运动耐力下降。骨骼肌功能障碍可能与 COPD 病友预后不良、住院率及病死率升高相关。除肺康复治疗、神经肌肉电刺激，足量的营养物质的补充也有助于一定程度上增加或者稳定肌肉数量。目前普遍认为，每天额外补充 20~40 克优质蛋白质如肉类、乳清蛋白或 10~20 克的必需氨基酸可促成营养的最大合成代谢反应。此外，可考虑在医生的指导下尝试 β-羟基-β-甲基丁酸制剂以促进蛋白质合成。

通过合理的饮食和营养管理，控烟限酒，可以让 COPD 病友的生活变得更加舒适。记得和医生保持沟通，制定适合自己的营养计划，让我们的呼吸更轻松，生活更美好！

 64. 江南饮食的魅力：为何被誉为"中国地中海饮食"？

随着人们健康意识的提高，越来越多的健康膳食模式被大家熟知并应用于实践，其中"地中海饮食"就是其中一个，想必很多人都有所耳闻，那它与江南饮食有何关系？江南饮食又为何被称为"中国地中海饮食"呢？

（1）地中海饮食为何连续称霸健康饮食榜首？

地中海饮食是希腊、西班牙、法国、意大利、土耳其等地中海沿岸国家的饮食模式，它是一种主要以蔬菜、水果、全谷物、坚果、海鱼与橄榄油为主的膳食方式，其特点是食物多样、清淡、加工简单，营养丰富、单不饱和脂肪酸（橄榄油）和膳食纤维（全谷物）的摄入量较高，是目前最为知名的健康饮食模式，已连续多年被评为最佳饮食模式。地中海饮食能在众多饮食模式中脱颖而出，在于其可获得健康益处，比如减重、降低糖尿病和心血管疾病的发生风险等。但地中海饮食极具地域特色，与我国的饮食文化存在着较大差异，其口味与烹饪方式很难被接受，所以这种饮食模式我们中国人执行起来还是有些不习惯。既然如此，那么有没有一种与地中海饮食益处相近，同时又能被我们中国人所接受的饮食模式呢？那就是江南饮食。

（2）江南饮食——中国的地中海饮食，你试过了吗？

江南饮食是指我国长江中下游地区如浙江、上海、江苏等南方地区为代

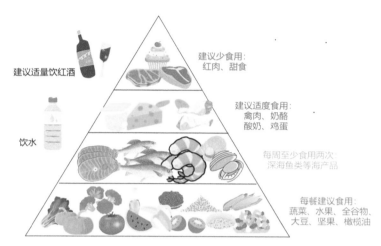

地中海饮食金字塔

表的健康饮食模式。其饮食特点是以全谷物(糙米)和杂豆类代替精制谷物作为主食；新鲜蔬菜水果摄入量充足，咸菜和腌菜的摄入量少；动物性食物以猪肉和鱼虾类为主，鱼虾类摄入量较高，猪肉摄入量低，也就是白肉多红肉少；烹饪油选择不饱和脂肪酸含量高的植物油(如菜籽油)，饮食清淡，少油少盐；烹饪方式多为蒸和煮；适量坚果和奶类。

江南饮食模式可降低超重肥胖、2型糖尿病、心脑血管疾病的发生风险，这与大名鼎鼎的地中海饮食有着相似的健康效果，而且江南饮食更加贴合中国人的饮食习惯，在日常饮食上更容易执行。江南饮食被认为是符合我国居民饮食习惯的改良型地中海饮食，所以被誉为"中国地中海饮食"。

如果你想通过调整膳食结构来改善健康状态，那么不妨试试咱们中国人自己的"中国地中海饮食"——江南饮食吧！

 65. 老年性痴呆的营养计划：如何制定有效的干预策略？

老年性痴呆是一种常见的神经系统退行性疾病。除了药物治疗和心理干预，营养干预也是重要的治疗手段之一。合理的营养摄入可以帮助缓解症状，提高老年人的生活质量，下面一起来了解一下老年性痴呆的营养干预策略吧。

（1）什么是老年性痴呆？

老年性痴呆，也被称为阿尔茨海默病，是一种神经退行性疾病，对大脑神经元的影响较大。这些神经元随着时间的推移会逐渐死亡，导致认知功能衰退和行为障碍。

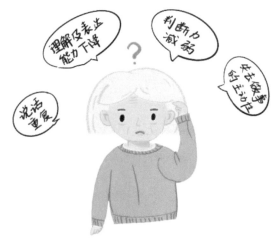

老年性痴呆

（2）老年性痴呆有哪些症状表现？

老年性痴呆的主要症状包括记忆力下降、思维混乱、语言能力受损、情绪不稳定等。通常情况下，根据老年性痴呆症状的严重程度可以将老年性痴呆分为轻度、中度和重度三个阶段。轻度阶段，症状相对较轻，主要表现为记忆力下降，尤其是近事记忆受损，同时可能伴有一些行为和情绪方面的改变。中度阶段，认知障碍加重，同时可能出现失语、失用、失认等症状，日常生活能力明显降低。重度阶段，症状更为严重，患者可能完全无法自理，甚至出现幻觉、妄想等症状。

（3）老年性痴呆的营养策略有哪些？

为了预防和缓解老年性痴呆，建议在日常生活中加强以下五个方面的营养，既包括饮食方面，又包括心理方面，具体参考如下。

①增加蛋白质的供给。蛋白质是人体能量的基本来源，为了满足日常的生理需求，适量的优质蛋白供给是非常有必要的，包括动物性的优质蛋白和豆类、蛋类等素食蛋白，其中，动物性的优质蛋白占50%左右，素食者应该补充

豆类及其制品，每天不少于 60 克。

②降低脂肪和碳水化合物的每日进食比例。脂肪的供给量应该控制在能量的 20%～30%，每天 50～70 g，胆固醇每天摄入控制在 300 毫克以内，碳水化合物的控制占总能量的 50%～65%。

③多补充维生素。在日常生活中，大家都知道，维生素 E、维生素 C 等作为天然抗氧化剂或者抗衰老剂，B 族维生素也是神经修复的重要补充剂，为了维持身体所需的维生素，建议在日常生活中多食用新鲜的蔬菜和瓜果等。

④减少钠盐和铝的摄入。过多的钠会致高血压、冠心病、中风，进而导致血管性痴呆，铝摄入过多也是老年性痴呆的一个重要危险因素，因此，在日常生活中应该注意钠和铝的摄入。

⑤保持乐观的情绪。研究表明，长期情绪低落容易引起认知功能下降，增加晚年老年性痴呆症的风险，因此要保持良好的心态，多读书、多交流，从而让大脑得到一定的锻炼，避免不良情绪的发生。

总的来说，老年性痴呆的营养干预策略需要关注患者的营养需求特点，合理安排膳食结构，增加蛋白质、维生素和矿物质的摄入，保持适量的脂肪摄入。通过合理的营养干预，可以帮助老年性痴呆患者提高生活质量，延缓病情进展。同时，也需要注意保持乐观的情绪，以保持身体健康。

 66. 营养强化食品、特医食品和营养粉剂：该如何选择？

目前市场上的营养强化食品、特医食品及营养素补充剂种类繁多，如何正确挑选成为许多人头疼的问题。认识这三类食品的特点，了解自身需求，有利于作出理性选择。

（1）什么是营养强化食品？怎样挑选合适的配方？

营养强化食品是指添加了一种或多种微量营养素以提高食用人群相应微量营养素摄入量的食品，常用来改善人群中微量营养素摄入不足的问题。常见的有强化钙、铁、碘、锌、维生素 A、维生素 D、维生素 C 等营养素的食谱，如加碘盐、强化营养素的饼干、牛奶、麦片、果汁等。选择营养强化食品时，需要注意以下三点。

①优先通过合理膳食满足自身对各类营养素的需要。只有当膳食不能满足

营养需要时，才根据自身情况选择适当的营养强化食品。

②了解自身需求，针对性选择。购买前查看成分表和营养标签，根据食品中强化的营养素含量和适宜人群，选择相关产品及食用剂量。

③尽管营养强化食品能够补充日常饮食中的不足，但并不意味着越多越好。适量食用是保持身体健康的基本原则。

（2）什么是特医食品？对所有人都适用吗？

特医食品是特殊医学用途配方食品的简称，是为满足进食受限、消化吸收障碍、代谢紊乱或特定疾病状态人群对营养素或膳食的特殊需要而专门加工配制成的配方食品。我国目前将特医食品分为三大类。

①全营养配方食品，可作为单一的营养来源满足目标人群营养需求。

②特定全营养配方食品，可作为单一营养来源满足目标人群在特定疾病或医学状况下的营养需求。

③非全营养配方食品，可满足目标人群部分营养需求。

选择特医食品时，需要注意以下两点。

①了解自身需求，并咨询医师或临床营养师。由于不同的特医食品针对的健康问题不同，例如糖尿病、肾脏疾病、肠道问题等，并且该类产品须在医生或临床营养师的指导下单独食用或与其他食品配合食用，所以在选择前应先了解自身健康状况，最好能记录饮食情况，然后在医师或临床营养师评估后再选择使用。

②遵循专业建议和用量。医生或临床营养师会根据目标对象的情况给予的个体化特医食品选择和使用建议，因此应严格遵循专业指导，不要擅自增减使用量或更换品种，以免影响治疗效果。

（3）什么是营养素补充剂？什么时候需要补充？

营养素补充剂是指以补充维生素、矿物质而不以提供能量为目的的产品，包括单一和复合的补充剂。对于已经出现营养素缺乏临床表现的个体，营养素补充是快速有效的干预措施。选择营养素补充剂需要注意以下三点。

①明确个人需求，包括自己的年龄、性别、生活方式、健康状况及可能存在的营养素缺乏情况。

②查看成分和营养标签，最好在医师或营养师的指导下选择和使用。

③遵循建议用量，过低摄入无法满足需要量要求，过量摄入可能会对身体造成负担甚至带来不良影响。

总之，选择营养强化食品、特医食品或营养粉剂时，应考虑自身健康状况、营养需求和产品特点，关注产品标签，确保安全有效。

67. 吞咽障碍与膳食营养：战胜吞咽障碍有哪些实用攻略？

在生活的舞台上，饮食是不可或缺的一幕。然而，对于那些深受吞咽障碍困扰的人们来说，这幕戏却充满了挑战。每一次的进食都像在冒险，食物不再是满足饥饿与口感的源泉，反而成了潜在的风险。但病友们，不要失去希望，因为科学、细致的膳食营养管理，正是你们重拾饮食乐趣的关键。

（1）如何从医学角度理解吞咽障碍？

《中国吞咽障碍康复管理指南（2023 版）》指出，吞咽障碍是指不能安全有效地将食物由口腔输送到胃内取得足够营养和水分，由此产生的进食困难。

（2）是什么导致了吞咽障碍？

吞咽障碍的病因和发病机制比较复杂，涉及多个系统的问题，神经系统疾病如脑卒中、脑外伤、帕金森病等，这些疾病会影响神经系统的正常功能，导致吞咽障碍；消化系统疾病如食管癌、喉癌等，这些疾病也会在食管或咽喉部形成阻塞或狭窄，影响食物的通过；肌肉骨骼疾病如颈椎病、颞下颌关节紊乱等，这些疾病亦会影响口腔和咽喉部的运动，导致吞咽障碍。

（3）吞咽障碍的病友如何重新享受美食？

①合理安排三餐：吞咽障碍病友应保持规律的饮食习惯，合理安排三餐，确保营养摄入的稳定和充足。尽量避免坚硬、刺激性食物，以免加重吞咽困难。《中国居民膳食指南科学研究报告（2021）》指出，长期遵循平衡膳食模式，是健康长寿和预防膳食相关慢性病的重要基础。

②增加液体摄入：《中国居民膳食营养素参考摄入量（2023）》推荐的居民总碳水化合物摄入量为每天 250~400 克。为吞咽障碍病友提供足够的水、果汁、汤等饮品，能保持口腔湿润。此外，适量增加液体摄入有助于食物的顺利通过，减少误吸和窒息的风险。

③调整食物质地和口感：根据吞咽障碍的严重程度，对食物进行适当调整。将食物加工成细腻的糊状或泥状，便于病友吞咽。同时，注意食物的口感，选择口感丰富、易于消化的食材。

④控制进食速度：指导吞咽障碍病友控制进食速度，避免因进食过快而引起呛咳或误吸。鼓励病友小口进食，充分咀嚼食物后再吞咽。

⑤使用辅助工具：在膳食营养管理过程中，使用一些辅助工具，如搅拌机、榨汁机等，将食物加工成适合吞咽的形式。此外，使用汤匙或吸管等辅助器具也有助于提高进食的便利性和安全性。

综上所述，我们了解了针对吞咽障碍病友的膳食营养管理攻略。希望每一位吞咽障碍病友都能找到适合自己的膳食营养管理方法，早日战胜疾病，重拾健康。

 68. 拯救失眠，药膳方来帮忙：哪些食疗值得试一试?

失眠是指入睡困难（入睡潜伏期超过 30 分钟）、睡眠维持困难（整夜觉醒次数≥2 次或早醒）、睡眠质量下降、总睡眠时间减少（通常<6.5 小时），同时伴有疲劳、情绪低落或激惹、躯体不适、认知障碍等日间功能障碍。《2022 中国国民健康睡眠白皮书》显示近 75%的国人存在睡眠困扰，尤其在 26~45 岁中青年群体中表现突出，且老年人失眠率高达 21%，已经成为威胁公众健康的突出问题之一。《中国睡眠研究报告 2023》数据显示国内成年人失眠发生率高达 38.2%，存在睡眠障碍的人数高达 5.1 亿人。失眠的影响因素包括生理因素、环境因素、生活行为因素及心理因素等。在此，我们将从中医学角度介绍失眠的病因病机及防治策略。

（1）中医学是如何深入剖析失眠之谜的？

中医认为失眠并非单一疾病，而是多种原因导致的一种症状。中医认为失眠与心脏的关系最为密切。心主神明，当心火过旺时，人就容易烦躁不安，晚上难以入睡。脾胃是后天之本，负责消化吸收，如果晚餐吃得过饱或者过晚，脾胃就得加班加点工作，这样不仅影响消化，还会让人睡不安稳。另外，肝气郁结也是导致失眠的常见原因，肝主疏泄，如果情绪压抑，比如工作压力大、感情不顺等，肝气就会郁结，使人夜晚多梦甚至惊醒。中医还认为外界环境的变化也会影响人的睡眠。比如春夏养阳，秋冬养阴，如果不适应季节变化，也可能导致失眠。

（2）防治失眠的中医药膳方有哪些？

①甘麦大枣汤(源自《金匮要略》)。

组成：甘草 20 克，小麦 100 克，大枣 10 枚。

功效：养心安神，和中缓急。

适用人群：心阴不足，肝气失和所致脏躁、心神不宁、精神恍惚、心烦失眠、悲伤欲哭、哈欠频作等。

制备方法：首先，将甘草放入砂锅内，加清水 500 毫升，大火烧开后转小火煎至 200 毫升，过滤取汁；接着，洗净大枣，去除杂质，与小麦一起放入锅中，加水慢火煮至麦熟；最后，加入甘草汁，再次煮沸即可食用。

使用方法及注意事项：空腹温热服；湿盛腹胀满或痰热咳嗽者忌用。

②茯苓山药莲米粥(源自《中医养生与药膳食疗》)。

组成：茯苓 25 克，山药 50 克，莲米 25 克，猪瘦肉末 50 克，粳米 200 克。

功效：益气健脾，养心安神。

适用人群：心脾两虚证所致食少纳差、倦怠无力、心神不宁、心悸失眠、眩晕或面色无华等。

制备方法：将茯苓、山药、莲米、粳米洗净，加入 1500 毫升的清水，用文火慢煮成稀状。

使用方法及注意事项：佐餐食用；味甘，有碍脾胃，故素体肥满，有痰湿内蕴者慎用。

③柏子仁粥(源自《粥谱》)。

组成：柏子仁 15 克，粳米 100 克，蜂蜜适量。

功效：养心补血安神，润肠通便。

适用人群：心血不足所致虚烦不眠、惊悸怔忡、健忘多梦或习惯性便秘、老年性便秘等；血虚所致脱发也有一定的治疗效果。

制备方法：首先，挑选柏子仁，去除其皮壳和杂质，将其捣烂；接下来，将捣烂的柏子仁与粳米一起放入锅内，加入适量的水，用慢火煮至粥稠；最后，加入蜂蜜并搅拌均匀后即可食用。

使用方法及注意事项：温热服；因具有润肠通便作用，故便溏或泄泻者忌服。

④磁石粥(源自《寿亲养老新书》)。

组成：磁石 30 克，粳米 100 克，姜、大葱适量(或加猪腰，去内膜，洗净切条)。

功效：重镇安神。

适用人群：心神不安所致心烦失眠、心悸心慌、头晕头痛等不适。

制备方法：首先，将磁石捣碎后放于砂锅内先煎1个小时，滤汁去渣；接着，砂锅内入粳米（或加猪腰）、生姜、大葱，再倒入之前煎好的药汁，一起煮成粥。

使用方法及注意事项：晚餐温服；因磁石为磁铁矿的矿石，内服后不易消化，故不可多服；脾胃虚弱者慎用。

 69. 美发秘诀：哪些药膳食疗方值得推荐?

脱发和白发是很多人都会面临的头发问题，让人感到忧心和困扰。本文从中医角度，让我们一起来认识头发和具有美发乌发功效的中医药膳方。

（1）听中医解读毛发的秘密有哪些？

中医学对毛发的认识非常丰富，认为毛发不仅是身体的一部分，同时也是反映身体健康状况的一个重要标志。

其一，毛发与肝肾的关系：在中医理论中，肝主疏泄，藏血，而肾藏精，主骨生髓，其华在发。肝肾的健康状态直接影响到毛发的生长和质量。

其二，毛发与血的关系：中医认为"发为血之余"，意味着毛发的营养来源于血液。如果身体血液充盈，那么毛发就会得到充足的营养，表现为浓密、黑亮；反之，则可能导致脱发、白发等问题。

其三，毛发与心的关系：中医还认为"心主神明，其华在面，其窍在舌，其苗在发"。这表明毛发的生长也与心脏功能有关。

其四，毛发与肺的关系：肺主皮毛，肺的功能正常，可以使得皮肤致密，毛发光泽。当然，当出现脱发、白发、枯黄等毛发异常问题，可能是身体内部某些不平衡或疾病所致。例如，过度的脱发可能与肾虚或血热有关；早生白发可能与肝肾不足有关。

（2）中医药膳方里藏着哪些美发秘诀？

①花生大枣炖猪蹄（源自《中华临床药膳食疗学》）。

组成：猪蹄1000克，花生米（带红衣）100克，大枣40枚，以及黄酒、酱油、白糖、葱、生姜、味精、花椒、大茴香、食盐适量。

功效：补益气血，养发生发。

适用人群：气血亏虚所致毛发枯黄，容易脱落，稀少而早白者，并伴有面色不华、心悸气短、自汗乏力等；

制备方法：首先，将猪蹄清理干净，刮去毛发并彻底洗净，剖开砍成段块。接着，把花生米和大枣洗净，葱切段和姜切片备用。然后，在砂锅中先将猪蹄煮至四成熟后捞出后用酱油搽涂均匀，再放入植物油炸至黄棕色。随后，将猪蹄返回洗净的砂锅中，注入清水，放入花生米等材料。最后，用大火烧开后转小火炖至熟烂。

使用方法及注意事项：分四顿佐餐食用，连服 10～15 日；阳虚痰湿内盛体质者禁服。

②瓜子芝麻糊（源自《千金翼方》）。

组成：甜瓜子、白芷、当归、川芎、炙甘草各 60 克，松子仁 30 克，糯米 150 克，黑芝麻 500 克。

功效：补血活血，养发润肤。

适用人群：气血两虚所致的头发早白，稀少等；也可防摔抗老。

制备方法：首先，将白芷、当归、川芎、炙甘草煎煮；然后，用这些药汁浸泡糯米、甜瓜子和松子仁，晒干后再次浸泡，直至药液全部使用完毕；最后，将糯米、甜瓜子、松子仁和芝麻一起炒香，研磨成细粉。

使用方法及注意事项：每次服用 30 克，用沸水冲成糊食用，每天 2 次。具有通便作用，故脾虚便溏者慎用。

③七宝美髯蛋（源自《本草纲目》）。

组成：白茯苓 60 克，怀牛膝 30 克，当归 30 克，枸杞子 30 克，菟丝子 30 克，补骨脂 40 克，生鸡蛋 10 个，肉桂 6 克，茶叶 3 克，葱、生姜、食盐、白糖、酱油各适量。

功效：益肝肾，壮筋骨，乌须发。

适用人群：肝肾不足所致的白发、脱发、不育、腰膝酸软等。

制备方法：首先，将所有药材一起放入砂锅内，加适量水。然后，用大火煮沸后改用小火慢煮 10 分钟，取出鸡蛋并剥去蛋壳，再将鸡蛋放回药汤内用小火煮 20 分钟即可。值得一提的是，含有药材成分的卤水可重复使用 3～4 次，每次加入 10 个鸡蛋同煮。但切记，卤水须冷藏防腐，并且每次煮蛋须稍加调味品。

使用方法及注意事项：每日食 2～3 个鸡蛋。有大便溏泄及有痰湿者不宜。

④煮料豆（源自《增补内经拾遗方论》）。

组成：枸杞子 24 克，生地黄、熟地黄、当归、炒杜仲、牛膝各 12 克，菊花、甘草、川芎、陈皮、白术、白芍、牡丹皮各 3 克，黄芪 6 克，盐 18 克，黑豆 500 克。

功效：乌须黑发，固齿明目。

适用人群：精血不足所致的白发，头晕心悸，面色、口唇、爪甲淡白等。

制备方法：将上述中药材同黑豆煮透，去药，将黑豆晒干。

使用方法及注意事项：当消闲零食食用，每天 30～50 克。

⑤蟠桃果（源自《景岳全书》）。

组成：猪腰 2 只，芡实 60 克，莲子肉（去心）60 克，大枣肉 30 克，熟地黄 30 克，胡桃肉 60 克，大茴香 10 克。

功效：补脾益肾，美颜乌发。

适用人群：脾肾亏虚所致精气不足、须发早白、腰酸腿软、男子遗精或女子带下等。

制备方法：首先，将猪腰洗净并去筋膜；然后，将大茴香磨成粗末后置入猪腰内；接下来，将猪腰与莲子、芡实、枣肉、熟地黄和胡桃肉一同入锅中，加水大火煮沸后改为小火慢炖，直至猪腰烂熟为止；最后，添加盐及其他调味品即可。

使用方法及注意事项：饮汤，1 日内服完，连用 7 日；只适用于脾肾亏虚体质；如中满痞胀或大便燥结者忌用；不宜与牛奶同服以避免加重便秘。

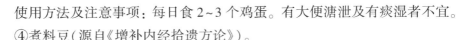

70. 养颜秘诀：护肤养颜的药膳佳品有哪些？

爱美是人类的天性，无论男女老少，都希望自己变得更美丽动人。古代文人雅士常常以"玉肌冰肤"来形容女子的美丽，白皙的肌肤被视为高贵、纯洁和端庄的象征。而现代社会，虽然审美观念有所改变，但肤白依然是很多人心目中的理想肤色之一。

（1）中医学如何深入解析润肤养颜的古老智慧？

中医对润肤养颜的认识非常深入，认为皮肤的健康与美丽与内外因素都有关系。

其一，内外因素共同作用。中医认为，皮肤的健康与美丽不仅受内因的影响，也受外因的影响。内因包括体质、饮食、情绪等方面，外因包括气候、环境、化妆品等方面。因此，要达到润肤养颜的效果，需要从内外两方面入手。

其二，气血充足是基础。中医认为，气血是维持人体正常生理功能的重要物质基础。皮肤作为气血运行的窗口，气血充足才能使皮肤光滑细腻、有弹性。因此，通过调节饮食、运动等方式来促进气血循环是非常重要的。

其三，调理脏腑是关键。中医认为，人体的脏腑器官与皮肤之间存在着密切的联系。例如，肺主皮毛、肝主筋脉、脾主肌肉等。因此，通过调理脏腑功能来达到润肤养颜的效果也是非常有效的。具体方法包括食疗、按摩或针灸等。

其四，注意防晒和保湿。中医认为，阳光中的紫外线会对皮肤造成伤害，导致皮肤干燥、老化等问题。因此，要注意做好防晒工作。同时，保持皮肤的湿润也是非常重要的。可以使用一些天然的保湿剂，如芦荟胶、蜂蜜等。

总之，中医对润肤养颜的认识非常全面，不仅关注皮肤的外观和功能，还注重其与整体的关系。通过综合调理内外因素，可以达到润肤养颜的效果。

（2）哪些中医药膳方能让你的皮肤焕发自然光泽？

①玫瑰五花糕（源自《赵炳南临床经验集》）。

组成：干玫瑰花 25 克，红花、鸡冠花、凌霄花、野菊花各 15 克，大米粉、糯米粉各 250 克，白糖 100 克。

功效：行气解郁，凉血活血，疏风解毒，润肤养颜。

适用人群：肝气郁结所致的情志不舒，胸中郁闷，面上雀斑，黄褐斑或脉弦等。

制备方法：首先，将玫瑰花、红花、鸡冠花和野菊花等干花揉碎备用。接着，将大米粉与糯米粉拌匀，并将糖用水溶开。然后，将揉碎的花朵拌入粉末中，迅速搅拌，并慢慢加入糖水，使粉末均匀受潮并呈现出半透明的颜色，形成糕粉。糕粉的湿度应该达到用手捏一把可以成团，放开后轻轻一揉就会散开的程度。最后，将糕粉过筛后放入糕模内，用大火蒸 12~15 分钟即可。

使用方法及注意事项：当点心吃，每次 30~50 克，每日 1 次；因行气活血作用较强，故在气虚、血虚时，以及女性经期、孕期、哺乳期忌用。

②红颜酒（源自《万病回春》）。

组成：核桃仁、小红枣各 60 克，甜杏仁、酥油各 30 克，白蜜 80 克，黄酒

1500 毫升。

功效：滋补肺肾，补益脾胃，润滑肌肤，悦泽容颜。

适用人群：脾肾两虚所致的面色憔悴，未老先衰，皮肤粗糙等。

制备方法：首先，将核桃仁和红枣捣碎成细末；然后，将杏仁去皮尖，煮至四五沸后捞出晒干，并捣碎成细末；接着，用蜂蜜和酥油溶解开后倒入酒中；最后，将上述三味药材加入酒内浸泡，七天后即开取享用。

使用方法及注意事项：每日早、晚空腹饮用，每次 10～20 毫升；阴虚火旺者忌服。

③薏苡仁茯苓粥（源自《家庭中医食疗法》）。

组成：薏苡仁 200 克，茯苓 10 克，粳米 200 克，鸡脯肉 100 克，干香菇 10 个。

功效：健脾利湿，润肤美容。

适用人群：脾胃虚弱所致的皮肤浮肿，面色暗淡，面部扁平疣等。

制备方法：首先，将薏苡仁用热水浸泡一夜，第二日捞出沥干水分。接着，泡发香菇并去掉木质部分，洗净后切成丁状。然后，将鸡脯肉去皮洗净，放入锅中煮 30～40 分钟后捞出切成肉丁。同时，将粳米洗淘干净，并将茯苓研磨成粉末备用。接下来，将薏苡仁用 7 倍量的清水，用武火煮沸后转到文火慢煮至能用手捏烂的程度。另外，将粳米加入 5 倍量的清水煮熟 1 小时。最后，将两种粥合并，加入香菇、鸡肉丁和茯苓粉再一起煮，直到煮稠为止。

使用方法及注意事项：服用时可加调料。肾阳虚弱所致的面色黧黑，或阴虚火旺所致的面部红斑疹，或面部扁平疣而见阴虚较重的患者，均不宜服用。

④燕窝粥（源自《本草纲目拾遗》）。

组成：燕窝 10 克，糯米 100 克，冰糖 10 克。

功效：润肺补脾，养阴润燥，延年驻颜。

适用人群：元气虚损所致的面色不华、颜容憔悴、咳嗽痰喘、咯血吐血等。

制备方法：首先，将燕窝用开水中浸泡至松软，待水冷后更换为清水；然后，摘去绒毛和污物，洗净后放入碗中，加入 100 毫升清水蒸 30 分钟，直到燕窝完全膨胀；接着，将糯米浸泡 24 小时，洗净后放入锅煮沸；最后，待米粒开始破裂时，加入燕窝和冰糖，改用文火煮熬至熟烂，即可食用。

使用方法及注意事项：每日 1 次，连服 7～10 天；肺胃虚寒、湿痰停滞及有表邪者忌用。

⑤枸杞子酒(源自《延年方》)。

组成：枸杞子 200 克，低度米酒 2 升。

功效：补脾益肾，美颜乌发。

适用人群：适用于腰膝酸软、须发早白、耳鸣等，也可用于日常养颜美容。

制备方法：首先，用清水将枸杞子洗净并剪碎；然后，放入一个细口瓶中；接着，向瓶中加入约 2 升低度米酒，并密封瓶口；最后，每日摇晃 1 次瓶子，浸泡一周后即可开瓶饮用。

使用方法及注意事项：每日晚餐或临睡前饮用 10~20 毫升，瓶中酒可边饮边加(共加约 150 毫升)，枸杞子可直接食用。本药膳方对外邪实热，脾虚有湿及泄泻者忌服。

 71. 长寿秘诀：哪些药膳方具有延年益寿的神奇效果？

延年益寿是人们对长寿健康的向往和追求。在追求长寿的过程中，人们常常寻找各种方法和策略，包括保持健康的生活方式、均衡饮食、适量运动，以及尝试一些传统的保健方法，如中草药等。

(1)中医学里隐藏着哪些长寿秘诀？

中医学认为，长寿的秘诀在于保持身体的阴阳平衡、气血畅通、脏腑功能协调等方面。

其一，阴阳平衡。中医理论认为，人体的健康与长寿取决于阴阳平衡的状态。阴阳失衡会导致各种疾病的发生，影响寿命。因此，保持阴阳平衡是实现长寿的关键。

其二，气血畅通。气血是人体生命活动的基础，气血畅通有助于维持脏腑功能的正常运作，预防疾病，延缓衰老。中医通过调理气血，使人体达到一个健康的状态，从而延长寿命。

其三，脏腑功能协调。中医认为，脏腑功能的协调是长寿的基础。脏腑功能失调会导致疾病的发生，影响寿命。因此，保持脏腑功能的协调对于实现长寿至关重要。

其四，精神养生。中医强调精神养生对于长寿的重要性。保持良好的心态，避免过度的情绪波动，有助于身心健康，延长寿命。

其五，饮食调养。中医认为，合理的饮食调养对于长寿非常重要。根据个人体质和季节变化，选择适合自己的食物，有助于保持身体健康，延长寿命。

其六，运动养生。中医强调运动养生对于长寿的重要性。适当的运动可以增强体质，提高免疫力，预防疾病，延缓衰老。

其七，调整作息。中医认为，合理的作息对于长寿非常重要。保持良好的作息习惯，有助于身心健康，延长寿命。

（2）哪些神奇的中医药膳方能助你延年益寿？

①八宝饭（源自《方氏脉症正宗》）。

组成：芡实、山药、莲子、茯苓、党参、白术、薏苡仁、白扁豆各6克，糯米150克，冰糖适量。

功效：益气健脾，养生延年。

适用人群：脾虚体弱所致食少便溏、倦怠乏力等。

制备方法：首先，将党参、白术和茯苓煎煮以取汁；接着，将糯米淘洗干净，并将芡实、山药、莲子、薏苡仁和白扁豆磨成粗末后与糯米混合；然后，将煎煮好的党参、白术和茯苓汁液及冰糖加入混合物中，上笼蒸熟。此外，也可以直接加水煮熟。

使用方法及注意事项：当主食食用；阴虚津枯者不宜久服。

②补虚正气粥（源自《医方类聚》）。

组成：炙黄芪30克，人参3克，粳米100克，白糖适量。

功效：益气补虚，健脾和胃。

适用人群：脾胃虚弱所致的心慌气短、体虚自汗、慢性泄泻、脾虚久痢、食欲不振、气虚浮肿等。

制备方法：首先，将炙黄芪和人参切成薄片，用冷水浸泡30分钟。然后，将这些药材放入砂锅煎煮至沸腾，随后转小火炖煮成浓汁。取汁后，再次加水煎煮以获取第二次药汁，并去除药滓。接着，将两次煎药液合并，分成两份，每日早晚各取一份，与适量粳米和水一起煮粥。最后，粥煮熟后，加入少许白糖，稍煮片刻即可食用。

使用方法及注意事项：每日服1剂，3~5日为一疗程，间隔2-3后再服。根据"十八反"及"十九畏"，忌萝卜、茶叶；实证、热证忌服。

③九仙王道糕（源自《万病回春》）。

组成：莲子12克，炒麦芽、炒白扁豆、芡实各6克，炒山药、茯苓、薏苡仁各 12 克, 柿霜 3 克, 白糖 60 克, 粳米 100~150 克。

功效: 益气补虚, 健脾和胃。

适用人群: 元气不足, 脾胃虚衰所致的虚劳瘦弱、腹胀泄泻等。

制备方法: 以上药食共为细末, 和匀, 蒸制成米糕。

使用方法及注意事项: 酌量服食, 连服数周。

④地仙煎(源自《饮膳正要》)。

组成: 山药 500 克, 杏仁 180 克, 生牛奶子 360 克。

功效: 健脾益肺, 清热化痰。

适用人群: 痰湿阻窍所致的记忆力减退, 心神不安, 悲忧不乐, 头昏头晕, 口中黏腻, 痰多腹胀, 胃纳不佳, 恶心胸闷, 神情恍惚, 或耳中轰响, 或呵欠连天等。

制备方法: 首先, 将杏仁用清水浸泡; 然后, 去皮和尖头, 研磨成细粉; 接着, 添加山药和生牛奶子, 一起搅拌并绞取汁液; 再接着, 将这些混合物放入砂罐中, 加入适量的清水并密封好; 最后, 用文火慢煮 24 小时。

使用方法及注意事项: 每日早晨空腹服 1 汤匙。

⑤长生固本酒(源自《寿世保元》)。

组成: 枸杞子、天门冬、五味子、麦门冬、山药、人参、生地、熟地各 60 克, 白酒 3 升。

功效: 养心安神, 乌发延年。

适用人群: 气阴两虚所致腰腿酸软、神疲体倦、四肢无力、唇燥口干、心悸健忘、失眠多梦、头晕目眩、须发早白等。

制备方法: 首先, 将人参、山药、生地黄、熟地黄切成片状, 枸杞子、五味子拣净杂质, 并将天门冬和麦门冬切成两半。然后, 将所有药材装入绢袋中, 并扎紧袋口。接着, 将酒倒入干净的酒坛里, 放入药袋, 用湿棉纸封固酒坛口并加盖。之后, 再将酒坛置于锅中, 隔水加热蒸约 1 小时。蒸熟后, 取出酒坛让其自然冷却, 然后埋入土中以去除火毒。3~5 日后, 取出酒坛, 开封后去掉药袋, 并用纱布过滤一遍。最后, 将酒贮入干净的瓶子中静置 7 日即可饮用。

使用方法及注意事项: 每日早、晚各 1 次, 每次饮服视酒量大小, 一般为 50~100 毫升; 凡症属阴盛阳衰、痰湿较重者, 或久患滑泄便溏者, 不宜服用。

⑥延年草(源自《养老奉亲书》)。

组成: 青橘皮 120 克, 甘草 60 克, 小茴香 30 克, 食盐 75 克。

功效：健脾和胃，通腑行滞。

适用人群：脾胃不足所致腹胀、胃寒等。

制备方法：首先，将甘草研磨成细末，同时将食盐炒热后溶解在水中制成浓盐水。然后，清洗青橘皮以去除苦味。接着，将青橘皮、甘草、小茴香与浓盐水混合拌匀，并密闭10小时，期间每小时摇晃1次。之后，用慢火将混合物炒干，注意不要炒焦。最后，去除甘草和小茴香即可享用。

使用方法及注意事项：服食青橘皮，每日服1~2片；老人小儿皆可服，尤宜老人，清晨食后嚼数片，有养生之效；如伤及生冷及果实蔬菜之类，即嚼数片，气通则无恙；阴虚火旺者慎用本膳。

 72. 明目秘诀：如何正确使用中医药膳达到明目增视？

眼睛，作为我们身体中非常重要的感觉器官之一，承担着接收视觉信息的任务，让我们能够看到五彩斑斓的世界。随着现代科技的飞速发展和生活方式的巨大改变，长时间盯着电脑、手机、平板等电子屏幕导致用眼不适、眼干、眼疲劳、视力下降等问题逐渐成为现代人普遍面临的眼健康隐患。当然，不良的用眼习惯还可能导致眼部疾病的发生，如近视、散光、老花等问题。因此，保护眼睛健康关乎我们的生活质量和幸福感，在此聊聊中医学对眼睛的认识。

（1）中医学如何深入解析眼睛的奥秘？

中医学对眼睛的认识非常深入，它将眼睛视为一个与全身健康密切相关的器官，并提出了一系列独特的理论。其一，五脏六腑与眼睛的关系。眼睛是肝的窗户，肝主疏泄，肝气通则目明，肝气不通则目暗。同时，肾藏精，精能生髓，髓连于脑，脑为目之后窍，所以肾也与眼睛的健康有关。其二，气血与眼睛的关系。眼睛的视力依赖于气血的滋养。气血充足，眼睛才能看清楚；气血不足，眼睛就会出现视力模糊等问题。其三，阴阳平衡与眼睛的关系。阴阳失衡会导致眼睛疾病。例如，阴虚火旺会导致眼睛干涩、疼痛；阳虚则可能导致眼睛看东西模糊。

中医学对眼睛疾病的治疗主要是通过调整全身的气血和阴阳平衡来实现的。例如，对于肝血不足导致的视力模糊，可以使用当归、枸杞、菊花等补血明目的中药；对于肾虚导致的眼病，可以使用熟地黄、山药、枸杞等补肾的中药。此外，中医学还强调预防眼睛疾病的重要性。这包括保持良好的生活习惯，避免过度用眼，定期进行眼部检查等。

（2）哪些中医药膳方能助你明目增视？

①人参枸杞酒（源自《家庭药膳》）。

组成：人参 20 克，枸杞子 350 克，熟地黄 100 克，冰糖 400 克，白酒10 升。

功效：柔肝养阴，明目增视，养血乌发，强壮腰膝。

适用人群：肝肾阴虚证所致的头昏眼花、视物不明、目生翳障；无病常饮，亦有强身益寿之效。

制备方法：首先，将人参、枸杞子和熟地装入布袋中，并扎紧口备用。接着，将冰糖加入锅中，加入适量的水加热至完全熔化并煮沸，继续炼至颜色变黄。趁热用纱布过滤去渣备用。然后，将白酒装入酒坛，并将装有人参、枸杞子和熟地的布袋放入酒中，加盖密闭浸泡 10~15 天，每天搅拌一次。当药材的味道变淡后，用细布滤除沉淀物。最后，加入冰糖搅匀，再静置过滤，直至酒体清澈透明即成。

使用方法及注意事项：根据酒量，每次饮 10~30 毫升。本品为酒精制剂，少用则养血和血，多饮则伤肝损目。

②杞实粥（源自《眼科秘诀》）。

组成：芡实 21 克，枸杞子 9 克，粳米 75 克。

功效：聪耳明目，延年益寿。

适用人群：脾肾两虚所致的老人视力减退，眼目昏花。

制备方法：首先，将芡实、枸杞子和粳米分别用沸水浸泡透。然后，去除多余的水分，放置一夜。第二日早晨，使用砂锅将水煮沸后，先加入芡实煮至四五沸，接着加入枸杞子煮三四沸。最后，放入粳米，继续煮至粥体浓稠香甜。切记，煮粥时一次性加足水量，中途不要添加冷水。

使用方法及注意事项：粥成后空腹食之，以养胃气。

③猪肝羹（源自《太平圣惠方》）。

组成：猪肝 100 克，葱白 15 克，鸡蛋 2 枚，豆豉 5 克，食盐、酱油、料酒、淀粉各适量。

功效：补血养肝，护睛明目。

适用人群：肝血两虚所致老年人视物昏花，两目干涩或青年近视。

制备方法：首先，将猪肝切成小片，并加入食盐、酱油、料酒和淀粉拌匀。接着，打散鸡蛋备用。然后，将葱白切碎。在锅中水煮豆豉至软烂，随后加入猪肝和葱白翻炒，待猪肝快熟时，倒入鸡蛋液，快速翻炒均匀即可。

使用方法及注意事项：佐餐食之。

④归圆杞菊酒（源自《摄生秘剖》）。

组成：当归身（酒洗）30 克，龙眼肉 240 克，枸杞子 120 克，甘菊花 30 克，白酒 3500 毫升，烧酒 1500 毫升。

功效：补益肝肾，强筋壮骨。

适用人群：精血不足所致的目暗不明、头昏头痛、面色萎黄、心悸失眠、腰膝酸软。

制备方法：首先，将所有药材装入绢袋中，并将其悬挂在酒坛中。接着，倒入白酒和烧酒，确保坛口密封牢固。然后，将酒坛存放在阴凉处，静置贮藏 1 月余，即可开封饮用。

使用方法及注意事项：不拘时，随意饮之。

⑤养肝明目汤（源自《实用食疗方精选》）。

组成：枸杞子 30 克，蒺藜子 12 克，女贞子 12 克，车前子 15 克，白菊花 15 克，猪肝 90 克。

功效：补益肝肾，清热明目。

适用人群：肝肾阴虚、肝热上扰所致视物昏暗。

制备方法：首先，将上述药材分别洗净、干燥并研磨成粗末。然后，混合均匀后装入瓶中备用。每次使用时，取出 15 克药末煎煮成汤液。同时，将猪肝切成薄片，可以选择煮汤服或蒸服的方式食用。

使用方法及注意事项：服时加少许盐调味，佐餐食或食后服均可；宜少食辛辣刺激、肥腻油甘之品，并忌烟、酒。

 73. 益智秘诀：药膳食疗真能帮助你保持思维敏捷吗？

大脑是人类中枢神经系统中最为重要的器官之一，它位于头部，控制着我们的思维、情绪、记忆、运动及各种感官的功能。大脑控制我们的意识和行为，帮助我们做出决策和解决问题，同时也负责我们的感知能力，让我们能够感知周围世界的事物。大脑还负责调节我们的情绪和内分泌系统，影响我们的情绪和行为反应。接下来，从中医角度来分析益智健脑。

（1）中医学如何解密智力奥秘？

中医对智力的认识主要基于其独特的"精气神"理论。在中医理论中，智力被视为是人体精气神的一种表现，与五脏六腑的功能密切相关。精是构成人体生命活动的基本物质，包括遗传信息和生长发育的物质基础。精的充足与否直接影响到人的智力发展；气是人体生命活动的动力，包括生命力和生理功能。气的强弱直接影响到人的思维敏捷度和反应速度；神是人体精神活动的总称，包括意识、思维、情感等。神的旺盛与否直接影响到人的记忆力、理解力和创造力。五脏六腑的功能状态也会影响到人的智力。例如，心主神明，心脏功能不好的人可能会出现记忆力减退、注意力不集中等问题；肝主疏泄，肝功能不好的人可能会出现情绪波动大、思维混乱等问题。

（2）哪些中医药膳方能益智？

①琼玉膏（源自《洪氏集验方》）。

组成：人参60克，茯苓200克，白蜜50克，生地黄800克。

功效：健脾补肺，滋肾填精，益髓健脑。

适用人群：气阴精髓不足所致的心悸，疲倦乏力，记忆力低下，注意力不集中等；

制备方法：首先，将人参和茯苓制成粗粉。接着，将生地黄绞汁，将这些粗粉、汁水与白蜜搅拌均匀后装入瓷器容器内，封口。然后，用大锅装满净水，将装有药材的瓷器放入锅中，采用隔水炖的方法，先使用大火煮沸，再转为小火慢熬，持续72小时。熬制完成后，取出并重新密封容器口，再将其浸入冷水中，确保冷水不渗入容器内，浸泡一天。之后，再次将容器放入锅中，炖煮1天1夜即可服用。

使用方法及注意事项：每次服10毫升，每天早、晚各服1次；阳虚畏寒，痰湿过盛者不宜多食。

②水芝汤（源自《医方类聚》）。

组成：莲子60克，甘草12克。

功效：养心宁神，益髓健脑，补虚助气。

适用人群：心肾不交所致的心烦，失眠，健忘等。

制备方法：首先，将莲子连同皮和心一起炒香；然后，碾磨成细腻的粉末；

接着，将甘草炒熟后也研磨成细粉；最后，将莲子粉与甘草粉混匀即可。

使用方法及注意事项：每次服用12克，加少许食盐，滚开水冲服。该方简单而实用，是各个年龄阶层的养生佳品。

③山莲葡萄粥（源自《中华药粥谱》）。

组成：生山药50克，莲子50克，葡萄干50克，白糖适量。

功效：健脾益气，养心益智。

适用人群：心脾两虚所致的形体瘦弱、烦躁失眠、口燥咽干、身疲乏力、遗精盗汗、记忆力减退等。

制备方法：首先，将三种食材彻底清洗干净；然后，将它们一同放入沸水锅中熬煮成粥即可使用。

使用方法及注意事项：根据个人口味，可以加入适量的白糖来食用。每日早、晚温热服食。

④神仙富贵饼（源自《遵生八笺》）。

组成：炒白术、石菖蒲各250克，山药1000克，米粉、白糖各适量。

功效：健脾化痰，开窍益智。

适用人群：痰湿阻窍所致的记忆力减退，心神不安，悲忧不乐，头昏头晕，口中黏腻，痰多腹胀，胃纳不佳，恶心胸闷，神情恍惚，或耳中轰响，或呵欠连天等。

制备方法：首先，将白术和石菖蒲用米泔水浸泡一天后切片，再加入一小块石灰共煮透，以去除苦味。煮熟后，去掉石灰，然后加入山药共研为粉末。接着，加入适量的米粉和少量水，搅拌均匀后制成饼，最后蒸熟即可食用。

使用方法及注意事项：服食时可佐以白糖。

⑤金髓煎（源自《寿亲养老新书》）。

组成：枸杞子不拘多少，米酒适量。

功效：填精补髓。

适用人群：肝肾不足所致心智衰减，体力不支等；适用于老年人。

制备方法：首先，选取红熟的枸杞子，去掉蒂子及杂质。接着，用米酒浸泡枸杞子，并用蜡纸将容器封口，确保密封不透气。浸泡大约15天后，过滤出枸杞子，将其在砂盆中研磨成泥，再用细布过滤，去除渣滓。最后，将浸泡枸杞子的酒和过滤得到的药汁混合均匀，用砂锅慢火熬制成膏状，期间须不断搅拌以防粘锅。熬制完成后，将膏体装入干净的瓶器中，密封保存。

使用方法及注意事项：每服 20~30 毫升，早、晚各 1 次；脾虚有湿及泄泻者忌服。

74. 抗疲劳的秘诀：哪些药膳食疗方能助你甩掉疲劳？

当我们长时间处于高强度工作、学习或运动状态下，身体会逐渐变得疲惫，这就是疲劳的一种表现。那么，如何判断自己是否处于疲劳状态呢？身体疲劳的表现包括肌肉酸痛、力量下降、眼睛干涩或头晕等。心理疲劳则表现为注意力不集中、情绪波动大、记忆力减退等。当我们出现这些症状时，就需要警惕可能已经处于疲劳状态了。下文拟从中医角度来认识和改善疲劳。

（1）中医学是如何深入剖析疲劳，并帮你找到舒缓之道的？

中医学认为，疲劳是由多种因素引起的一种生理现象，主要表现为身体乏力、精神不振、记忆力减退等。中医学将疲劳分为实证和虚证两种类型，实证疲劳主要由外邪侵入或过度劳累引起，虚证疲劳主要由体虚或慢性疾病引起。实证疲劳的主要症状是全身酸痛、头痛、口渴、恶寒、发热等。中医认为，这是由于风、寒、湿、热等外邪侵入体内，阻碍了气血的正常运行，导致身体疲劳。治疗实证疲劳的方法主要是祛邪和调理气血，常用的中药有银翘解毒片、感冒清热颗粒等。虚证疲劳的主要症状是全身乏力、精神不振、记忆力减退、食欲不振等。中医认为，这是由于体虚或慢性疾病导致气血不足，不能滋养身体，因此产生疲劳。治疗虚证疲劳的方法主要是补气养血，常用的中药有人参、黄芪、当归、枸杞等。中医学认为，保持良好的生活习惯也是预防和治疗疲劳的重要方法。这包括保持充足的睡眠，避免过度劳累，保持良好的饮食习惯，适当进行体育锻炼等。

（2）哪些神奇中医药膳配方能帮你甩掉疲劳、重拾活力？

①芪蒸鹌鹑（源自《食疗本草》）。

组成：鹌鹑 2 只，黄芪、生姜、葱各 10 克，清汤 100 毫升，胡椒粉、食盐各适量。

功效：益气健脾。

适用人群：脾气虚证所致的消瘦无力、泄泻、营养不良；也适于老年人、产妇及体弱者食用。

制备方法：首先，将鹌鹑宰杀后去除羽毛、内脏和爪子，并彻底清洗干净。然后，将鹌鹑在沸水中汆一分钟，随后捞出备用。接下来，将切成薄片的黄芪、生姜片和葱一起填入鹌鹑腹内，放入蒸碗中，加入清汤，并用湿棉纸封口。将蒸碗放入笼蒸中，蒸大约30分钟。蒸熟后，揭去棉纸，倒出原汁，加入适量的食盐和胡椒粉等调好味。最后，将鹌鹑扣入碗中，浇上原汁即可享用。

使用方法及注意事项：饮汤，食肉，隔日1次；慎与蘑菇同食。

②猪肚方(源自《寿亲养老新书》)。

组成：猪肚1具，人参3克，干姜3克，花椒3克，葱白7茎，糯米250克。

功效：补气助力，健脾和胃。

适用人群：脾胃虚弱所致的虚羸乏力，精神萎靡，头晕昏沉，行动迟缓等。

制备方法：首先，将人参、干姜和花椒研磨成粗粉，把葱白和糯米捣烂后与粉末混合均匀。然后，将混合物填入猪肚中，并封好口。最后，将猪肚放入锅中，加入5升水，用小火炖至熟透。

使用方法及注意事项：空腹温服。实证、热证而正气不虚者忌服；服用本药膳忌用藜芦、五灵脂、皂荚；不与萝卜同食。

③田七白芍蒸鸡(源自《中华临床药膳食疗学》)。

组成：三七20克，白芍10克，肥母鸡1500克，黄酒50毫升，生姜20克，葱50克，味精、食盐各适量。

功效：养血补虚，填补壮骨。

适用人群：气血不足所致体虚气弱及产妇等。

制备方法：首先，将鸡肉处理干净并切成核桃大小的块状，平均分成10份放入蒸碗中。然后，取一半量的三七磨成粉末备用，剩下的一半蒸软后切成薄片。接着，将三七片和葱姜片分别摆放在每个碗中，倒入白芍的水煎液、黄酒和食盐。将所有蒸碗放入笼蒸中，蒸大约2小时。蒸好后，取出汤汁倒入锅中，加入三七粉煮沸约2分钟，最后调入味精，分别装入10个蒸碗内即可。

使用方法及注意事项：因三七有活血化瘀作用，故孕妇慎用；性偏温，阴虚火旺，虚热口干者忌用。

④肉桂肥鸽(源自《中国传统性医学》)。

组成：肉桂3克，肥鸽1只。

功效：补益肝肾，强筋壮骨。

适用人群：肝肾不足所致的少气乏力等症，尤其适用于脑力劳动者。

制备方法：将鸽子宰杀后去除羽毛及内脏，并与肉桂一同置于大汤碗内，加入清水，盖上盖子，使用隔水炖的方法将其煮熟。煮熟后，去掉肉桂滓。

使用方法及注意事项：饮汤，食鸽肉，隔日 1 次。

⑤虫草炖老鸭(源自《本草纲目拾遗》)。

组成：冬虫夏草 5 根，老雄鸭 1 只，葱、黄酒、生姜、胡椒、食盐、酱油适量。

功效：补虚损，益肺肾，止喘咳。

适用人群：肺肾亏虚所致病后虚损，身体羸弱，腰膝酸痛，阳痿遗精，以及久咳虚喘，咳嗽痰血。

制备方法：首先，将鸭子去内脏并彻底清洗干净，然后将鸭头劈开。接着，将虫草放于鸭头中，用线扎好。最后，按照常规方法加入调味品，煮至鸭肉烂熟即可食用。

使用方法及注意事项：外感表邪咳喘者不宜服用。

参考文献

［1］　中国营养学会. 中国居民膳食指南（2022）［M］.北京：人民卫生出版社，2022.

［2］　Zhubi – Bakija F, Bajraktari G, Bytyçi I, et al. International Lipid Expert Panel （ILEP）. The impact of type of dietary protein, animal versus vegetable, in modifying cardiometabolic risk fac。tors：A position paper from the International Lipid Expert Panel （ILEP）［J］. Clin Nutr, 2021, 40（1）：255-276.

［3］　中国营养学会.中国居民膳食营养素参考摄入量（2023 版）［M］.北京：人民卫生出版社，2023.

［4］　杨月欣.中国食物成分标准版（第 6 版/第二册）［M］.北京：北京大学医学出版社，2019.

［5］　Saint-Maurice PF, Troiano RP, Bassett DR Jr, et al. Association of Daily Step Count and Step Intensity With Mortality Among US Adults［J］.JAMA. 2020, 323 （12）：1151-1160.

［6］　Tudor-Locke C, Han H, Aguiar EJ, et al. How fast is fast enough? Walking cadence （steps/min） as a practical estimate of intensity in adults：a narrative review［J］. Br J Sports Med, 2018, 52（12）：776-788.

［7］　Paluch AE, Gabriel KP, Fulton JE, et al. Steps per Day and All-Cause Mortality in Middle -aged Adults in the Coronary Artery Risk Development in Young Adults Study［J］. JAMA Netw Open, 2021, 4（9）：e2124516.

［8］　Diaz KM, Howard VJ, Hutto B, et al. Patterns of Sedentary Behavior and Mortality in U.S. Middle-Aged and Older Adults：A National Cohort Study［J］. Ann Intern Med, 2017, 167（7）：465-475.

［9］　郭世峰，崔旭宇，危玲.浅药膳的历史和发展［J］.中国民间疗法. 2023.31（14）.11 -14.

［10］　王琦.中国体质学说［M］.北京：人民卫生出版社，2005.

［11］　谢子玉，王可尔，赵雯靓，等.不同肉色甘薯的营养成分与生物活性［J］.浙江农业学

报，2021，33（2）：183-192.

［12］高慧宇，任清铭，马晓娜，等.不同肉色甘薯块根品质分析［J］.山西农业科学，2022，50（10）：1383-1388.

［13］严泽湘.果品食品加工技术［M］.北京：化学工业出版社，2014.

［14］甘宾宾，李晓鹏.广西销售水果及其制品含糖量调查分析［J］.中国卫生检验杂志，2020，30（21）：2643-2648，2652.

［15］陆雨芳，高荣美，张叶雪，等.罗曼粉壳蛋与麻羽绿壳蛋营养成分比较分析［J］.中国畜禽种业，2023，19（8）：58-60.

［16］刘思荣.说说鸡蛋的这些事儿［J］.江苏卫生保健，2017（8）：47.

［17］余萍，虞力，潘春奇，等.不同鸡蛋摄入量对青年人群血清胆固醇水平影响分析［J］.心脑血管病防治，2022，22（5）：56-58，66.

［18］韩荃，蒋宛彤，邱钟慧，等.是什么阻止了我们喝牛奶——乳糖不耐受的本质［J］.大学化学，2023，38（7）：217-222.

［19］李东丹，闫洁，杨艳玲.乳糖不耐受及饮食营养管理［J］.中国实用儿科杂志，2022，37（10）：758-763.

［20］孙祖建.喝牛奶总腹泻试试这几招［J］.食品与健康，2021（5）：20，22.

［21］张宸，郑中文，布小玲，等.乳糖酶缺乏与乳糖不耐受症状的临床特点分析［J］.现代消化及介入诊疗，2021，26（2）：177-181.

［22］余周伟.低脂/脱脂牛奶一定比全脂牛奶更健康吗［J］.中国生殖健康，2018，（4）：58-59.

［23］尤玉如.乳品与饮料工艺学［M］.北京：中国轻工业出版社，2014.

［24］袁源，郑武洪，Schmidt KA，等.低脂和全脂乳制品对代谢综合征患者空腹血脂和血压的影响：一项随机对照试验的探索性终点［J］.中华高血压杂志，2021，29（10）：934-943.

［25］Schmidt K A，Cromer G，Burhans M S，et al. Impact of low-fat and full-fat dairy foods on fasting lipid profile and blood pressure：exploratory endpoints of a randomized controlled trial ［J］. Am J Clin Nutr，2021，114（3）：882-892.

［26］中国健康管理协会临床营养与健康分会，中国营养学会临床营养分会，《中华健康管理学杂志》编辑委员会. 血脂异常医学营养管理专家共识［J］. 中华健康管理学杂志，2023，17（8）：561-573.

［27］王玉斌，陈慧萍.中国特色奶的发展［J］.中国奶牛，2018（3）：44-47.

［28］陆东林，徐敏，李景芳，等. 新疆特种乳开发利用现状和发展前景［J］.中国乳业，2017，（5）：72-77.

［29］ 朱鹏等. 婴儿奶粉，你应该知道得更多［M］.北京：北京科学技术出版社，2018.

［30］ 曹雪，亢玉婷，田奕欣，等. 中国不同地区糖代谢状态的心血管疾病归因死亡研究［J］.中国心血管杂志，2022，27（1）：60-65.

［31］ 孙慧珍. 植物油中反式脂肪酸的测定及其受热过程中的变化规律［D］. 泰安：山东农业大学，2016.

［32］ 高裕锋，李明富，黄向阳，等.食糖的科学认知与健康消费［J］.甘蔗糖业，2023，52（6）：54-62.

［33］ 贾国青. 阿斯巴甜可能致癌？代糖还能吃吗？［J］.食品与健康，2023，35（9）：62-63.

［34］ 范林瑞.代糖食品真的无能量又足够健康吗？赤藓糖醇还能防龋齿？［J］.科技视界，2023，13（23）：40-43.

［35］ 傅容容，王希凡. 喝奶茶成瘾？要分清喜欢、习惯和成瘾［J］.食品界，2023，（12）：30-32.

［36］ 罗江琼，石雨，罗理勇，等.茶与药茶保健功效的研究进展［J］.保健医学研究与实践，2021，18（5）：170-176.

［37］ 郭亚芳，武娟娟.豆类家族营养大比拼［J］.健康向导，2021，27（5）：5.

［38］ 谷传玲. 远离误区，轻松吃豆［J］.健康博览，2020（2）：60-61.

［39］ 曹艳萍.牛奶和豆浆不能"跟风"喝［J］.中医健康养生，2022，8（10）：40-41.

［40］ 赵薇，刘霞.牛奶、豆浆营养大比拼［J］.食品与健康，2021，（8）：22.

［41］ 钱军.牛奶豆浆营养高选喝却要因人异［J］.家庭医学，2021，（5）：39.

［42］ 中华人民共和国国家卫生健康委员会. 婴幼儿辅食添加营养指南（WS/T 678—2020）http：//www. nhc. gov. cn/wjw/yingyang/202005/69faa104fdda4df18e 51b5c117830488. shtml.

［43］ 中国营养学会. 中国营养科学全书［M］. 北京：人民卫生出版社，2019.

［44］ 李丹阳. 年糕妈妈辅食日志［M］. 北京：北京联合出版公司，2017.

［45］ 马冠生，张曼.孩子挑食、偏食，家长该怎么做［J］.生命与灾害，2022（4）：40-42.

［46］ 钱晓霞.设境，移情，激趣，改变幼儿挑食偏食行为——幼儿挑食偏食行为的影响因素及应对策略［J］.家教世界，2020（33）：63-64+55.

［47］ 杨静，赵艳杰，咸亚静，等.家庭因素对学龄前儿童挑食偏食行为的影响研究［J］.实用预防医学，2020，27（4）：433-437.

［48］ 中国食品科学技术学会食品营养与健康分会.乳品与儿童营养共识［J］.中国食品学报，2021，21（7）：388-395.

［49］ 刘健.鱼油和鱼肝油一样吗［J］.大众健康，2023，（6）：60-61.

［50］ 吴昭君，刘晓惠.鱼油与鱼肝油的区别？［J］.中南药学（用药与健康），2017，（9）：82.

[51] 谢基立.鱼油与鱼肝油不可混淆[J].家庭医学, 2013, (6): 41.

[52] 中华人民共和国国家卫生健康委员会.妊娠期妇女体重增长推荐值标准 S/T 801-2022. http://www.nhc.gov.cn/wjw/fyjk/202208/864ddc16511148819168305d3e576de9.shtml

[53] 张莉, 郑薇, 王佳, 等.中国卫生行业标准与美国医学研究所指南评价我国单胎孕妇妊娠期体质量增长与妊娠结局的比较研究[J].中国全科医学, 2023, 26(24): 2959-2967.

[54] 中国营养学会.中国高龄老年人体质指数适宜范围与体重管理(T/CNSS 021-2023)[J].中华流行病学杂志, 2023, 44(9): 1335-1337.

[55] 张洪军.吃素要有度营养须平衡[J].家庭医学(下半月), 2021, (7): 38.

[56] 柳澄.素食主义者怎样吃更健康[J].人人健康, 2021, (1): 74-75.

[57] 姚歆远, 瞿蕾, 崔雪莹, 等.上海市 282 名素食者蛋白质营养状况及其食物来源研究[J].营养学报, 2020, 42(6): 557-562.

[58] 程音.全民健康视角下素食主义饮食观[J].食品安全导刊, 2020(18): 81, 83.

[59] Flacking R, Tandberg BS, Niela-Vilen H, et al. Positive breastfeeding experiences and facilitators in mothers of preterm and low birthweight infants: a meta-ethnographic review [J]. Int Breastfeed J, 2021, 16(1): 88.

[60] 中国医药教育协会临床合理用药专业委员会, 中国医疗保健国际交流促进会高血压分会, 中国妇幼保健协会围产营养与代谢专业委员会, 等.中国临床合理补充叶酸多学科专家共识[J].医药导报, 2021, 40(1): 1-19.

[61] 刘昱婕, 陈玲, 陈素玉, 等.孕期叶酸补充对子代的影响[J].现代妇产科进展, 2018, 27(5): 377-380.

[62] Giovannini M, Verduci E, Scaglioni S, et al. Breakfast: a good habit, not a repetitive custom[J]. J Int Med Res, 2008, 36(4): 613-24.

[63] Berkey CS, Rockett HRH, Gillman MW, et al. Longitudinal study of skipping breakfast and weight change in adolescents[J]. Int J Obes, 2003, 27(10): 1258-66.

[64] Maureen T. Timlin, PhD, RD, et al. Breakfast Frequency and Quality in the Etiology of Adult Obesity and Chronic Diseases[J]. Nutrition Reviews, 2007, 65(6 Pt1): 268-281.

[65] 中国疾病预防控制中心.中国老年人营养与健康状况报告(2019)[R].北京: 中国协和医科大学出版社, 2019.

[66] 毛拥军, 吴剑卿, 刘龚翔, 等.老年人营养不良防控干预中国专家共识(2022)[J].中华老年医学杂志, 2022, 41(7): 749-759.

[67] 胡奚榕, 李婷欣.《中国居民膳食指南(2022)》在健康管理中的应用[J].健康体检与管理, 2022, 3(4): 408-410.

[68] 谢梦洲，朱天民.中医药膳学[M].北京：中国中医药出版社，2022.

[69] 范文昌，林超敏，葛虹.药膳课程教学探讨[J].广州化工，2016，44(1)：210.

[70] 范文昌，林锦娜，梅全喜.广东地产药材在药膳中的应用[J].亚太传统医药，2015，11(24)：1.

[71] 范文昌，任冬梅，梅全喜.《肘后备急方》中"药食同源"与药膳食疗之探讨[J].亚太传统医药，2016，12(12)：48.

[72] 中华医学会糖尿病学分会.中国 2 型糖尿病防治指南(2020 年版)(上)[J].中国实用内科杂志，2021，41(8)：668-695.

[73] Echouffo-Tcheugui JB, Perreault L, Ji L, et al. Diagnosis and Management of Prediabetes：A Review[J]. JAMA, 2023, 329(14)：1206-1216.

[74] Virtanen HEK, Voutilainen S, Koskinen TT, et al. Intake of Different Dietary Proteins and Risk of Type 2 Diabetes in Men：The Kuopio Ischaemic Heart Disease Risk Factor Study [J]. Am J Clin Nutr, 2017, 105(4)：1-9.

[75] Micha R, Peñalvo JL, Cudhea F, et al. Association Between Dietary Factors and Mortality From Heart Disease, Stroke, and Type 2 Diabetes in the United States[J]. JAMA, 2017, 317(9)：912-924.

[76] Guasch-Ferré M, Babio N, Martínez-González MA, et al. Type 2 Diabetes Prevention and Treatment with a Mediterranean Diet：A Systematic Review and Meta-Analysis[J]. Eur J Nutr, 2019, 58(1)：1-16.

[77] 中国医疗保健国际交流促进会营养与代谢管理分会，中国营养学会临床营养分会，中华医学会糖尿病学分会，等.中国糖尿病医学营养治疗指南(2022 版)[J].中华糖尿病杂志，2022，14(9)：881-933.

[78] 中国国家老年医学中心，中华医学会老年医学峰会，中国老年保健协会糖尿病专业委员会.中国老年糖尿病诊疗指南(2021 年版)[J].中华糖尿病杂志，2021，13(1)：14-46.

[79] 何清华，郭立新.重视老年糖尿病合并肌少症的防治与研究[J].中华糖尿病杂志，2023，15(1)：1-5.

[80] 中国老年 2 型糖尿病防治临床指南编写组.中国老年 2 型糖尿病防治临床指南(2022 年版)[J].中国糖尿病杂志，2022，30(1)：2-51.

[81] 崔华，王朝晖，吴剑卿，等.老年人肌少症防控干预中国专家共识[J].中华老年医学杂志，2023，42(2)：144-153.

[82] Seidelmann SB, Claggett B, Cheng S, et al. Dietary carbohydrate intake and mortality：a prospective cohort study and meta-analysis. Lancet Public Health[J]. 2018, 3(9)：

e419-e428.

［83］陆彦好，郭惠兰，沈放，等. 低碳水化合物饮食控制超重肥胖的研究进展［J］. 预防医学，2021，33(12)：1231-1235.

［84］Mergenthaler P，Lindauer U，Dienel GA，et al. Sugar for the brain：the role of glucose in physiological and pathological brain function［J］. Trends Neurosci，2013，36(10)：587-597.

［85］科信食品与健康信息交流中心，中国疾病预防控制中心营养与健康所，中华预防医学会食品卫生分会，等. 食品甜味剂科学共识(2022)［J］. 中华预防医学杂志，2023，57(4)：457-460.

［86］中国医疗保健国际交流促进会营养与代谢管理分会，中国营养学会临床营养分会，中华医学会糖尿病学分会，等. 中国糖尿病医学营养治疗指南(2022版)［J］. 中华糖尿病杂志，2022，14(9)：881-933.

［87］Ma L，Hu Y，Alperet DJ，et al. Beverage consumption and mortality among adults with type 2 diabetes：prospective cohort study［J］. BMJ，2023，381：e073406.

［88］Bell KJ，Barclay AW，Petocz P，et al. Efficacy of carbohydrate counting in type 1 diabetes：a systematic review and meta-analysis［J］. Lancet Diabetes Endocrinol，2014，2(2)：133-40.

［89］Tascini G，Berioli MG，Cerquiglini L，et al. Carbohydrate Counting in Children and Adolescents with Type 1 Diabetes［J］. Nutrients，2018，10(1)：109.

［90］Malik VS，Popkin BM，Bray GA，et al. Sugar-Sweetened Beverages，Obesity，Type 2 Diabetes Mellitus，and Cardiovascular Disease Risk［J］. Circulation，2020，121(11)：1356-1364.

［91］Stanhope KL，Schwarz JM，Keim NL，et al. Consuming fructose-sweetened，not glucose-sweetened，beverages increases visceral adiposity and lipids and decreases insulin sensitivity in overweight/obese humans［J］. J Clin Invest，2019，119(5)：1322-1334.

［92］中华医学会糖尿病学分会，中国医师协会内分泌代谢科医师分会，中华医学会内分泌学分会，等. 中国1型糖尿病诊治指南(2021版)［J］. 中华糖尿病杂志，2022，14(11)：1143-1250.

［93］Sánchez-Ramírez CA，Flores-Martínez SE，García-García E，et al. Effect of a vitamin and mineral supplement on the micronutrient status of diabetic patients：A randomized，double-blind，placebo-controlled trial［J］. Diabetes Res Clin Pract，2021，171：108635.

［94］Fang X，Han H，Li M，et al. Dose-Response Relationship Between Higher Serum Magnesium Levels and Lower Risk of Type 2 Diabetes：A Systematic Review and Dose-

食物的力量：慢性防控的营养秘诀

Response Meta – Analysis of Prospective Cohort Studies［J］. Nutrients，2021，9（11）：1189.

［95］中华医学会肠外肠内营养学分会，北京医学会肠外肠内营养学分会. 维生素制剂临床应用专家共识［J］.中华外科杂志，2015，53(7)：481-487.

［96］Yoo JY and Kim SS. Probiotics and Prebiotics：Present Status and Future Perspectives on Metabolic Disorders［J］. Nutrients，2016，8(3)：173.

［97］Kassaian N，Feizi A，Aminorroaya A，et al. Probiotic and synbiotic supplementation could improve metabolic syndrome in prediabetic adults：A randomized controlled trial［J］. Diabetes Metab Syndr，2019，13(5)：2991-2996.

［98］吴勉华，石岩.《中医内科学》［M］.北京：中国中医药出版社，2021.

［99］中华医学会糖尿病病学分会.胰岛素抵抗相关临床问题专家共识（2022 版）［J］.中华糖尿病杂志，2022，14(12)：1368-1379.

［100］中华医学会糖尿病分会胰岛素抵抗学组（筹）.胰岛素抵抗评估方法和应用的专家指导意见（2018 版）［J］.中华糖尿病杂志，2018，10(6)：377-385.

［101］中国医疗保健国际交流促进会营养与代谢管理分会，中国营养学会临床营养分会，中华医学会糖尿病学分会，等.中国超重肥胖医学营养治疗指南（2021）［J］.中国医学前沿杂志（电子版），2021，13(11)：1-55.

［102］中国营养学会肥胖防控分会，中国营养学会临床营养分会，中华预防医学会体育运动与健康分会.中国居民肥胖防治专家共识［J］.西安交通大学学报（医学版），2022，43(4)：619-631.

［103］Ridaura VK，Faith JJ，Rey FE，et al. Gut microbiota from twins discordant for obesity modulate metabolism in mice［J］.Science，2013，341(6150)：1241214.

［104］中华人民共和国国家卫生健康委员会.学龄儿童青少年超重与肥胖筛查（WS/T 586 -2018）. http：//www. nhc. gov. cn/ewebeditor/uploadfile/2018/03/20180329094554367. pdf.

［105］中华人民共和国国家卫生健康委员会.7 岁~18 岁儿童青少年高腰围筛查界值（WS/T 611—2018）. http：//www. nhc. gov. cn/ewebeditor/uploadfile/2018/07/20180704145130 574. pdf.

［106］中华医学会儿科学分会内分泌遗传代谢学组，中华医学会儿科学分会儿童保健学组，中华医学会儿科学分会临床营养学组，等.中国儿童肥胖诊断评估与管理专家共识［J］.中华儿科杂志，2022，60(6)：507-515.

［107］中国营养学会.中国学龄儿童膳食指南2022［M］.北京：人民卫生出版社，2022.

［108］吉彤，汤哲，李耘，等.老年人少肌性肥胖预防和治疗策略［J］.中华老年医学杂志，

2020, 39(7)：845-849.

[109] 杨越，王彦.少肌性肥胖的研究进展[J].中国现代医药杂志，2018，20(3)：98-101.

[110] Donini LM, Busetto L, Bischoff SC, et al. Definition and Diagnostic Criteria for Sarcopenic Obesity: ESPEN and EASO Consensus Statement[J]. Obes Facts, 2022, 15(3): 321 -335.

[111] 徐露璐.维生素 D 知多少[J].健康世界，2022，29(12)：42-43.

[112] 廖祥鹏，张增利，张红红，等.维生素 D 与成年人骨骼健康应用指南(2014 年简化版)[J].中国骨质疏松杂志，2014，20(6)：718-722.

[113] 夏维波，章振林，林华，等. 维生素 D 及其类似物临床应用共识[J]. 中华骨质疏松和骨矿盐疾病杂志，2018，11(1)：19.

[114] 仰曙芬，吴光驰.维生素 D 缺乏及维生素 D 缺乏性佝偻病防治建议[J].中国儿童保健杂志，2015，23(7)：781-782.

[115] 中华人民共和国国家卫生与健康委员会. 中国居民营养与慢性病状况报告(2020年)[J]. 营养学报，2020，42(6)：521.

[116] 曾启峰，李玉秋，吴小玲.近 5 年穴位埋线治疗单纯性肥胖研究进展[J].针灸临床杂志，2021.37(10)：96-97.

[117] 中国民族卫生协会重症代谢疾病分会，高尿酸血症相关疾病诊疗多学科共识专家组. 中国高尿酸血症相关疾病诊疗多学科专家共识(2023 年版)[J]. 中国实用内科杂志，2023，6：461.

[118] 邱敏丽，谢雅，王晓红，等.骨质疏松症患者实践指南[J].中华内科杂志，2020，59(12)：953-959.

[119] 中国营养学会骨营养与健康分会，中华医学会骨质疏松和骨矿盐疾病分会.原发性骨质疏松症患者的营养和运动管理专家共识[J].中华骨质疏松和骨矿盐疾病杂志，2020，13(5)：396-410.

[120] 中国医师协会中西医结合医师分会内分泌与代谢病学专业委员会.高尿酸血症和痛风病证结合诊疗指南(2021-01-20)[J].世界中医药，2021，16(2)：183-189.

[121] 刘澜.大豆的营养成分及其综合利用前景[J].内蒙古民族大学学报(自然科学版)，2014，29(2)：175-178.

[122] 中华医学会.痛风及高尿酸血症基层诊疗指南(2019)[J].中华全科医师杂志，2020，19(4)：293-303.

[123] 中华医学会，中华医学会杂志社，中华医学会全科医学分会，等.甲状腺功能亢进症基层诊疗指南(实践版.2019)[J].中华全科医师杂志，2019，18(12)：1129-1135.

[124] 尤黎明，吴瑛.内科护理学[M].第 6 版.北京：人民卫生出版社，2017.

[125] 中华医学会，中华医学会杂志社，中华医学会全科医学分会，等.甲状腺功能减退症基层诊疗指南(实践版·2019)[J].中华全科医师杂志，2019，18(11)：1029-1033.

[126] 廖二元，袁凌青.内分泌代谢病学(第4版)[M].北京：人民卫生出版社，2019.

[127] 国家卫生健康委办公厅关于印发成人高脂血症食养指南(2023年版)等4项食养指南的通知.http://www.nhc.gov.cn/sps/s7887k/202301/0e55a01df50c47d9a4a43db026e3afc3.shtml.

[128] 胡晓斌.预防痛风的食疗经验单方[J].中国实用医药，2010，5(4)：238.

[129] 中华医学会内分泌学分会.中国成人糖尿病肾脏疾病医学营养治疗专家共识[J].中华内分泌代谢杂志，2022，38(11)：927-936.

[130] 中华人民共和国国家卫生和计划生育委员会.慢性肾脏病患者膳食指导：WS/T 557-2017[S].2017.

[131] 中国医师协会肾脏内科医师分会.中国中西医结合学会肾脏疾病专业委员会营养治疗指南专家协作组.中国慢性肾脏病营养治疗临床实践指南(2021版)[J].中华医学杂志，101(8)：539-559.

[132] 中国抗癌协会肿瘤营养专业委员会，全国卫生产业企业管理协会医学营养产业分会，浙江省医学会肿瘤营养与治疗学分会.肿瘤患者食欲下降的营养诊疗专家共识[J].肿瘤代谢与营养电子杂志，2022，9(3)：312-319.

[133] 李增宁，陈伟，齐玉梅，等.恶性肿瘤患者膳食营养处方专家共识[J].肿瘤代谢与营养电子杂志，2017，4(4)：397-408.

[134] 徐文颖，牟倩倩，修位刚，等.血液中营养与免疫指标对肺癌患者预后价值的研究进展[J].华西医学，2024，39(1)：117-123.

[135] 中国抗癌协会肿瘤营养专业委员会.肿瘤相关性肌肉减少症临床诊断与治疗指南[J].肿瘤代谢与营养电子杂志，2022，9(1)：24-34.

[136] Alberici P C, Paiva O S, Gonzalez M C. Association between an inflammatory-nutritional index and nutritional status in cancer patients[J]. Nutr Hosp, 2013, 28(1)：188-193.

[137] 曹康迪，胡帅航，王欣妍，等.肿瘤"体阴用阳"释析[J].中医杂志，2022，63(19)：1816-1819.

[138] 王崇民.《中国居民膳食指南科学研究报告(2021)》简本[J].营养学报，2021，43(2)：M000.

[139] 中华医学会老年医学分会，《中华老年医学杂志》编辑委员会.中国老年人肌少症诊疗专家共识(2021)[J].中华老年医学杂志，2021，40(8)：943-952.

[140] 何书励，刘鹏举，王勃诗，等.肌少症膳食指导与营养补充剂使用共识[J].实用老年医学，2023，37(6)：1-4.

［141］赵诚和，谢雅之，等.中医食疗系列方改善肿瘤患者化疗期间症状临床观察［J］.世界科学技术—中医药现代化中医研究，2017.19（4）：664－665.

［142］肖龙妹.中医食疗在肿瘤患者中的应用效果观察［J］.中西医结合心血管病杂志，2017.5（22）：133.

［143］张日光，阳柳，陈海辉，等.大豆异黄酮对乳腺癌发病和预后的影响及研究进展［J］.肿瘤代谢与营养电子杂志，2022，9（3）：401－407.

［144］郭晓晖.大豆异黄酮及其功效［J］.新农村，2019，（12）：33.

［145］金慰群.豆类能为女性健康"护航"吗［J］.健康博览，2022，（1）：58－59.

［146］唐文佳.豆浆喝多了会诱发乳腺癌吗［N］.家庭医生报，2021－04－26（3）.

［147］何宇纳，叶晨，房玥晖，等.中国膳食平衡指数的修订：DBI_22［J］.营养报，2024，1－6.

［148］张建端，苟波，魏炜，等.中国居民健康体重管理之减重行动20条：基于科学循证的专家共识［J］.中国糖尿病杂志，2023，31（12）：881－888.

［149］蔡悦，王颖，乐霄，等.住院患者肠内营养相关性腹泻的预防及管理最佳证据总结［J］.护理学杂志，2022（16）：037.

［150］覃春玲.预见性肠内营养护理对重症患者肠内营养性腹泻的预防效果探讨［J］.中文科技期刊数据库（文摘版）医药卫生，2022（3）：3.

［151］冯彩云，于恺英，石汉平.营养影响症状［J］.肿瘤代谢与营养电子杂志，2023，10（2）：172－176.

［152］陶雅，冯娟.中医辨证远程智能护理对肠内营养相关性腹泻患者生活质量和肠道菌群的影响［J］.广西医学，2023，45（12）：1504－1508.

［153］侣博学，张养东，郑楠，等.食源性腹泻产生机理研究进展［J］.中国食物与营养，2023，29（3）：7.

［154］李海龙，陈伟.便秘的营养治疗［J］.中华全科医师杂志，2018，17（11）：3.

［155］王璐.慢性便秘的营养防治［J］.糖尿病之友，2009（2）：2.

［156］马小陶，壹图图.便秘的营养防治小知识［J］.中老年保健，2023（1）：47－47.

［157］中华医学会肠内肠外营养学分会，中国医药教育协会炎症性肠病专业委员会.中国炎症性肠病营养诊疗共识［J］.中华消化病与影像杂志（电子版），2021，11（1）：8－15.

［158］李明松，石汉平，杨桦.中国炎症性肠病饮食管理专家建议［J］.中华消化病与影像杂志（电子版），2021，11（3）：97－105.

［159］Levine A，Rhodes JM，Lindsay JO，et al. Dietary Guidance From the International Organization for the Study of Inflammatory Bowel Diseases［J］. Clin Gastroenterol Hepatol，2020，18（6）：1381－1392.

[160] 吴挺丰，廖献花，钟碧慧.中国部分地区非酒精性脂肪肝病的流行情况[J].临床肝胆病杂志，2020，36（6）：1370-1373.

[161] 中华医学会肝病学分会脂肪肝和酒精性肝病学组，中国医师协会脂肪性肝病专家委员会.非酒精性脂肪性肝病防治指南（2018年更新版）[J].实用肝脏病杂志，2018，21（2）：177-186.

[162] Younossi ZM, Zelber-Sagi S, Henry L, et al. Lifestyle interventions in nonalcoholic fatty liver disease[J]. Nat Rev Gastroenterol Hepatol, 2023, 20（11）：708-722.

[163] Chalasani N, Younossi Z, Lavine JE, et al. The diagnosis and management of nonalcoholic fatty liver disease：Practice guidance from the American Association for the Study of Liver Diseases[J]. Hepatology, 2018, 67（1）：328-357.

[164] 陈可冀.中医养生保健学[M].北京：人民卫生出版社，2011.

[165] 王丽瑛，施煜，杜晓航，等.382例帕金森病患者饮食行为及影响因素研究[J].重庆医学，2023，52（21）：3346-3349.

[166] 邓其云.为你介绍帕金森病的症状和饮食指导[J].人人健康，2023，（26）：68.

[167] 蒋慧娇，陈小芳.不同饮食模式对帕金森病影响的研究进展[J].护理研究，2022，36（3）：454-457.

[168] 姜瑾，周文，彭舞雪，等.帕金森病患者营养不良的研究进展[J].保健医学研究与实践，2020，17（1）：1-5.

[169] 曲晓丽，苗睿.老年帕金森病患者的饮食及康复护理要点[J].中国现代药物应用，2019，13（7）：225-227.

[170] 李惠明.帕金森患者的饮食[J].家庭医学，2017，（7）：9.

[171] Rees J, Ryan J, Laws M, et al. A comprehensive examination of the evidence for whole of diet patterns in Parkinson's disease：a scoping review[J]. Nutr Neurosci, 2024, 27（6）：547-565.

[172] 郭琪瑜，陈婉如，江璐璐，等.帕金森病患者营养状态及其相关因素分析[J].中华神经科杂志，2018，51（10）：794-800.

[173] 王璐.水果代餐减肥的五点实用建议[J].食品与健康，2022，34（6）：62-64.

[174] 原陈珊.保持健康体重守护身体健康[J].健康向导，2023，29（3）：64-65.

[175] 徐海泉，孙君茂，马冠生.合理膳食、适量运动维持健康体重[J].中国食物与营养，2018，24（1）：5-9.

[176] 顾艳伟.购买蛋白质粉有"学问"[J].食品界，2022（2）：42-44.

[177] 张艳红，朱丽群，米元元，等.慢性阻塞性肺疾病病友营养管理的最佳证据总结[J].护士进修杂志，2022，37（4）：322-327.

[178] 陶国芳, 高露青, 邢美园, 等. 稳定期慢性阻塞性肺疾病病友营养管理的证据总结 [J]. 中华护理教育, 2021, 18(12)：1084-1091.

[179] 陈淑红, 唐有为. 慢性阻塞性肺病的营养管理[J]. 国外医学·护理学分册, 2000(9)：404-406.

[180] 郭孟翔. 江南饮食与常见妊娠期并发症相关性的研究[D]. 合肥：安徽医科大学, 2023.

[181] Yaogan Luo, Jiqiu Wang, Liang Sun, etal. Isocaloric-restricted Mediterranean Diet and Chinese Diets high or Low in Plants in Adult With Prediabetes[J]. The Journal of Clinical Endocrinology&Metabolism, 2022, 107(8)：2216-2227.

[182] 李文乐, 蔡煜阳, 陈顺琪, 等. 从中医体质角度探讨老年痴呆的三级预防与管理 [J]. 国际中医中药杂志, 2023, 45(10)：1207-1211.

[183] 于康. 饮食法预防老年痴呆[J]. 饮食科学, 2022(5)：25.

[184] 中华医学会神经病学分会, 中华医学会神经病学分会睡眠障碍学组. 中国成人失眠诊断与治疗指南(2017 版)[J]. 中华神经科杂志, 2018, 51(5)：324-335.

[185] 中国康复医学会吞咽障碍康复专业委员会. 中国吞咽障碍康复管理指南(2023 版) [J]. 中华物理医学与康复杂志, 2023, 45(12)：1057-1072.

[186] 翟双庆, 黎敬波.《内经选读》[M]. 北京：中国中医药出版社, 2021.

[187] 郑洪新, 杨柱.《中医基础理论》[M]. 北京：中国中医药出版社, 2021.

[188] 熊婧, 乐艳青, 饶亚飞, 等. 慢性阻塞性肺疾病合并骨骼肌功能障碍研究进展 [J]. 中华结核和呼吸杂志, 2021, 44 (2)：120-123.

[189] 中国营养学会. 中国营养学会益生元与健康专家共识[J]. 中国食物与营养, 2021, 27(5)：89.

[190] ElSayed NA, Aleppo G, Aroda VR et al. Obesity and Weight Management for the Prevention and Treatment of Type 2 Diabetes：Standards of Care in Diabetes-2023[J]. Diabetes Care. 2023, 46(Suppl 1)：S128-S139.

附　录

附录 1　中国居民平衡膳食宝塔/餐盘（2022）

中国居民平衡膳食宝塔（2022）

盐	＜5克
油	25~30克
奶及奶制品	300~500克
大豆及坚果类	25~35克
动物性食物	120~200克
——每周至少2次水产品	
——每天1个鸡蛋	
蔬菜类	300~500克
水果类	200~350克
谷类	200~300克
——全谷物和杂豆	500~150克
薯类	50~100克
水	1500~1700毫升

每天活动6000步

中国居民平衡膳食宝塔（2022）

　　膳食宝塔用"塔状"表示各类食物和摄入量，对膳食模式进行描述和量化。宝塔右侧标注的各类食物的质量（能量）为 6697.36 ~ 10046.04 千焦（1600 ~ 2400 千卡）在一日三餐的平均结构用量，能最大程度地满足能量和营养素的需求。

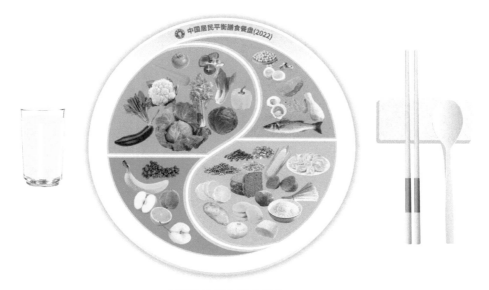

中国居民平衡膳食餐盘（2022）

附录 2　中国孕期妇女平衡膳食宝塔

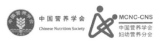 中国孕期妇女平衡膳食宝塔

	孕中期	孕晚期
加碘食盐	<6克	<6克
油	25~30克	25~30克
奶类	300~500克	300~500克
大豆/坚果	20克/10克	20克/10克
鱼禽蛋肉类	150~200克	175~225克
瘦畜禽肉	50~75克	75~100克
	每周进食1~2次动物血或肝脏	
鱼虾类	50~75克	75~100克
蛋类	50克	50克
蔬菜类	300~500克	300~500克
	每周至少进食一次海藻类	
水果类	200~400克	200~400克
谷薯类	275~325克	300~350克
全谷物和杂豆	75~100克	75~150克
薯类	75~100克	75~100克
水	1700~1900毫升	1700~1900毫升

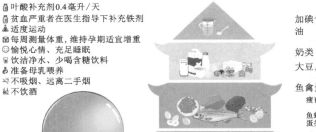

- 叶酸补充剂0.4毫升/天
- 贫血严重者在医生指导下补充铁剂
- 适度运动
- 每周测量体重，维持孕期适宜增重
- 愉悦心情、充足睡眠
- 饮洁净水、少喝含糖饮料
- 准备母乳喂养
- 不吸烟、远离二手烟
- 不饮酒

孕早期食物量同备孕期
每天必须至少摄取含130克
碳水化合物的食物（具体食
物量请咨询注册营养师）

附录 3　中国儿童平衡膳食算盘（2022）

 6~10岁学龄儿童平衡膳食宝塔

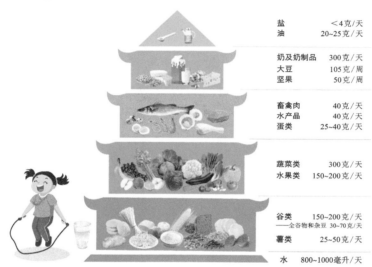

盐	＜4克/天
油	20~25克/天
奶及奶制品	300克/天
大豆	105克/周
坚果	50克/周
畜禽肉	40克/天
水产品	40克/天
蛋类	25~40克/天
蔬菜类	300克/天
水果类	150~200克/天
谷类	150~200克/天
——全谷物和杂豆	30~70克/天
薯类	25~50克/天
水	800~1000毫升/天

11~13岁学龄儿童平衡膳食宝塔

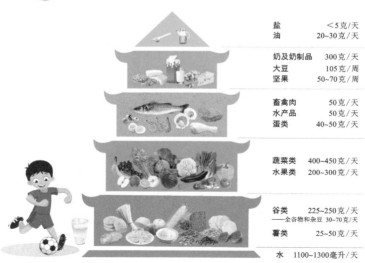

盐	＜5克/天
油	20~30克/天
奶及奶制品	300克/天
大豆	105克/周
坚果	50~70克/周
畜禽肉	50克/天
水产品	50克/天
蛋类	40~50克/天
蔬菜类	400~450克/天
水果类	200~300克/天
谷类	225~250克/天
——全谷物和杂豆	30~70克/天
薯类	25~50克/天
水	1100~1300毫升/天

14~17岁学龄儿童平衡膳食宝塔

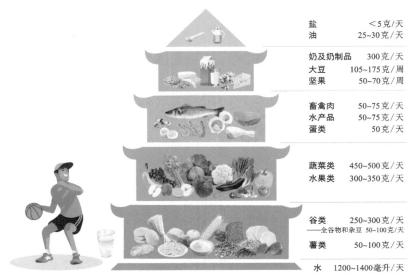

盐	<5克/天
油	25~30克/天
奶及奶制品	300克/天
大豆	105~175克/周
坚果	50~70克/周
畜禽肉	50~75克/天
水产品	50~75克/天
蛋类	50克/天
蔬菜类	450~500克/天
水果类	300~350克/天
谷类	250~300克/天
——全谷物和杂豆	50~100克/天
薯类	50~100克/天
水	1200~1400毫升/天

中国儿童平衡膳食算盘（2022）

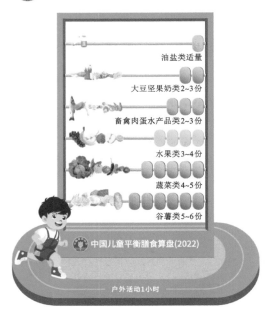

油盐类适量

大豆坚果奶类2~3份

畜禽肉蛋水产品类2~3份

水果类3~4份

蔬菜类4~5份

谷薯类5~6份

中国儿童平衡膳食算盘(2022)

户外活动1小时

附录 4　各类食物的血糖生成指数分类表

附表 4-1　各类食物的血糖生成指数分类表

食物分类		食品名称	GI 分类
谷类及制品	整谷粒	大麦、小麦、黑麦、荞麦、黑米、莜麦、燕麦、青稞、玉米	低
	谷麸	稻麸、燕麦麸、青稞麸	低
	米饭	糙米饭	中
		大米饭、糯米饭、速食米饭	高
	粥	玉米粒粥、燕麦片粥	低
		小米粥	中
		即食大米粥	高
	馒头	白面馒头	高
	面(粉)条	强化蛋白面条、加鸡蛋面条、强质小麦面条、通心面、意大利面、乌冬面	低
		全麦面、黄豆挂面、荞麦面条、玉米面粗粉	中
	饼	玉米饼、薄煎饼	低
		印度卷饼、比萨饼(含乳酪)	中
		烙饼、米饼	高
方便食品	面包	黑麦粒面包、大麦粒面包、小麦粒面包	低
		全麦面包、大麦面包、燕麦面包、高纤面包	中
		白面包	高
	饼干	燕麦粗粉饼干、牛奶香脆饼干	低
		小麦饼干、油酥脆饼干	中
		苏打饼干、华夫饼干、膨化薄脆饼干	高
薯类、淀粉及制品		山药、雪魔芋、芋头(蒸)、山芋、土豆粉条、藕粉、豌豆粉丝、苕粉	低
		土豆(煮、蒸、烤)、土豆片(油炸)	中
		土豆泥、红薯(煮)	高

续附表4-1

食物分类	食品名称	GI 分类
豆类及制品	黄豆、黑豆、青豆、绿豆、蚕豆、鹰嘴豆、芸豆	低
	豆腐、豆腐干	低
蔬菜	芦笋、菜花、西兰花、芹菜、黄瓜、茄子、莴笋、生菜、青椒、西红柿、菠菜	低
	甜菜	中
	南瓜	高
水果及制品	苹果、梨、桃、李子、樱桃、葡萄、猕猴桃、柑橘、杧果、芭蕉、香蕉、草莓	低
	菠萝、哈密瓜、水果罐头（如桃、杏）、葡萄干	中
	西瓜	高
乳及乳制品	牛奶、奶粉、酸奶、酸乳酪	低
坚果 种子	花生、腰果	低
糖果类	巧克力、乳糖	低
	葡萄糖、麦芽糖、白糖、蜂蜜、胶质软糖	高

附录 5　常见食物交换表

附表 5-1　谷、薯类食物等量交换表(90 千卡)

类别	主要食物	每份质量/克	质量估算
谷物	大米、面粉、玉米面、杂粮等(干、生、非加工类制品)	23~27	大米 1 把
主食制品	馒头、花卷、大饼、烧饼、米饭、面包、面条等(不包括干面条)	34~38	馒头约半个米饭半碗面包 1 片
全谷物	玉米粒(干)、高粱米、小米、荞麦、黄米、燕麦、藜麦、青稞等	23~27	小米 1 把
杂豆类	绿豆、赤小豆、芸豆、蚕豆、豌豆、眉豆等	23~27	绿豆 1 把
粉条(丝)及淀粉	粉条、粉丝、团粉、玉米淀粉等	23~27	粉丝 1 把
糕点和油炸类	蛋糕、江米条、油条、油饼等	20~23	油条 1/4 把江米条 5 根
薯芋类	马铃薯、甘薯、木薯、山药、芋头、豆薯等	90~110	马铃薯半个

附表 5-2　蔬菜类等量交换表(90 千卡)

类别	主要食物	每份质量/克	质量估算
蔬菜(综合)	常见蔬菜(不包含腌制、罐头等制品,干制蔬菜需换算)	240~260	—
茄果类	茄子、西红柿、柿子椒、辣椒、西葫芦、黄瓜、丝瓜、冬瓜、南瓜等	360~400	西红柿约 2 个黄瓜 1 根
白色叶花茎类菜	白菜、奶白菜、圆白菜、娃娃菜、菜花、白笋、竹笋、百合、鱼腥草等	300~350	奶白菜 3 把圆白菜半棵

续附表5-2

类别	主要食物	每份质量/克	质量估算
深色叶花茎类菜	油菜、菠菜、油麦菜、鸡毛菜、香菜、乌菜、萝卜缨、尚香、苋菜等（特指胡萝卜素含量 ≥300 μg 的蔬菜）	270~300	油菜3把 菠菜3把
根茎类	白萝卜、胡萝卜、水萝卜、山药等（不包括马铃薯、芋头等薯芋）	280~320	胡萝卜1根 白萝卜半根
鲜豆类	豇豆、扁豆、四季豆、刀豆、豌豆等（新鲜，带荚）	150~170	扁豆2把
蘑菇类（鲜）	香菇、草菇、平菇、白蘑、金针菇等鲜蘑菇	270~300	平菇2把
蘑菇类（干）	香菇、木耳、茶树菇、榛蘑等干制品	25~30	香菇1把

注：如混食多种蔬菜时，选择蔬菜（综合）的分量；如果当选某类蔬菜，按类确定分量。

附表 5-3　水果类等量交换表（90 千卡）

类别	主要食物	每份质量/克	质量估算
水果（综合）	常见水果（不包括糖渍、罐头类制品，干制水果需换算）	140~160	—
柑橘类	橘子、橙子、柚子、柠檬等	180~220	橘子2个 橙子1个
仁果 核果 瓜果类	苹果、梨、桃、李子、杏、樱桃、甜瓜、西瓜、黄金瓜、哈密瓜等	160~180	苹果1个
浆果类	葡萄、石榴、柿子、桑椹、草莓、无花果、猕猴桃等	140~160	草莓7颗 猕猴桃2个
枣和热带水果	各类鲜枣、杧果、荔枝、桂圆、菠萝、香蕉、榴梿、火龙果等	70~90	鲜枣7个 香蕉1根 荔枝4颗
干果	葡萄干、杏干、苹果干等	24~28	葡萄糖干1把

附表 5-4　肉类等量交换表（90 千卡）

类别	主要食物	每份质量/克	质量估算
畜肉类（综合）	常见禽畜肉类	40～60	—
畜肉类（纯瘦，脂肪≤5%）	牛里脊、羊里脊等	70～90	约手掌大
畜肉类（瘦，脂肪 6%～15%）	猪里脊、牛腱子、羊腿肉等	50～70	牛腱子 1 块
畜肉类（肥瘦，脂肪 16%～35%）	前臀尖、猪大排等	25～35	猪大排 1 块
畜肉类（较肥，脂肪 36%～50%）	五花肉、肋条肉等	15～25	五花肉 1 块
畜肉类（肥，脂肪≥85%）	肥肉、板油等	10～13	肥肉 1 块
禽肉类	鸡、鸭、鹅、火鸡等	40～60	鸡肉 1 块
畜禽内脏类	猪肝、猪肚、牛舌、鸡肝、鸡心、鸭肫等	60～80	猪肝 1 块
蛋类	鸡蛋、鸭蛋、鹅蛋、鹌鹑蛋等	50～70	鸡蛋 1 个
鱼类	鲤鱼、草鱼、鲢鱼、鳙鱼、黄花鱼、带鱼、鲳鱼、鲈鱼等	60～90	鲤鱼 1 块
虾蟹贝类	河虾、海虾、河蟹、海蟹、河蚌、蛤蜊、蛏子等	100～130	海虾 2 只 河蟹 2 只

注：如不便判断脂肪含量，选择畜肉（综合）的分量，否则按类确定分量。五花肉、肥肉宜减少食用频次或摄入总量。

附表 5-5　坚果类等量交换表（90 千卡）

类别	主要食物	每份质量/克	质量估算
淀粉类坚果（碳水化合物≥40%）	板栗、白果、芡实、莲子等	24～26	板栗 4 颗 莲子 1 把
高脂类坚果（脂肪≥40%）	松子、核桃、葵花籽、南瓜子、杏仁、榛子、开心果、芝麻等	12～16	葵花籽 1 把 杏仁 1 把 核桃 2 颗
中脂类坚果（脂肪 20%～40%）	腰果、胡麻子、核桃（鲜）、白芝麻等	18～22	腰果 1 把 芝麻 1 把

附表5-6　大豆、乳及其制品类等量交换表（90千卡）

类别	主要食物	每份质量/克	质量估算
大豆类	黄豆、黑豆、青豆	18~22	黄豆1把
豆粉	黄豆粉	18~22	2汤勺
豆腐	北豆腐	80~100	1/3盒
	南豆腐	140~160	半盒
豆皮（干）	豆腐干、豆腐丝、素鸡、素什锦等	40~60	豆腐丝1把
豆浆	黄豆浆	320~350	1杯半
液态乳	纯牛乳（全脂）、鲜牛乳	130~150	2/3杯
发酵乳	酸奶（全脂）	90~110	半杯
乳酪	乳酪、干酪	23~25	1块
乳粉	全脂乳粉	18~20	2瓷勺

附表5-7　调味料类的盐含量等量交换表（2000毫克或5克盐）

类别	每份质量/克	钠含量/毫克	盐含量/克	主要食物
食用盐	5	2000	5	精盐、海盐等
鸡精	10	2000	5	鸡精
味精	24	2000	5	味精
豆瓣酱类	30	2000	5	豆瓣酱、辣椒酱、辣酱等
酱油	32	2000	5	生抽、老抽等
咸菜类	63	2000	5	榨菜、酱八宝菜、腌雪里蕻、腌萝卜干等
黄酱类	78	2000	5	黄酱、花生酱、甜面酱、海鲜酱等
腐乳	84	2000	5	红腐乳、白腐乳、臭腐乳等

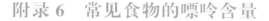

附录6　常见食物的嘌呤含量

一般将食物按嘌呤含量分为四类。第一类：高嘌呤，每 100 克含 150 ~
1000 毫克。第二类：较高嘌呤，每 100 克含 75 ~ 150 毫克。第三类：较低嘌呤，
每 100 克含 30 ~ 75 毫克。第四类：低嘌呤，每 100 克含 <30 毫克。

附表 6-1　常见食物按嘌呤含量分类　　　　单位：mg/100 g

嘌呤含量	分类	食物举例
150 ~ 1000	第一类（高嘌呤）	肝、肾；海苔、紫菜（干）；鲭鱼、贻贝、生蚝、海兔、鱿鱼等
75 ~ 150	第二类（较高嘌呤）	肝、肾；海苔、紫菜（干）；鲭鱼、贻贝、生蚝、海兔、鱿鱼等
30 ~ 75	第三类（较低嘌呤）	大米、燕麦、荞麦；豆角、菜花；香菇（鲜）、金针菇（鲜）、口蘑（鲜）等
<30	第四类（低嘌呤）	马铃薯、甘薯；胡萝卜、油菜、生菜、竹笋；水果类；奶及奶制品等

注：分类依据《中国营养科学全书》第 2 版。

附表 6-2　常见食物嘌呤含量表　　　　单位：毫克/100 克

谷类及制品					
面包（带皮）	51	油条	19	粽子	12
面包（去皮）	50	虎皮糕	13	煎饼（玉米味）	46
花卷	45	长白糕	13	玉米面发糕	19
全麦粉	42	黑米	63	玉米面	12
麻花	39	糯米	50	小馇子	10
富强粉	36	江米	48	大馇子	8
煎饼（大米味）	36	大米	44	大麦	47
馒头	27	糙米	35	小米	20
油饼	27	红米	33	黄米	16

续附表6-2

烧饼	27	粳米	31	燕麦	59
面粉	26	油炸糕	21	荞麦	24
挂面	21	肉粽子	18	雪饼	28
高筋粉	21	薏米	15	高粱米	15
薯类、淀粉及制品					
甘薯(紫心，杭州)	24	马铃薯	13	拉皮	3
甘薯(红心，杭州)	19	木薯	10	粉皮	2
地瓜	13	土豆淀粉	5	番薯粉干	2
干豆类及制品					
干豆腐(南豆腐)	94	豆制品	89	生豆浆(2.5%，无糖)	8
黄豆	218	水豆腐(北豆腐)	68	绿豆	196
黑豆	170	生豆浆(20%，无糖)	63	红小豆	156
豆粉	167	生豆浆(15%，无糖)	46	白芸豆	125
纳豆	110	生豆浆(10%，无糖)	29	花芸豆	118
豆腐渣	109	熟豆浆(甜)	29	蚕豆	307
内酯豆腐	100	生豆浆(5%，无糖)	18	微豆	175
蔬菜类及制品					
胡萝卜	17	苦瓜	12	油菜	17
水萝卜	14	黄瓜	11	生菜	16
红萝卜	13	尖椒	6	茼蒿	15
白萝卜	11	青椒	6	黄花菜(鲜)	14
豌豆	86	冬瓜	1	大白菜	14
豇豆角	45	大葱	31	油麦菜	13
豆角	40	西蓝花(绿菜花)	58	竹笋	13
黄豆芽	29	菜花(花椰菜)	41	莴笋	12
四季豆	23	香椿	40	大头菜	10
绿豆芽	11	茴香	38	菠菜	8
南瓜	29	黄花菜(干)	32	芹菜(茎)	5

续附表6-2

蛇瓜	23	茭白	23	莲藕	10
西葫芦	20	空心菜	22	香芋(生)	21
番茄(西红柿)	17	香菜	21	芋头(生)	15
倭瓜	15	芥蓝	19	山药(生)	15
丝瓜	14	酸白菜(酸菜)	17	香芋(熟)	12
茄子(紫皮,长)	13	菜心	17		
菌藻类					
鲍鱼菇(干)	424	木耳(干)	166	猴头菇(鲜,熟)	50
榆黄蘑(干)	415	银耳(干)	124	茶树菇(鲜)	48
香菇(干,金钱菇)	405	杏鲍菇(鲜)	94	白灵菇(鲜)	39
香菇(干,花菇)	357	平菇(鲜)	89	木耳(发后)	38
茶树菇(干)	293	滑子蘑(鲜,熟)	84	香菇(鲜)	37
竹荪(干)	285	滑子蘑(鲜)	73	棒蘑(鲜)	23
元蘑(干)	267	鸡腿蘑(干)	68	鸡腿蘑(鲜)	21
姬松茸(干)	226	金针菇(鲜)	59	紫菜(干)	415
滑子蘑(干)	205	白玉菇(鲜)	56	海苔	249
白灵菇(干)	201	猴头菇(鲜)	53	裙带菜(干)[海芥菜]	136
榛蘑(干)	186	黄蘑(鲜)	52	海木耳(干)	90
猴头菇(干)	178	口蘑(鲜)	50	海带根	17
水果类及制品					
香梨	5	姑娘果	25	大杧果	12
苹果	1	提子	9	菠萝	11
桃	14	巨峰葡萄	8	龙眼(干)[桂圆]	7
大枣	13	马奶葡萄	7	香蕉	7
樱桃	11	蜜橘	9	木瓜	4
杨梅	10	砂糖橘	5	香瓜	7
李子	5	荔枝(干)	20	伊丽莎白瓜	7
杏	5	火龙果[仙蜜果、红龙果]	13	西瓜	6

续附表6-2

坚果、种子类					
野生榛子（熟）	76	香榧（熟，干，绍兴诸暨枫桥）	37	花生（熟）	85
松子（熟）	75	栗子（熟）	35	白芝麻（熟）	66
开心果（熟）	70	小野杏（熟）	34	南瓜子（熟）	61
腰果（熟）	80	杏仁（熟）	32	黑芝麻（熟）	43
大杏仁（熟）	45	碧根果（熟）	32	葵花籽（熟）	27
开口大榛子（熟）	42	夏威夷果（熟）	26		
核桃（熟）	40	鲍鱼果（熟）	16		
畜禽肉类及制品					
猪肥肠（熟）	296	牛肝	251	鸡胗	218
猪肝	275	牛肉	105	鸡肉（鸡胸）	188
猪肺	272	牛肉火腿肠	85	烧鸡（熟）	173
猪肚（熟）	252	牛肉松	71	乌鸡肉（生）	173
猪肾	239	牛肉汤	70	鸡心	168
猪胰	234	牛骨头汤（火锅后）	53	乌鸡肉（熟）	159
猪舌（熟）	186	牛蹄肉筋	40	鸭肝（熟）（北京）	398
猪心	170	牛骨头汤（火锅前）	4	鸭肠（熟）	346
猪肉	138	羊肝（生）	228	鸭胗（熟）	316
猪手（熟）	134	羊肝（熟）	227	鸭脑（熟）	227
叉烧肉（熟）	124	羊肉串（熟）	223	烧鸭（熟）	88
猪耳朵（熟）	114	羊肉（生）	109	鹅肝	377
火腿罐头	103	驴肉（熟）	117	鹅心（熟）	259
午餐肉罐头	94	兔肉（熟）	148	鹅胗（熟）	182
猪肉松	76	牛蛙腿肉	92	鹅胗（生）	169
猪血	40	鸡肝	317	鹅脑（熟）	140
牛肉干	127	鸡肚（熟）	229	烧鹅	89
乳类及制品					
奶粉	4	奶酪	2		

附　录

续附表6-2

蛋类及制品					
鸡蛋(熟)	1	鹅蛋	1	鹌鹑蛋(熟)	7
松花蛋(熟，鸭蛋，皮蛋)	1				

鱼虾蟹贝类					
鲅鱼(烤)	452	项鱼	135	小龙虾	174
面条鱼(干)	383	草鱼	134	龙虾(澳洲)	163
鲭鱼	298	比目鱼(熟)	134	河蟹黄(熟)	182
凤尾鱼(香辣)	263	河鲈鱼	133	河蟹黄(生)	180
泥鳅鱼	247	鱼肉松	131	河蟹肉(生)	167
鳕鱼(烤)	230	金昌鱼	130	河蟹(生)	147
海鲈鱼	227	武昌鱼	128	河蟹肉(熟)	144
鲅鱼	214	鳝鱼	127	冬蟹(熟)	137
黑鱼(熟)	214	罗非鱼	126	大闸蟹(熟)	121
鸦片鱼	211	鲤鱼	122	贻贝	414
鲟鱼(熟)	202	鳜鱼	121	毛蚶(熟)	343
红头鱼	195	编织鱼	119	生蚝	282
鲫鱼(熟)	190	鳗鱼	117	海兔	266
鱼片(烤)	188	大马哈鱼	117	牡蛎	242
鲶鱼	187	章鱼片	116	扇贝	235
鱼肝	185	鲟鱼	114	蚬子(熟)	206
深海鲐鱼(酱汁)	179	甲鱼	110	鸳鸯贝	202
鲽鱼	175	比目鱼	104	干贝	193
虹鳟鱼	172	鲽鱼(熟)	85	蛏子(熟)	193
鱼片	169	沙丁鱼	82	牡蛎(熟)	193
墨鱼	169	鳕鱼	71	蚬子	180
三文鱼	168	多宝鱼	70	干鲍鱼	171
海鲈鱼(熟)	165	晶鱼	58	鲜贝	167
黄花鱼	165	银鱼	23	蛏子	149

243

续附表6-2

河鲈鱼(熟)	165	大马哈鱼籽	136	鲜鲍鱼(熟)	112
草鱼(熟)	162	烤虾	389	即食鲍鱼	110
刀鱼	161	干对虾	349	鲜鲍鱼	
白鱼(熟)	160	鲜对虾	101.5	大海螺	95
鲫鱼	154	干虾仁	345	小海螺	97
白鱼	153	江虾(熟)	265	干鲍鱼(发后)	9
棒棒鱼	149	皮皮虾	254	鱿鱼	244
怀头鱼	147	江虾(生)	231	八爪鱼	198
大马哈鱼(熏熟)	147	海米(小虾米)	220	鱿鱼丝	106
金鳟鱼	146	皮皮虾(熟)	200	干海参(发后)	18
鲢鱼	141	基围虾(生)	187	燕窝	10
梭鱼	141	青虾	180	海蜇丝	9
红线鱼		基围虾	174		
速食食品					
水饺(三鲜馅)	145	方便面	36	绿豆糕	56
饺子(猪肉芹菜)	56	包子(羊肉萝卜馅)	35	薯片	32
黑芝麻糊	47	饼干	11	月饼	29
饺子(猪肉香菇馅)	42	锅巴	73	爆米花	20
饮料类					
雪碧	1	杏仁露	1	苹果汁	1
杧果味果肉果汁	3	橙汁	1	南瓜汁	3
山楂汁	2	沙棘汁	1	绿茶	1
菠萝汁	2	西柚汁	1	冰红茶	1
调味品类					
海鲜酱油	58	豆瓣酱	77	甜面酱	10
山西陈醋	12	葱味虾酱	45	番茄酱	7
3.5度米醋	3	颗粒花生酱	41	沙拉酱	3

注：数据来源《中国食物成分表》2019 年第 6 版/第二册，嘌呤含量为总嘌呤值。

附录 7　常见身体活动强度系数

活动强度以代谢当量(MET)表示，其数值代表活动时能量消耗相当于安静时能量消耗的倍数。1MET 是休息静坐时的能量消耗速度，对大多数人来说，相当于每分钟每千克体重消耗 3.5 毫升氧气。中国 18~64 岁健康成年人常见身体活动强度系数及强度分类见附表 7-1。

附表 7-1　中国 18~64 岁健康成年人常见身体活动强度系数及强度分类

活动类别	具体活动	METs	强度
不活动/休息	安静地躺着	1.2	静态行为
	安静地躺着	1.3	静态行为
	安静地站着	1.6	低
	坐姿：读书	1.4	静态行为
	坐姿：打字	1.7	低
家务性劳动	洗涤衣物：叠、挂、熨烫、洗衣服	2.2	低
	拖地	2.6	低
	铺床：换床上用品	2.7	低
	整理房间：书桌、物品	2.7	低
	清洁：擦地板、打扫、清垃圾等	2.8	低
	购物：手推车	3.8	中
	购物：手提袋	4.3	中
交通性活动	步行：3 千米/小时	2.9	低
	步行：4 千米/小时	3.3	中
	步行：5 千米/小时	3.8	中
	步行：6 千米/小时	5.2	中
	负重走：背部负重 4 千克，5 千米/小时	4.5	中
	户外骑行：10 千米/小时	3.6	中
	户外骑行：12 千米/小时	3.9	中
	户外骑行：13 千米/小时	4.4	中
	户外骑行：15 千米/小时	5.5	中

续附表7-1

活动类别	具体活动	METs	强度
休闲性活动	跑步：5千米/小时	4.8	中
	跑步：6千米/小时	6.5	高
	跑步：7千米/小时	7.8	高
	跑步：8千米/小时	8.2	高
	跑步：9千米/小时	9.1	高
	登山：慢速，感觉有点累	6.1	高
	登山：中速，感觉稍累	8.7	高
	登山：快速，感觉累或很累	17.2	高
	平板支撑	2.8	低
	瑜伽	3.1	中
	广播体操：第九套	5.1	中
	广场舞：民族舞风格	5.5	中
	有氧健身操	7.3	高
	舞蹈：拉丁舞	7.0	高
	舞蹈：芭蕾舞	9.8	高
	排球	4.1	中
	足球	4.7	中
	乒乓球	5.7	中
	篮球	6.1	高
	羽毛球	9.8	高
	网球	10.1	高
	跳绳：单摇并步，100~130次/分钟	10.2	高
	八段锦	3.2	中
	五禽戏	3.5	中
	太极柔力球	3.5	中
	太极拳：24式简化，自由架势	3.7	中
	太极拳：32式	4.5	中

续附表7-1

活动类别	具体活动	METs	强度
职业性活动	农业劳动：推车、施肥、插秧、锄地、浇水等	3.9	中
	消防工作：水带操、负重跑、负重登楼等	3.8	中
	造船厂工作：木工	4.2	中
	造船厂工作：批铲、上下船舱	4.5	中
	造船厂工作：捶打工	5.6	中
	矿山工作：走路、风钻、拔钎等	2.7	低
	矿山工作：推空车	3.9	中
	矿山工作：选矿	6.4	高
	矿山工作：推重车	8.4	高

强度分类：

静态行为≤1.5MET；低强度1.6~2.9MET；中等强度3.0~5.9MET；高强度≥6.0MET。

基础代谢率预测公式：

女性基础代谢率=655+9.5×体重（千克）+1.8×身高（厘米）-4.7×年龄（岁）；

男性基础代谢率=66+13.7×体重（千克）+5.0×身高（厘米）-6.8×年龄（岁）。

身体活动能量消耗（包含基础代谢）计算公式：

MET值［千卡/（千克·小时）］×体重（千克）×活动时长（小时）。

总能量消耗预测公式：

基础代谢率×全天中非身体活动时间占比+身体活动能量消耗+食物热效应。

注：食物热效应约占每日总能量消耗的10%

注：引自《健康成年人身体活动能量消耗参考值》（T/CSSS 002—2023）。

附录8　常见食物钠、钾、磷、蛋白质含量及磷蛋白质比值表

附表 8-1　常见食物钠、钾、磷、蛋白质含量及磷蛋白质比值表

食物	总量/克	钠/毫克	钾/毫克	磷/毫克	蛋白质/克	磷蛋白质比值/（毫克·克$^{-1}$）
磷蛋白质比值<5						
甜杏仁	24 个（约 25）	26.5	2.075	6.7	5.6	1.2
鸡蛋蛋白	30	39.6	23.8	5.4	3.4	1.6
海参	100	43.0	502.9	28.0	16.5	1.7
磷蛋白质比值 5~10						
火鸡（除去内脏）	100	227	93.7	116	22.4	5.2
水面筋	100	69	15	133	23.5	5.7
黄油	100	39	40.3	8	1.4	5.7
鸭胸脯肉	100	126	60.2	86	15	5.7
叉烧肉	100	100	726.4	136	20.9	6.5
鸡胸脯肉	100	333	44.8	170	24.6	6.9
金枪鱼，油罐头	100	260	290	200	27.1	7.4
猪肉（肥瘦）（均值）	100	218	56.8	121	15.1	8.0
鸡（均值）	100	249	62.8	166	20.3	8.2
鸡腿	100	249	62.8	166	20.3	8.2
苏打饼干	100	312	83	69	8.4	8.2
大比目鱼	100	317	66.7	178	20.8	8.6
羊羔肉	100	300	89.9	161	18.5	8.7

续附表8-1

食物	总量/克	钠/毫克	钾/毫克	磷/毫克	蛋白质/克	磷蛋白质比值/（毫克·克⁻¹）
羊肉(肥瘦)均值	100	300	89.9	161	18.5	8.7
罗非鱼	1000	289	19.8	161	18.4	8.8
牛肉(前腱)	100	182	83.1	181	20.3	8.9
鲑鱼，红鲑鱼	100	361	63.3	154	17.2	9.0
牛肉(肥瘦)(均值)	100	212	64.1	182	20.0	9.1
曲奇饼	100	174	67	64	6.5	9.8
整个鸡蛋	50	77	65.7	65	6.5	9.9
磷蛋白质比值10~15						
葵花籽	3汤勺(约25)	140.5	1.3	59.5	5.9	10.0
蓝蟹	100	232	260	142	13.8	10.3
猪肉(瘦)	100	315	55.5	197	19	10.4
面粉(标准粉)	100	190	3.1	167	15.7	10.6
芝麻酱	2汤勺(约30)	1.6	127.2	57.9	5.4	10.7
带鱼(白带鱼，刀鱼)	100	280	150.1	191	17.7	10.8
河虾	100	329	133.8	186	16.4	11.3
鳕鱼	100	321	130.3	232	20.4	11.4
豆腐(内酯)	100	95	6.4	57	5	11.4
豆腐干(均值)	100	137	329	173	15	11.7
龙虾	100	257	190	221	18.9	11.7
金枪鱼，清水罐头	100	517	55.5	285	23.7	12.0
黄鳍金枪鱼	100	517	55.5	285	23.7	12.0

续附表8-1

食物	总量/克	钠/毫克	钾/毫克	磷/毫克	蛋白质/克	磷蛋白质比值/（毫克·克$^{-1}$）
草鱼（草包鱼）	100	312	46	203	16.6	12.2
豆腐（北）	100	118	5.6	82	6	12.3
乌鳢（黑鱼，石斑鱼，生鱼）	100	313	48.8	232	18.5	12.5
马苏里拉奶酪	100	75	584.6	326	25.7	12.7
黄鱼（小黄花鱼）	100	198	194.3	217	17	12.8
面包圈	1个	230	88	107	8.3	12.9
面包（均值）	100	230	88	107	8.3	12.9
方便面	100	100	60.9	142	11	13.3
黄豆（大豆）	100	1503	2.2	465	35	13.3
瑞士奶酪	100	42	531.8	307	23	13.7
冬笋	100	/	/	56	4.1	13.9
黑豆（黑大豆）	100	1377	3	500	36	14.0
豆浆	100	117	3.7	42	3	14.0
明虾	100	238	119	189	13.4	14.1
大米（均值）	100	112	1.8	112	7.9	14.2
豆奶（豆乳）	100	92	3.2	35	2.4	14.6
磷蛋白质比值 15~20						
花生酱	100	563	34.8	326	21.7	15.0
花生（炒）	100	563	34.8	326	21.7	15.0
蛋糕（均值）	100	67	77	130	8.6	15.1
奶油乳酪	1汤勺（约10）	15	33	13	0.8	15.1
馒头（均值）	100	138	165.1	107	7	15.3
虾米（海米，虾仁）	100	255	90.7	267	17.3	15.4

续附表8-1

食物	总量/克	钠/毫克	钾/毫克	磷/毫克	蛋白质/克	磷蛋白质比值/（毫克·克$^{-1}$）
绿豆	100	787	3.2	337	21.6	15.6
面条(均值)	100	122	21.3	139	8.9	15.6
油饼	100	106	572.510.9	124	7.9	15.7
鸡蛋蛋黄	20	19	10.9	48	3.0	15.8
鸡肝	1个(约30)	66	27.6	78.9	4.9	15.8
黄豆芽	100	160	7.2	74	4.5	16.4
团粉(芡粉)	100	16	13.3	25	1.5	16.7
西兰花（绿菜花）	100	179	46.7	61	3.5	17.4
土豆(马铃薯,洋芋)	100	347	5.9	46	2.6	17.7
油菜	100	175	73.7	23	1.3	17.7
山药(薯蓣,大薯)	100	213	18.6	34	1.9	17.9
桃(均值)	100	127	1.7	11	0.6	18.3
小白菜	100	116	132.2	26	1.4	18.6
虾皮	100	617	5057.7	582	30.7	19.0
籼米(标准)（机米）	100	89	2.7	146	7.7	19.0
饼干,鸡蛋,香肠,三明治,快餐	1个(约100)	551	129	207	10.7	19.3
蚕豆	100	1117	86	418	21.6	19.4
磷蛋白质比值 20~25						
芥蓝(甘蓝菜,盖蓝菜)	100	224	29	36	1.8	20.0
粉丝	100	18	9.3	16	0.8	20.0

续附表8-1

食物	总量/克	钠/毫克	钾/毫克	磷/毫克	蛋白质/克	磷蛋白质比值/（毫克·克⁻¹）
香蕉(甘蔗)	100	256	0.8	28	1.4	20.0
虹鳟鱼	100	688	110	374	18.6	20.1
西式蛋糕	100	67	77	130	8.6	20.5
花生	100	390	3.7	250	12	20.8
玉米淀粉	100	8	6.3	25	1.2	20.8
茄子(均值)	100	142	5.4	23	1.1	20.9
西葫芦	100	92	5	17	0.8	21.3
葫芦(长瓜，蒲瓜，瓠瓜)	100	87	0.6	15	0.7	21.4
豆角	100	207	3.4	55	2.5	22.0
西瓜子(炒)	100	612	187.7	765	32.7	23.4
米饭(蒸)(均值)	100	30	2.5	62	2.6	23.8
西瓜(均值)	100	97	3.3	12	0.5	24.0
鲜香菇(香蕈，冬菇)	100	20	1.4	53	2.2	24.1
木耳(黑木耳，云耳)	100	757	48.5	292	12.1	24.1
磷蛋白质比值≥25毫克/克						
豇豆	100	171	9.5	55	2.2	25.0
丝瓜	100	121	3.7	33	1.3	25.4
小米	100	284	4.3	229	9	25.4
四季豆(菜豆)	100	123	8.6	51	2	25.5
巧克力	100	111.8	254	114	4.3	26.5
腰果	100	680	35.7	639	24	26.6
酸奶(均值)	100	150	37.7	76	2.8	27.1

续附表8-1

食物	总量/克	钠/毫克	钾/毫克	磷/毫克	蛋白质/克	磷蛋白质比值/（毫克·克⁻¹）
牛奶(均值)	100	108	63.7	90	3.3	27.3
橙	100	159	1.2	22	0.8	27.5
海带(干)(江白菜，昆布)	100	761	327.4	52	1.8	28.9
啤酒(均值)	100	11	47	12	0.4	30.0
葡萄酒(均值)	100	1.6	33	3	0.1	30.0
牛奶，低脂(2%)	30 毫升	69.6	24	31.8	1	30.3
中华猕猴桃(毛叶猕猴桃)	100	144	10	26	0.8	32.5
杏干	100	783	40.4	89	2.7	33.0
燕麦片	100	356	2.1	342	10.1	33.9
蘑菇(鲜蘑)	100	312	8.3	94	2.7	34.8
酱油(均值)	100	5757	337	204	5.6	36.4

注：资料来源，根据《中国食物成分表标准版》2019 版修订。

附录 9　慢性肾脏病的诊断、分期营养管理原则

附表 9-1　慢性肾脏病的诊断、分期营养管理原则

分期	CKD 1~2 期	CKD 3~5 期（非透析）	CKD 5 期（透析期）
能量（克/千克·天）	30 ~ 35，根据年龄、体重、活动量情况调整；如超重或肥胖可鼓励减体重	30~35，根据年龄、体重、活动量情况调整，鼓励保持瘦体重和营养状况	30 ~ 35，根据年龄、体重、活动量情况调整，鼓励保持瘦体重和营养状况
蛋白质（克/千克·天）	0.8，应避免高蛋白饮食>1.3	0.6，50%高生物价蛋白质，糖尿病患者 0.6~0.8，极低蛋白饮食需咨询专业人士	1.0 ~ 1.2，50%高生物价蛋白质；腹膜透析患者若存在残存肾功能可降至 0.8
碳水化合物	占总能量比为 50% ~ 65%，< 10% 来自精制糖	占总能量比为 50% ~ 65%	占总能量比为 50% ~ 65%
脂肪	占总能量比 30% ~ 35%，饱和脂肪酸占总能量比 < 10%，适当增加多不饱和脂肪酸的摄入量	占总能量比 30% ~ 35%，饱和脂肪酸占总能量比 10%，适当增加中链甘油三酯和多不饱和脂肪酸的摄入量	占总能量比 30% ~ 35%，饱和脂肪酸占总能量比 < 10%，适当增加中链甘油三酯和多不饱和脂肪酸的摄入量
膳食纤维（克/1000 千卡）	14	14	14
液体	1.5 ~ 1.7 升，如果出现严重水肿或少尿则根据个体情况调整	1.5 ~ 1.7 升，如果出现严重水肿或少尿则根据个体情况调整	血液透析：0.5 升+前 1 日尿量腹膜透析；0.5 升+前 1 日尿量+前 1 日透析脱水量
钠	不超过 2300 毫克	不超过 2300 毫克	不超过 2300 毫克

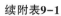

续附表9-1

分期	CKD 1~2 期	CKD 3~5 期（非透析）	CKD 5 期（透析期）
钾	通常不限制，如高血钾需控制	不超过 2000~3000 毫克，如高血钾需控制	不超过 2000~3000 毫克，腹膜透析需个体化，如高血钾需控制
钙	800 毫克/天，不超过 2000 毫克/天	800~1000 毫克/天	不超过 1500 毫克/天
磷	个体化，如血清磷过高则限制	不超过 800~1000 毫克/天	不超过 800~1000 毫克/天
膳食模式	植物性食物为主的模式	植物性食物为主的模式，由于蛋白质、钠、磷、钾的限制，膳食模式需要做相应调整	植物性食物为主的模式，由于蛋白质、钠、磷、钾的限制，膳食模式需要做相应调整

附录 10 2~17 岁正常体重儿童青少年各类食物建议摄入量及能量需要量

附表 10-1   2~17 岁正常体重儿童青少年各类食物建议摄入量及能量需要量

食物类别	2~3 岁	4~5 岁	6~10 岁	11~13 岁	14~17 岁
谷类（克/天）	75~125	100~150	150~200	225~250	250~300
薯类（克/天）	适量	适量	25~50	25~50	50~100
蔬菜（克/天）	100~200	150~300	300	400~450	450~500
水果（克/天）	100~200	150~250	150~200	200~300	300~350
畜禽肉（克/天）	50~75	50~75	40	50	50~75
水产品（克/天）			40	50	50~75
蛋类（克/天）	50	50	25~40	40~50	50
奶类（毫升/天）	350~500	350~500	300	300	300
大豆（克/天）	5~15	15~20	15	15	15~25
坚果（克/周）	/	适量	50	50~70	50~70
烹调油（克/天）	10~20	20~25	20~25	25~30	25~30
食盐（克/天）	<2	<3	<4	<5	<5
饮水量（毫升/天）	600~700	700~800	80~1000	110~1300	1200~1400
能量（千卡/天）	男：1100~ 1250	男：1300~ 1400	男：1600~ 2050	男：2200~ 2600	男：2600~ 2950
	女：1000~ 1150	女：1250~ 1300	女：1450~ 1900	女：2000~ 2200	女：2200~ 2350

引自：《中国居民膳食指南（2022）》；《中国居民膳食营养素参考摄入量（2023 版）》中等强度身体活动水平的儿童青少年膳食能量需要量。

附录 11 《成人糖尿病食养指南(2023 年版)》内容节选

糖尿病是一种由遗传因素和环境因素长期共同作用所导致的慢性、全身性及代谢性疾病。据《中国居民营养与慢性病状况报告(2020 年)》显示,我国 18 岁及以上居民糖尿病患病率为 11.9%,糖尿病前期检出率为 35.2%,其中 2 型糖尿病是主要类型,尤其是 50 岁以上成年人患病率更高。糖尿病的危险因素多与不合理膳食相关,包括长期高糖、高脂肪、高能量膳食等。为了帮助成人 2 型糖尿病患者更好地控制血糖、预防并发症、提高生活质量,国家卫生健康委员会办公厅发布了《成人糖尿病食养指南(2023 年版)》。

一、疾病特点与分型

1. 糖尿病定义与分类

根据病因学证据,2019 年世界卫生组织(WHO)将糖尿病分类更新为 6 种类型,即 1 型糖尿病、2 型糖尿病、混合型糖尿病、其他特殊类型糖尿病、未分类糖尿病、妊娠期糖尿病。

2. 中医对糖尿病的认识及分型

常见糖尿病辨证分型及临床表现见附表 11-1。

附表 11-1 糖尿病辨证分型和临床表现

辨证分型	临床表现
阴虚热盛证	表现为烦渴多饮,咽干舌燥,多食善饥,溲赤便秘,舌红少津苔黄,脉滑数或弦数
气阴两虚证	表现为倦怠乏力、心慌气短、盗汗、自汗,口干舌燥,多饮多尿,五心烦热,大便秘结,腰酸膝软,舌淡或舌红暗,舌边有齿痕,苔薄白少津,或少苔,脉细弱
阴阳两虚证	表现为乏力自汗,形寒肢冷,腰酸膝软,耳轮焦干,多饮多尿,或浮肿少尿,或五更泻,阳痿、早泄,舌淡苔白,脉沉细无力

二、食养原则和建议

1. 食物多样，养成和建立合理膳食习惯

★ 糖尿病患者控制血糖的核心方法是膳食管理和治疗。应遵循平衡膳食的原则，做到食物多样。

★ 以控制血糖为目标，调整优化食物种类和质量，保证每日能量适宜和营养素摄入充足。

★ 平衡膳食应包含五大类食物，主食要定量，水果要限量，餐餐有蔬菜，天天有奶豆，常吃鱼、禽，适量蛋和畜肉，控制盐、糖和油的使用量。

2. 能量适宜，控制超重肥胖和预防消瘦

★ 膳食能量是体重管理也是血糖控制的核心。推荐糖尿病患者膳食能量的宏量营养素占总能量比分别为：蛋白质 15%～20%、碳水化合物 45%～60%、脂肪 20%～35%。

★ 应咨询营养指导人员来帮助确定全天的能量摄入量和运动量，制定个性化的膳食管理、血糖和体重控制方案。

★ 糖尿病患者要特别注重保持体重在理想范围，提高机体免疫力，降低疾病的发生发展风险。

★ 肥胖患者减重后可以改善胰岛素抵抗、改善血糖控制。建议超重肥胖患者按照每个月减少 1～2 千克的速度，3～6 个月减少体重 5%～10%。

★ 合并消瘦或营养不良的患者，应在营养指导人员的指导下，通过增加膳食能量、蛋白质的供给，结合抗阻运动，增加体重，达到和维持理想体重。老龄患者应特别注意预防肌肉衰减并保持健康体重。

3. 主食定量，优选全谷物和低血糖生成指数食物

★ 血糖生成指数（GI）是衡量食物对血糖影响的相对指标，低 GI（GI ≤ 55）的食物引起的餐后血糖波动比较小，有助于血糖控制。

★ 在选择主食或谷物类食物时，可参考我国常见食物的血糖生成指数表（见附录 4）。主食定量，不宜过多，多选全谷物和低 GI 食物；其中全谷物和杂豆类等低 GI 食物，应占主食的 1/3 以上。

★ 建议糖尿病患者碳水化合物提供的能量占总能量比例为 45%～60%，略低于一般健康人。但当初诊或血糖控制不佳时，建议咨询专业人员给予个性化指导。

★ 糖尿病患者应经常监测血糖来确定机体对膳食，特别是主食类食物的反应，并及时规划调整。养成先吃菜，最后吃主食的习惯。建议记录膳食、运动和血糖水平，提高血糖控制和自我管理的科学规划水平。

4.积极运动，改善体质和胰岛素敏感性

★ 糖尿病患者可在餐后运动，每周至少 5 天，每次 30～45 分钟，中等强度运动要占 50% 以上，如快走、乒乓球、游泳等。循序渐进，持之以恒，逐渐增加和达到目标运动量。

★ 如无禁忌，最好一周 2 次抗阻运动，提高肌肉力量和耐力，如哑铃、俯卧撑、器械类运动等。

★ 将日常活动和运动融入生活计划中，培养运动意识和习惯。运动前后要加强血糖监测，避免低血糖。

5.清淡饮食，限制饮酒，预防和延缓并发症

★ 糖尿病前期和糖尿病患者都应清淡饮食，控制油、盐、糖用量。每日烹调油使用量宜控制在 25 克以内，食盐用量每日不宜超过 5 克，注意限制酱油、鸡精、味精、咸菜、咸肉、酱菜等含盐量较高的调味品和食物的使用。

★ 足量饮用白水，也可适量饮用淡茶或咖啡，不喝含糖饮料。饮酒会扰乱糖尿病患者的正常膳食和用药，导致血糖波动，故应限制饮酒。

6.食养有道，合理选择应用食药物质

★ 中医食养是以中医理论为基本指导，以性味较为平和的食物及食药物质，通过"扶正"与"纠偏"，使人体达到"阴平阳秘"的健康状态。

★ 坚持辨证施膳的原则，因人、因时、因地制宜。食物具有"四气""五味""归经"和"升降沉浮"等属性。

★ 中医学自古以来就有"药食同源"的理论。把日常膳食和传统中医养生食谱相结合。

7.规律进餐，合理加餐，促进餐后血糖稳定

★ 进餐规律，定时定量，是维持血糖平稳的基础。一日三餐及加餐的时间相对固定，定时定量进餐，可避免过度饥饿引起的饱食中枢反应迟钝而导致的进食过量。

★ 不论在家或在外就餐，根据个人的生理条件和身体活动量，应饮食有节、科学配置，进行标准化、定量的营养配餐。不暴饮暴食，不随意进食零食、饮料，不过多聚餐，减少餐次。

★ 对于病程长、血糖控制不佳、注射胰岛素的糖尿病患者，应进行血糖监测，根据实际情况适当加餐，以预防低血糖的发生。

★ 对于消瘦的糖尿病患者及妊娠期糖尿病患者，可适当安排加餐或零食，以预防低血糖的发生，增加能量摄入，增加体重。

8. 自我管理，定期营养咨询，提高血糖控制能力

★ 糖尿病患者需要切实重视、学习糖尿病知识和自我管理技能，包括膳食调理、规律运动、监测血糖、遵医嘱用药、胰岛素注射技术，以及低血糖预防和处理等。

★ 将营养配餐、合理烹饪、运动管理和血糖监测作为基本技能。了解食物中碳水化合物含量和 GI 值，学习食物交换份的使用，把自我行为管理融入日常生活中。

★ 应建立与临床经验丰富的营养师等营养指导人员、医师团队的咨询和随访服务关系，主动进行定期的咨询，包括膳食评估和膳食调整、营养状况评估和营养诊断，以及营养处方、运动处方的制定等。

★ 适时调整膳食、运动和行为，以及用药量等方案，保持健康的生活方式，并控制血糖，预防并发症发生。

附录 12　《成人高脂血症食养指南(2023 年版)》内容节选

血脂是血清胆固醇、甘油三酯和类脂(如磷脂)等物质的总称,与临床密切相关的血脂主要是胆固醇和甘油三酯。近 30 年来,我国高脂血症患病率明显增加。《中国居民营养与慢性病状况报告(2020 年)》显示,我国 18 岁及以上居民高脂血症总体患病率高达 35.6%,造成严重的疾病负担。高脂血症是高血压、糖尿病、冠心病、脑卒中的重要危险因素,长期患高脂血症可导致动脉粥样硬化,增加心血管疾病的发病率和死亡率。

高脂血症危险因素多与不合理膳食相关,如过量的饱和脂肪酸或反式脂肪酸摄入等。健康生活方式干预是全球公认的高脂血症防治策略。膳食营养通过调节血脂、血压或血糖水平等危险因素,影响动脉粥样硬化的发生,从而在预防高脂血症引起的心血管疾病中发挥重要作用。以"辨证施膳"为核心的中医食养是在中医辨证施治理论基础上的非药物调养方法,强调根据体质、病因、证候给予不同食养方案,在调和气血、平衡人体营养、辅助预防疾病上效果显著。针对不同体质高脂血症人群,选取不同特性的食物或食药物质食用,可有效改善患者血脂水平。

一、疾病特点与分型

1. 高脂血症定义与分类

血脂异常,又称高脂血症,通常指血清中总胆固醇和(或)甘油三酯水平升高。实际上,血脂异常也包括低高密度脂蛋白胆固醇血症在内的各种血脂异常。根据空腹静脉血清检测指标将血脂异常分为 4 种,分别为高胆固醇血症(总胆固醇,TC≥5.2 毫摩/升)、高甘油三酯血症(甘油三酯,TG≥1.7 毫摩/升)、高低密度脂蛋白胆固醇血症(低密度脂蛋白胆固醇,LDL-C≥3.4 毫摩/升)、低高密度脂蛋白胆固醇血症(高密度脂蛋白胆固醇,HDL-C<1.0 毫摩/升),当上述血脂指标一项及以上异常则可诊断为血脂异常。从临床使用角度将血脂异常分为高胆固醇血症、高甘油三酯血症、混合型高脂血症,以及低高密度脂蛋白胆固醇血症。

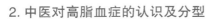

2. 中医对高脂血症的认识及分型

中医对高脂血症的诊治具有自身的特点，将其纳入"血瘀""痰湿""脂膏"等范畴，病因在于饮食不节、嗜食油腻甘甜、醇酒厚味、情志失调、过逸少劳等，造成肝、脾、肾三脏功能失调，体内液体代谢失常，形成瘀血、湿浊、痰凝等病理产物，最终致病。该病属于本虚标实之证，以痰瘀为标，正虚为本，常见高脂血症辨证分型及临床表现见附表 12-1。

附表 12-1　高脂血症辨证分型和临床表现

辨证分型	临床表现
痰浊内阻型	身体肥胖，肢体沉重感，头昏多眠，容易困倦，胸闷气短，大便黏或不成形，舌体胖大，舌苔黏腻，脉滑
痰瘀互结型	身体肥胖，肢体沉重感，头昏多眠，容易困倦，胸刺痛或闷痛，口唇暗紫，大便黏腻，舌体胖大，舌苔黏腻，或舌质紫暗，或舌体有瘀点瘀斑，脉滑或涩
气滞血瘀型	胸部或胁部胀满，或针刺样疼痛，情绪低落或急躁易怒，喜欢长叹气，口唇紫暗，舌暗红，有瘀点或瘀斑，脉细涩
气虚血瘀型	气短乏力，精神疲倦，少言懒言，胸部或胁部针刺样疼痛，活动后诱发或加重，出汗多，舌淡暗或淡紫或有瘀斑、瘀点，脉涩
肝肾阴虚型	头晕耳鸣，腰酸腿软，手心、脚心发热，心烦失眠，健忘多梦，舌红，舌苔少，脉细数
脾虚湿盛型	身体困倦，大便不成形或腹泻，饮食无味，食后腹胀，舌淡，舌体胖大有齿痕，舌苔色白黏腻，脉细弱或濡缓

二、食养原则和建议

1. 吃动平衡，保持健康体重

★ 高脂血症人群在满足每日必需营养需要的基础上，通过改善膳食结构，控制能量摄入，维持健康体重，减少体脂含量，有利于血脂控制；尤其对于超重和肥胖人群应通过控制能量摄入以减重，每天可减少 300~500 千卡的能量摄入。

★ 体重正常的人群，保持能量摄入和消耗平衡，预防超重和肥胖。超重和肥胖人群，通过改善膳食结构和增加运动，实现能量摄入小于能量消耗，使体重减少 10% 以上。高脂血症人群，除部分不宜进行运动人群，无论是否肥胖，建议每周 5~7 次体育锻炼或身体活动，每次 30 分钟中等及以上强度身体运动，包括快走、跑步、游泳、爬山和球类运动等，每天锻炼至少消耗 200 千卡。

★ 对于稳定性动脉粥样硬化性心血管疾病患者应先进行运动负荷试验，充分评估其安全性后，再进行身体活动。运动强度宜循序渐进、量力而行，以运动后第 2 天感觉精力充沛、无不适感为宜。

2. 调控脂肪，少油烹饪

★ 限制总脂肪、饱和脂肪、胆固醇和反式脂肪酸的摄入，是防治高脂血症和动脉粥样硬化性心血管病的重要措施。脂肪摄入量以占总能量 20%~25% 为宜，高甘油三酯血症者更应尽可能减少每日脂肪摄入总量。以成年人每日能量摄入 1800~2000 千卡为例，相当于全天各种食物来源的脂肪摄入量（包括烹调油、动物性食品及坚果等食物中的油脂）为 40~55 克，每日烹调油应不超过 25 克。

★ 其中，一是饱和脂肪摄入量应少于总能量的 10%。高胆固醇血症者应降低饱和脂肪摄入量，使其低于总能量的 7%。二是高脂血症人群胆固醇每日摄入量应少于 300 毫克，而高胆固醇血症者每日胆固醇摄入量应少于 200 毫克。少吃富含胆固醇的食物，如动物脑和动物内脏等。三是反式脂肪酸摄入量应低于总能量的 1%，即每天不宜超过 2 克，减少或避免食用部分氢化植物油等含有反式脂肪酸的食物。四是适当增加不饱和脂肪酸的摄入，特别是富含 $n-3$ 系列多不饱和脂肪酸的食物。

★ 高脂血症人群食物制作应选择少油烹饪方式，减少食品过度加工，少用油炸、油煎等多油烹饪方法，多选择蒸、煮等方式。

3. 食物多样，蛋白质和膳食纤维摄入充足

★ 在控制总能量及脂肪的基础上，选择食物多样的平衡膳食模式，食物每天应不少于 12 种，每周不少于 25 种。

★ 碳水化合物摄入量应占总能量的 50%~60%，以成年人每日能量摄入 1800~2000 千卡为例，相当于全天碳水化合物摄入量在 225~300 克。在主食中应适当控制精白米面摄入，适量多吃含膳食纤维丰富的食物，如全谷物、杂豆类、蔬菜等。膳食纤维在肠道与胆酸结合，可减少脂类的吸收，从而降低血胆固醇水平。同时，高膳食纤维可降低血胰岛素水平，提高人体胰岛素敏感性，有利于脂代谢的调节。推荐每日膳食中包含 25~40 克膳食纤维（其中 7~13 克

水溶性膳食纤维）。多食新鲜蔬菜，推荐每日摄入 500 克，深色蔬菜应当占一半以上。新鲜水果每日推荐摄入 200~350 克。

★ 蛋白质摄入应充足。动物蛋白摄入可适当选择脂肪含量较低的鱼虾类、去皮禽肉、瘦肉等；奶类可选脱脂或低脂牛奶等。应提高大豆蛋白等植物性蛋白质的摄入，每天摄入含 25 克大豆蛋白的食品，可降低发生心血管疾病的风险。

4. 少盐控糖，戒烟限酒

★ 高脂血症是高血压、糖尿病、冠心病、脑卒中的重要危险因素，为预防相关并发症的发生，要将血脂、血压、血糖控制在理想水平。高脂血症人群膳食除了控制脂肪摄入量，还要控制盐和糖的摄入量。培养清淡口味，食盐用量每日不宜超过 5 克。同时，少吃酱油、鸡精、味精、咸菜、咸肉、酱菜等高盐食品。限制单糖和双糖的摄入，少吃甜食，添加糖摄入不应超过总能量的 10%，肥胖和高甘油三酯血症者添加糖摄入应更低。

★ 高脂血症人群生活作息应规律，保持乐观、愉快的情绪，劳逸结合，睡眠充足，戒烟限酒，培养健康生活习惯。完全戒烟和有效避免吸入二手烟，有利于预防动脉粥样硬化性心血管疾病，并改善高密度脂蛋白胆固醇水平。研究证明即使少量饮酒也可使高甘油三酯血症人群甘油三酯水平进一步升高，因此提倡限制饮酒。

5. 因人制宜，辨证施膳

★ 高脂血症病因多是过食油腻甘甜、醇酒厚味，导致痰浊内生，脏腑功能失调，气不化津，痰浊阻滞，或气机不畅，脉络瘀阻，常常有虚有实，虚实相兼。食药物质是指传统作为食品，且列入《中华人民共和国药典》的物质。中医食养总则为"实则泻之，虚则补之"，即虚者用具有补虚作用的食药物质与食养方，实者选用具有祛邪作用的食药物质与食养方。

★ 根据高脂血症人群年龄、性别、体质、生活习惯、职业等不同特点，辨别不同证型，综合考虑膳食搭配的原则，给予个性化食养方案，以达到精准施膳的目的。长期过量食用油腻和甘甜的食物能够使人产生内热、胸腹胀满，导致肥胖，引发各种疾病，高脂血症人群尤应注意。饮食不可过烫、过凉，要做到寒温适中，规律进食，勿饥饱不均。

6. 因时制宜，分季调理

★ 人与自然是一个有机整体，在四时节律影响下，人体血脂水平亦会存在一定差异，针对不同季节的特点，食养有不同的要求。

★ 春季，阳气上升，万物萌发，膳食应当以护阳保肝为主，多食时令蔬菜（如芹菜、芦笋等），可适当食用具有疏肝理气、养肝清肝作用的食药物质，如佛手、生麦芽、菊花等。注意忌过食寒凉、黏滞、肥腻之物。

★ 初夏，天气渐热，阳气旺盛，膳食当以益气清心为主。可适当食用鸭肉、鱼类、兔肉、小麦、绿豆、豆腐及时令蔬菜瓜果。长夏乃夏秋之交，地气升腾，气候潮湿，故长夏主湿。膳食应以清利湿热、健运脾胃为主。长夏所食之物应清淡，少油腻，要以温食为主。适当食用健脾化湿作用的食药物质，如橘皮、薏苡仁、白扁豆、赤小豆、莱菔子等。

★ 秋季，气候萧条，燥胜地干。秋季膳食当以滋阴润肺为主，可适当食用具有滋阴作用的食药物质，如桑葚、黑芝麻、乌梅、百合等。秋燥易伤津耗液，故秋天应少吃辛辣、煎炸、油腻及热性食物。

★ 冬季，天寒地冻，万物收藏。冬月食养重在散寒邪，补肾阳，可适当食用羊肉等性质偏温的食物，以及具有滋阴补肾作用的食药物质，如枸杞子、黄精、山茱萸等。冬天应忌食生冷之物，以防阳伤而生寒。

7. 因地制宜，合理搭配

★ 受不同地区气候、环境影响，居民膳食习惯、生理特征存在差异，根据地域调整膳食，对人体健康具有重要作用。

★ 北方地区（温带季风气候）主要指东北地区、华北地区、华中大部分地区，此地区高脂血症人群中医体质主要涉及痰湿质、湿热质、血瘀质。建议北方地区高脂血症人群多食新鲜蔬果、鱼虾类、奶类、豆类，控制油、盐摄入量，减少腌制蔬菜的摄入；同时可适当食用具有祛湿、化痰的食药物质，如橘皮、薏苡仁、白扁豆、赤小豆、莱菔子、山楂、桃仁、沙棘等。

★ 南方地区（亚热带季风气候）包括长江中下游、南部沿海和西南大部分地区，此地区高脂血症人群中医体质主要涉及痰湿质、湿热质、气虚质。建议该地区高脂血症人群控制油、盐摄入量，适量增加粗粮摄入，如紫薯、玉米、黑米、大麦、青稞等；同时可适当食用具有祛湿化痰、益气健脾作用的食药物质，如人参、白扁豆、薏苡仁、山药、大枣、麦芽、茯苓等。

★ 西北地区（温带大陆性气候）高脂血症人群中医体质主要涉及阴虚质和痰湿质。建议西北地区高脂血症人群在蛋白质摄入充足的条件下，适当减少牛羊肉的食用（可由去皮禽肉、鱼、虾、蛋等代替）；多食蔬菜和水果；同时可适当食用具有滋养肝肾阴津作用的食药物质，如枸杞子、桑葚、菊花、黑芝麻、百合、乌梅、决明子等。

★ 青藏地区(高原山地气候)高脂血症人群中医体质主要涉及阴虚质、瘀血质、痰湿质，该地区居民日常膳食的主要构成有糌粑、大米、面粉、青稞、肉类和奶类。建议该地区高脂血症人群多食用去皮禽肉、鱼等动物蛋白，并补充优质的植物蛋白，如大豆蛋白等，同时增加蔬菜水果的摄入。

8. 会看慧选，科学食养，适量食用食药物质

★ 对于高脂血症人群，可通过看标签来选择适合的食品，满足营养需求，例如，通过看营养标签选择脂肪含量低的食品，同时了解食品中能量和相关营养成分的含量，包括碳水化合物、蛋白质、膳食纤维及钠等，做到科学合理选择。

可适当多吃富含植物甾醇、多糖等植物化学物的食物，如大豆、洋葱、香菇及深色蔬果等，每日可摄入 2 克左右植物甾醇。

★ 一些食药物质能调节血脂水平，高脂血症人群适量食用，可以起到辅助降低血脂的作用。不同证型高脂血症人群推荐食药物质及新食品原料名单详见附录，食药物质及新食品原料食用量应符合相关要求。已知对某种食药物质过敏者，正在服用某些药物与食药物质有禁忌时，应在医师、执业药师及营养指导人员等专业人员指导下使用。

附录 13 《成人高血压食养指南(2023 年版)》内容节选

高血压是以血压升高为主要特点的全身性疾病。《中国居民营养与慢性病状况报告(2020 年)》显示,我国 18 岁及以上居民高血压患病率为 27.5%,其中 18~44 岁、45~59 岁和 60 岁及以上居民高血压患病率分别为 13.3%、37.8%和 59.2%。高血压危险因素多与不合理膳食相关,包括高钠、低钾膳食、过量饮酒等。与膳食密切相关的超重和肥胖也是高血压患病的重要危险因素,尤其是中心性肥胖,与高血压关系更为密切。膳食干预是国内外公认的高血压防治措施,对血压改善极为重要。不同特性的食物或食药物质食用,可改善患者血压水平。以"辨证施膳"为核心的中医食养是在中医辨证施治理论基础上的非药物调养方法,强调根据体质、病因、证候给予不同食养方案,在调和气血、平衡人体营养、辅助预防疾病上效果显著。针对不同体质高血压患者,选取为辅助预防和控制我国人群高血压的发生发展,改善高血压患者的日常膳食,提高居民营养健康水平,发展传统食养服务,并根据《健康中国行动(2019—2030 年)》和《国民营养计划(2017—2030 年)》相关要求,现制定了《成人高血压食养指南(2023 年版)》。

一、疾病特点与分型

1. 高血压定义与分类

高血压定义为:在未使用降压药物的情况下,非同日 3 次测量诊室血压,收缩压(SBP)≥140 毫米汞柱(mmHg)和(或)舒张压(DBP)≥90 毫米汞柱(mmHg)。收缩压≥140 毫米汞柱(mmHg)和舒张压<90 毫米汞柱(mmHg)为单纯收缩期高血压。患者既往有高血压史,目前正在使用降压药物,血压虽然低于 140/90 毫米汞柱(mmHg),仍应诊断为高血压。高血压分级及心血管风险分层见附录。

2. 中医对高血压的认识和分型

高血压属于中医学的"眩晕""头痛"等范畴。临床主要表现为头晕、头胀、头痛,或头重脚轻,或如坐舟车,常伴耳鸣心悸,血压升高。中医认为高血压病的发生与五志过极、年老体迈、饮食不节等有关,其发病与五脏相关,但主要病位在心、肝、脾、肾，病性有实有虚，临床多以虚实夹杂为主。常见高血压辨证分型及临床表现见附表 13-1。

附表 13-1　高血压辨证分型和临床表现

辨证分型	临床表现
肝火上炎证	以头晕胀痛、面红目赤、烦躁易怒为主症，兼见耳鸣如潮、胁痛口苦、便秘溲黄等症，舌红，苔黄，脉弦数
痰湿内阻证	以头重如裹为主证，兼见胸脘痞闷、纳呆恶心、呕吐痰涎、身重困倦、少食多寐等症，苔腻，脉滑
瘀血内阻证	以头痛如刺、痛有定处为主证，兼见胸闷心悸、手足麻木、夜间尤甚等症，舌质暗，脉弦涩
阴虚阳亢证	以眩晕、耳鸣、腰酸膝软、五心烦热为主症，兼见头重脚轻、口燥咽干、两目干涩等症，舌红，少苔，脉细数
肾精不足证	以心烦不寐、耳鸣腰酸为主证，兼见心悸健忘、失眠梦遗、口干口渴等症，舌红，脉细数
气虚两虚证	以眩晕时作、短气乏力、口干心烦为主证，兼见面白、自汗或盗汗、心悸失眠、纳呆、腹胀便溏等症，舌淡，脉细
冲任失调证	以妇女月经来潮或围绝经期前后出现头痛、头晕为主证，兼见心烦、失眠、胁痛、全身不适等症，血压波动，舌淡，脉弦细

二、食养原则和建议

1. 减钠增钾，饮食清淡

★ 每人每日食盐摄入量逐步降至 5 克以下；增加富钾食物摄入。清淡饮食，少吃含高脂肪、高胆固醇的食物。钠盐摄入过多可增加高血压风险。我国居民膳食中 75% 以上的钠来自家庭烹调盐，其次为高盐调味品。随着膳食模式的改变，加工食品也成为重要的钠盐摄入途径。所有高血压患者均应采取各种措施，限制来源于各类食物的钠盐摄入。

★ 增加膳食中钾摄入量可降低血压。建议增加富钾食物（如新鲜蔬菜、水果和豆类等）的摄入量；肾功能良好者可选择高钾低钠盐。不建议服用钾补充剂（包括药物）来降低血压。肾功能不全者补钾前应咨询医生。

★ 适当选择富含钙、镁的食物。膳食钙摄入不足是我国居民的普遍问题，建议高血压患者适当增加钙的摄入。镁对周围血管系统可以起到血管扩张作用，可对抗高钠的升压作用。

★ 膳食中的饱和脂肪酸可以升高血脂和血清胆固醇水平，从而增加高血压患者发生冠心病、脑卒中等风险。因此，高血压患者要注意限制膳食脂肪和胆固醇摄入量，包括油炸食品和动物内脏。少吃加工红肉制品，如培根、香肠、腊肠等。

2.合理膳食，科学食养

★ 平衡膳食应由五大类食物组成：第一类为谷薯类，包括谷类（含全谷物）、薯类与杂豆；第二类为蔬菜和水果；第三类为动物性食物，包括畜、禽、鱼、蛋、奶；第四类为大豆类和坚果；第五类为烹调油和盐。

★ 合理膳食是指在平衡膳食基础上，根据患者自身状况，调整优化食物种类和质量，满足自身健康需要。高血压患者应该遵循合理膳食原则，丰富食物品种，合理安排一日三餐。

★ 推荐高血压患者多吃含膳食纤维丰富的蔬果，且深色蔬菜要占到总蔬菜量的一半以上，蔬菜和水果不能相互替代；摄入适量的谷类、薯类，其中全谷物或杂豆占谷类的1/4~1/2；适当补充蛋白质，可多选择奶类、鱼类、大豆及其制品作为蛋白质来源；限制添加糖摄入；减少摄入食盐及含钠调味品（酱油、酱类、蚝油、鸡精、味精等）。

★ 饮食贵在"不伤其脏腑"，采取有效合理的中医食养对高血压有辅助预防和改善的作用。"辨证施膳""辨体施膳"是中医食养的基本原则，应针对高血压的不同证型给予相应的饮食。

肝火上炎证：饮食以清淡为主，平肝潜阳。痰湿内阻证：饮食以清淡易消化、少食多餐为主，健脾运湿。瘀血内阻证：饮食以清淡、温平为主，活血通络。阴虚阳亢证：饮食以清淡、养阴生津为主，滋阴潜阳；肾精不足证。饮食以偏温补为主，补益肝肾。气血两虚证：饮食以少食多餐、细软滋补为主，补益气血。冲任失调证：饮食以清淡、富含营养为主，调和冲任。

3.吃动平衡，健康体重

★ 推荐将体重维持在健康范围内：体质指数在18.5~23.9千克/米²（65岁以上老年人可适当增加）；男性腰围<85厘米，女性腰围<80厘米。建议所有超重和肥胖高血压患者减重。控制体重，包括控制能量摄入和增加身体活动。

★ 能量摄入过多易导致超重和肥胖，每天能量的摄入取决于诸多因素，我国18~49岁成年人轻身体活动水平每日平均能量需要量男性为2250千卡，女性为1800千卡；超重和肥胖者应减少能量摄入，每天能量摄入比原来减少300~500千卡，同时控制高能量食物（高脂肪食物、含糖饮料和酒类等）的摄入。

★ 提倡进行规律的中等强度有氧身体运动，减少静态行为时间。一般成年人应每周累计进行2.5~5小时中等强度有氧活动，或1.25~2.5小时高强度有氧活动。运动可以改善血压水平。建议非高血压人群（为降低高血压发生风险）或 高血压患者（为降低血压），除日常活动外，应有每周4~7天、每天累计30~60分钟的中等强度身体活动。

4. 戒烟限酒，心理平衡

★ 不吸烟，彻底戒烟，避免被动吸烟。戒烟可降低心血管疾病风险，强烈建议高血压患者戒烟。

★ 不饮或限制饮酒。即使少量饮酒也会对健康造成不良影响。过量饮酒显著增加高血压的发病风险，且其风险随着饮酒量的增加而增加。建议高血压患者不饮酒，饮酒者尽量戒酒。

★ 减轻精神压力，保持心理平衡。精神紧张可激活交感神经从而使血压升高，高血压患者应进行压力管理，可进行认知行为干预，如必要可到专业医疗机构就诊，避免由于精神压力导致的血压波动。规律作息，保证充足睡眠，不熬夜。

5. 监测血压，自我管理

★ 定期监测血压，了解血压数值及达标状态，遵医嘱进行生活方式干预，坚持长期治疗，自我管理。根据患者的心血管总体风险及血压水平进行随诊。

★ 可根据自身健康状况选择适宜的膳食模式：①得舒饮食（DASH）。富含新鲜蔬菜、水果、低脂（或 脱脂）乳制品、禽肉、鱼、大豆和坚果以及全谷物，限制含糖饮料和红肉的摄入，饱和脂肪酸和胆固醇水平低，富含钾、镁、钙等矿物质、优质蛋白质和膳食纤维。②东方健康膳食模式。我国东南沿海地区居民高血压、脑卒中的风险较低，期望寿命也较高，东南沿海一带的代表性膳食统称为东方健康膳食模式。其主要特点是清淡少盐、食物多样、谷物为主，蔬菜水果充足，鱼虾等水产品丰富，奶类、豆类丰富等，并且具有较高的身体活动量。③中国心脏健康膳食（CHH-Diet）。与中国城市人群普通膳食相比，本膳食模式减少钠摄入，同时减少了脂肪摄入，增加了蛋白质、碳水化合物、钾、镁、钙和膳食纤维摄入。

附录 14 《成人肥胖食养指南(2024 年版)》内容节选

　　肥胖是一种慢性代谢性疾病,近些年来,全球超重和肥胖率正快速增长,已成为威胁人类健康的严重问题。根据《中国居民营养与慢性病状况报告(2020 年)》显示,我国 18 岁及以上居民超重率、肥胖率分别为 34.3%、16.4%,其中 18~44 岁、45~59 岁和 60 岁及以上居民肥胖率分别为 16.4%、18.3%和 13.6%,我国居民肥胖率呈上升趋势。肥胖不但导致较高的过早死亡风险,还与各种慢性非传染性疾病的发生相关,包括 2 型糖尿病、脑卒中、冠心病、高血压、呼吸系统疾病、骨关节炎和胆结石等。肥胖甚至还与多种肿瘤的发生相关。2019 年全国 11.98%的心血管疾病死亡归因于高体质指数(BMI),死亡人数为 54.95 万。肥胖的流行以其高昂的医疗费用给国民经济带来了沉重的负担。有研究预测,到 2030 年我国成年人超重肥胖率可达 65.3%,归因于超重肥胖的医疗费用可能为 4180 亿元人民币,约占全国医疗费用总额的 21.5%,未来中国城乡居民超重肥胖率及其所造成的经济负担将呈上升趋势。因此,肥胖防控已刻不容缓。

　　肥胖的发生虽然受遗传、环境和社会文化等因素共同影响,但根本原因是机体的能量摄入大于能量消耗,从而导致多余的能量以脂肪的形式在体内贮存。膳食营养和身体活动是肥胖防治的两大重要影响因素。减肥关键三分靠动,七分靠吃。以"辨证施膳"为核心的中医食养是在中医辨证施治指导下的非药物调养方法,强调根据体质、病因、病机、证候,给予不同食养方案,具有调和气血、平衡人体阴阳、辅助疾病防治的作用。针对肥胖患者的不同体质,选取不同特性的食物或食药物质,有助于达到减重效果,维持健康体重。

　　为预防和控制我国人群肥胖的发生发展,改善肥胖患者的体重,调整日常膳食结构,提高居民营养健康水平,发展传统食养服务,根据《健康中国行动(2019—2030 年)》和《国民营养计划(2017—2030 年)》相关要求,制定本指南。本指南以食养为基础,依据现代营养学理论和相关证据,以及我国传统医学的理论和调养方案,提出具有多学科优势互补的成人肥胖患者食养基本原则和食谱示例。

一、疾病特点与分型

1.肥胖的定义与判定

肥胖是人体脂肪积聚过多达到危害健康程度的一种慢性代谢性疾病，是因能量摄入超过能量消耗或机体代谢改变而导致体重过度增长的一种状态。根据肥胖病因及发病机制分为单纯性肥胖和继发性肥胖。无明显内分泌、代谢病病因者可为单纯性肥胖；继发于神经—内分泌—代谢紊乱基础上的肥胖症为继发性肥胖。体质指数（BMI）和腰围（WC）是常用判断超重和肥胖程度的指标。

我国健康成年人的 BMI 正常范围为 BMI $18.5 \sim 24.0$ 千克/米^2，BMI $25.0 \sim 28.0$ 千克/米^2 为超重，BMI $\geqslant 28.0$ 千克/米^2 为肥胖，BMI < 18.5 千克/米^2 为体重过低。成年男性 WC 为 $85 \sim 90$ 厘米、成年女性 WC 为 $80 \sim 85$ 厘米可判断为中心型肥胖前期；成年男性 WC $\geqslant 90$ 厘米，成年女性 WC $\geqslant 85$ 厘米可判断为中心型肥胖。

2.中医对肥胖的认识及分型

中医学将肥胖归属于"脂人""膏人""肥人"等范畴，记载最早见于《黄帝内经》，《灵枢·卫气失常》篇将人之肥瘦分为"有肥、有膏、有肉"，肥胖病因多与年龄、体质、饮食、情志、劳逸因素有关。中医认为，肥胖属本虚标实证，辨证涉及痰、湿、热等病理因素，常兼夹痰湿、血瘀、气郁等标实之证，其病位多在脾胃，与肾气虚关系密切，并可涉及五脏。常见肥胖辨证分型及临床表现见附表 14-1。

附表 14-1　肥胖辨证分型和临床表现

辨证分型	临床表现
胃火郁热证	肥胖多食，消谷善饥，大便不爽，甚或干结，尿黄，或口苦口干，喜饮水，舌质红，苔黄，脉数
痰湿内盛证	形体肥胖，身体沉重，肢体困倦，脘痞胸满，可伴头晕，口干而不欲饮，大便黏滞不爽，嗜食肥甘醇酒，喜卧懒动，舌质淡胖或大，苔白腻或白滑，脉滑
气郁血瘀证	肥胖懒动，喜太息，胸闷胁满，面晦唇暗，肢端色泽不鲜，甚或青紫，可伴便干，失眠，男子性欲下降甚至阳痿，女子月经不调、量少甚或闭经、经血色暗或有血块，舌质暗或有瘀斑瘀点，舌苔薄，脉弦或涩

续附表14-1

辨证分型	临床表现
脾虚不运证	肥胖臃肿，神疲乏力，身体困重，脘腹痞闷，或有四肢轻度浮肿，晨轻暮重，劳则尤甚，饮食如常或偏少，既往多有暴饮暴食史，小便不利，大便溏或便秘，舌质淡胖，边有齿印，苔薄白或白腻，脉濡细
脾肾阳虚证	形体肥胖，易于疲劳，四肢不温，甚或四肢厥冷，喜食热饮，小便清长，舌淡胖，舌苔薄白，脉沉细

二、食养原则和建议

1. 控制总能量摄入，保持合理膳食

★ 控制总能量摄入和保持合理膳食是体重管理的关键。一方面控制总能量摄入，可基于不同人群每天的能量需要量(附表14-2)，推荐每日能量摄入平均降低30%~50%或降低500~1000千卡，或推荐每日能量摄入男性1200~1500千卡、女性1000~1200千卡的限能量平衡膳食；另一方面也可根据不同个体基础代谢率和身体活动相应的实际能量需要量，分别给予超重和肥胖个体85%和80%的摄入标准，以达到能量负平衡，同时能满足能量摄入高于人体基础代谢率的基本需求，帮助减重和减少体脂。临床上还可根据身高(厘米)-105计算出理想体重(千克)，再乘以能量系数15~35千卡/千克(一般卧床者15千卡/千克、轻身体活动者20~25千卡/千克、中身体活动者30千卡/千克、重身体活动者35千卡/千克)，计算成人个体化的一日能量。

★ 三大宏量营养素的供能比分别为脂肪20%~30%，蛋白质15%~20%，碳水化合物50%~60%。一日三餐合理分配饮食，推荐早中晚三餐供能比为3:4:3。

附表14-2 中国居民成人膳食能量需要量

单位：千卡/天

	低强度身体活动水平	中等强度身体活动水平	高强度身体活动水平
成年男性	1950~2150	2400~2550	2800~3000
成年女性	1600~1700	1950~2100	2300~2450

注：摘自《中国居民膳食营养素参考摄入量2023版》。

2. 少吃高能量食物，饮食清淡，限制饮酒

★ 减重期间饮食要清淡，严格控制脂肪/油、盐、添加糖的摄入量，每天食盐摄入量不超过 5 克，烹调油不超过 20 ~ 25 克，添加糖的摄入量最好控制在 25 克以下。每克酒精可产生约 7 千卡能量，远高于同质量的碳水化合物和蛋白质产生的能量值。

★ 酒精除可以带来能量，其他对人体有用的营养素含量极少。因此，在减重期间应严格限制饮酒。

3. 纠正不良饮食行为，科学进餐

★ 在控制总能量摄入的基础上保持一日三餐的时间相对固定。重视早餐，不漏餐，晚餐勿过晚进食，建议在 17：00 ~ 19：00 进食晚餐，晚餐后不宜再进食任何食物，但可以饮水。如饮水后仍饥饿难忍或有低血糖风险者，可以适当选择进食少许低能量高膳食纤维食物。

★ 不暴饮暴食，控制随意进食零食、饮料，避免夜宵。饮食有节制、科学搭配，细嚼慢咽，适当改变进餐顺序，按照蔬菜–肉类–主食的顺序进餐。

4. 多动少静，睡眠充足，作息规律

★ 肥胖患者减重的运动原则是中低强度有氧运动为主，抗阻运动为辅。每周进行 150 ~ 300 分钟中等强度的有氧运动，每周 5 ~ 7 天，至少隔天运动 1 次；抗阻运动每周 2 ~ 3 天，隔天 1 次，每次 10 ~ 20 分钟。每周通过运动消耗能量 2000 千卡或以上。

★ 通过增加日常身体活动、有计划安排运动，循序渐进，逐渐增加运动量，达到每周的建议量。

5. 食养有道，合理选择食药物质

★ 遵循"药食同源"理论，结合中医辨证分型论治，胃热火郁证采用具有清胃热、消导滞作用的食药物质，如铁皮石斛、麦芽等；痰湿内盛证采用化痰消滞作用的食药物质，如薏苡仁、橘皮、砂仁等；气郁血瘀证采用理气化瘀作用的食药物质，如橘皮、山楂、当归等；脾虚不运证采用健脾益气作用的食药物质，如茯苓、山药、莲子等；脾肾阳虚证采用温阳补虚作用的食药物质，如小茴香、山药、肉桂等。

6. 安全减重，达到并保持健康体重

★ 科学减重须遵照循序渐进的原则，使大脑思维、体脂肪、肌肉和各个器官适应新能量状态，逐步达到新平衡。

　　★ 孕妇、乳母、老年人及患有慢性代谢性疾病的人群，应在医生或营养指导人员等专业人员的指导下科学减重，避免不合理的减重对健康造成损害。

　　★ 较为理想的减重目标应该是 6 个月内减少当前体重的 5%～10%，合理的减重速度为每月减 2～4 kg。

　　★ 为避免减重速度过快对机体造成损害，同时也增加减重者的信心，建议在减重初始时设立体重减轻约每周 0.5 kg 的目标，但随着机体非脂肪组织的减少，机体对能量变化的反应减弱，需要增加能量消耗或进一步限制能量摄入来继续减轻体重。

　　★ 在减重过程中应注意自我监测，不仅包括对体重变化的监测，还应包含食物摄入量及身体活动情况的监测。

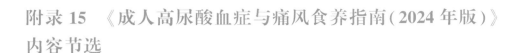

附录 15 《成人高尿酸血症与痛风食养指南（2024 年版）》内容节选

尿酸是人体代谢产物之一，主要由膳食摄入和体内分解的嘌呤化合物经肝脏代谢产生，通过肾脏和消化道排泄。正常情况下，体内尿酸产生和排泄保持平衡状态。当嘌呤代谢障碍时，就会出现高尿酸血症。高尿酸血症是痛风发生的病理基础。2018—2019 年中国慢性病及危险因素监测数据表明，我国成人居民高尿酸血症患病率为 14%，痛风患病率为 0.86%~2.20%，男性高于女性，城市高于农村，沿海高于内陆。痛风患病率呈逐年上升趋势，发病年龄趋于年轻化。

高尿酸血症与痛风的发生与膳食及生活方式密切相关，尤其是长期摄入高能量食品、大量酒精和（或）高果糖的饮料。合理搭配膳食，减少高嘌呤膳食摄入，保持正常的体重，有助于控制血尿酸水平，减少痛风发作，提高生活质量。为预防和控制我国人群高尿酸血症与痛风的发生，指导高尿酸血症与痛风人群日常膳食，提高居民健康水平，发展传统食养服务，根据《健康中国行动（2019—2030 年）》和《国民营养计划（2017—2030 年）》相关要求，制定本指南。本指南以食养理念为基础，依据现代营养学理论和相关证据，以及我国传统中医理论和调养方案，提出多学科优势互补的成人高尿酸血症与痛风人群食养基本原则和食谱示例。

一、疾病特点与分型

1. 高尿酸血症与痛风定义与分期

高尿酸血症是嘌呤代谢紊乱引起的代谢性疾病。正常膳食状态下，非同日 2 次检测空腹血尿酸水平>420 微摩/升，即可诊断为高尿酸血症。根据高尿酸血症血尿酸水平和痛风的严重程度，将高尿酸血症及痛风具体分期为：无症状高尿酸血症期（无症状高尿酸血症及无症状单钠尿酸盐晶体沉积）、急性痛风性关节炎期（关节炎突然发作时期，关节红肿热痛，疼痛剧烈）、痛风间歇期（两次急性痛风性关节炎发作之间的阶段）、慢性痛风性关节炎期（关节持续疼痛，血尿酸水平持续波动，可伴有痛风石出现）。

2. 中医对高尿酸血症与痛风的认识与分型

高尿酸血症是大多数痛风人群的前期状态。中医学认为痛风是一种本虚标实的疾病，或先天禀赋不足，或后天失养所致，加之过食肥甘厚味，日久产生痰浊、湿热、瘀血，痹阻于筋骨关节，导致疾病发生。常见高尿酸血症辨证分型及临床表现见附表 15-1。

附表 15-1　高尿酸血症辨证分型和临床表现

辨证分型	临床表现
湿浊证	常见于无症状高尿酸血症期和痛风间歇期人群，主要表现为肢体困乏沉重，形体肥胖，嗜食肥甘，口中黏腻不渴，大便黏。舌淡胖，或有齿痕，苔白腻，脉滑
湿热证	常见于急性痛风性关节炎期人群，主要表现为关节红肿灼热疼痛、疼痛剧烈，发作频繁，或伴有发热，烦躁不安，口苦、口臭，大便黏滞或臭秽，或大便干。舌质红，苔黄腻或黄厚，脉弦滑或滑数
痰瘀证	常见于痛风间歇期和慢性痛风性关节炎期人群，主要表现为关节肿痛，反复发作，关节局部有硬结或皮色暗红，或关节刺痛，屈伸不灵活、关节变形。舌质紫暗，苔白腻，脉弦或弦滑
脾肾亏证	常见于慢性痛风性关节炎期人群，主要表现关节疼痛反复发作、活动不灵活、僵硬或变形，腰膝酸软，乏力明显，肢体困倦沉重，腹胀，大便黏滞或溏稀。舌淡胖，或有齿痕，舌苔白腻，脉沉缓或沉细

二、食养原则和建议

1. 食物多样，限制嘌呤

★ 每天保证谷薯类、蔬和水果、畜禽鱼蛋奶、大豆和坚果的摄入，食物品种每天应不少于 12 种，每周不少于 25 种。合理调整膳食中碳水化合物、蛋白质和脂肪提供的能量比例。

★ 高尿酸血症与痛风人群要科学选择食材，以低嘌呤膳食为主，严格控制膳食中嘌呤含量。常见食物嘌呤含量详见附录 6。

★ 宜选择低血糖生成指数的碳水化合物类食物，每天全谷物食物不低于主食量的 30%，膳食纤维摄入量达到 25~30 克。

2.蔬奶充足，限制果糖

★ 建议每天多食新鲜蔬菜，推荐每天摄入不少于 500 克，深色蔬菜（如紫甘蓝、胡萝卜）应当占一半以上。乳蛋白是优质蛋白的重要来源，可以促进尿酸排泄，鼓励每天摄入 300 毫升以上或相当量的奶及奶制品。

★ 限制果糖含量较高的食品，如含糖饮料、鲜榨果汁、果葡糖浆、果脯蜜饯等。水果的摄入量与痛风无显著相关性。建议每天水果摄入量 200~350 克。

3.足量饮水，限制饮酒

★ 每天建议饮水 2000~3000 毫升。尽量维持每天尿量大于 2000 毫升。优先选用白水，也可饮用柠檬水、淡茶、无糖咖啡及苏打水，但应避免过量饮用浓茶、浓咖啡等，避免饮用生冷饮品。

★ 饮酒会增加高尿酸血症与痛风的风险。应限制饮酒，且急性痛风发作、药物控制不佳或慢性痛风性关节炎的患者应不饮酒。

4.科学烹饪，少食生冷

★ 少盐少油、减少调味品、清淡膳食。推荐每天食盐摄入量不超过 5 克，每天烹调油不超过 25~30 克。减少油炸、煎制、卤制等烹饪方式，提倡肉类氽煮后食用，尽量不喝汤。腊制、腌制或熏制的肉类高尿酸血症与痛风人群不宜食用。

★ 对于高尿酸血症与痛风人群应少吃生冷食品。

5.吃动平衡，健康体重

★ 对于超重肥胖人群每天可减少 250~500 千卡的能量摄入，并通过运动消耗 250~500 千卡的能量。

★ 18~64 岁成年人健康体重的体质指数（BMI）适宜范围为 18.5~23.9 千克/米^2，65 岁以上老年人为 20.0~26.9 千克/米^2。

★ 运动强度以低、中强度的有氧运动为主，应从低强度开始，逐步过渡至中等强度，避免过量运动。有氧运动以每周 4~5 次、每次 30~60 分钟为宜，可选择对关节冲击力小或无的慢跑、走路、骑自行车、太极拳、八段锦、游泳等运动项目，并适量进行力量和柔韧性练习。运动期间或运动后，应及时补充水分。痛风性关节炎期应减少或避免运动。

6.辨证辨体，因人施膳

★ 湿浊证，严格控制肥甘厚味，即限制嘌呤和蛋白质的总摄入量，低盐膳食，尤其避免食用甜、油腻、酸、涩食物；可食用薏苡仁、橘皮、茯苓代茶饮。

★ 湿热证,除严格限制嘌呤、蛋白质的摄入,尤其应该限盐和烟酒,避免外感风寒、风热诱发痛风的急性发作,推荐食用山竹、西瓜、荸荠等,可用赤小豆、木瓜、薏苡仁等煮汤饮用。

★ 痰瘀证,应多饮水,严格限制高脂、高胆固醇食物和高盐膳食,可食用木耳、山楂、桃仁等。

★ 脾肾亏虚证,宜食温热性食物,可食生姜、黄芪、茯苓、核桃、荔枝等。

7. 因地因时,择膳相宜

★ 春季养肝,起居应夜卧早起,适寒温,膳食清淡、爽口,以每天所需能量为基础摄入碳水化合物,多吃含有丰富维生素、膳食纤维的蔬菜和水果。

★ 夏季暑热,食物以清淡、营养丰富、易消化为好,推荐吃丝瓜、冬瓜等,少吃海鲜、动物内脏、畜肉,少吃生冷。

★ 秋季暑气渐消,燥气当道,起居应早卧早起,情志上要安定平和,少吃鱼、虾、螃蟹,推荐吃莲子、莲藕、荸荠、百合等甘凉、生津、润燥之品。

★ 冬季温补,起居应早卧晚起,居处宜保暖,注意御寒,膳食上控制火锅、烤串、肉汤等摄入。

附录 16 《成人慢性肾脏病食养指南（2024 年版）》内容节选

慢性肾脏病是由各种原因导致的肾脏结构或功能异常的慢性进展性疾病。第六次中国慢性病及危险因素监测结果显示，2018—2019 年我国成人慢性肾脏病患病率约为 8.2%，成人慢性肾脏患者群高达 8200 万；中国透析人群登记数据库显示，2022 年底我国接受透析的人口数已超过 100 万。慢性肾脏病的病程长、并发症多、诊疗过程复杂，严重危害着我国居民的健康，并增加了家庭和社会的医疗费用支出。因此，慢性肾脏病已成为我国当前的重大公共卫生问题之一。

高饱和脂肪酸、高嘌呤、高盐摄入等是慢性肾脏病发生和发展的重要危险因素，同时与不良生活方式密切相关的慢性病如糖尿病、高血压、肥胖、高尿酸血症也是慢性肾脏病的重要危险因素。膳食干预是国内外公认防治慢性肾脏病的有效和重要手段之一，慢性肾脏病非透析患者在合理用药的基础上进行膳食干预可明显延缓疾病的进展，推迟进入透析时间；慢性肾脏病透析患者在透析和合理药物治疗时，采用膳食干预可减少透析次数、预防营养不良，延长透析寿命。以"辨证施膳"为核心的中医食养是在中医辨证施治理论基础上的非药物调养方法，强调根据体质、病因、病机、证候给予不同食养方案，在调和气血、平衡营养、辅助药物治疗上效果显著。针对不同体质和证候的慢性肾脏病患者，选取不同特性的食物或食药物质食用，可明显改善肾脏病患者的蛋白尿、水肿等症状，有利于疾病的治疗。

一、疾病特点与分型

1. 慢性肾脏病定义及分期

慢性肾脏病是由各种原因导致的肾脏结构或功能异常超过 3 个月的慢性疾病，临床上可出现不同程度蛋白尿、水肿、高血压、高脂血症、贫血、电解质紊乱等表现。慢性肾脏病患者早期可无任何症状，多在体检时发现，晚期可表现为食欲下降、恶心、呕吐、水肿、酸中毒等尿毒症症状。

慢性肾脏病是由各种原因导致的肾脏结构或功能异常超过 3 个月的慢性疾

病，临床上可出现不同程度蛋白尿、水肿、高血压、高脂血症、贫血、电解质紊乱等表现。慢性肾脏病患者早期可无任何症状，多在体检时发现，晚期可表现为食欲下降、恶心、呕吐、水肿、酸中毒等尿毒症症状。

根据肾小球滤过率的水平将慢性肾脏病分为 1、2、3、4、5 期。

1 期患者的肾功能处于正常阶段[肾小球滤过率≥90 mL/(min·1.73 m^{-2})]；

2 期肾功能为轻度下降[肾小球滤过率为 60~89 mL/(min·1.73 m^{-2})]；

3 期肾功能为中度到重度下降[肾小球滤过率为 30~59 mL/(min·1.73 m^{-2})]；

4 期肾功能为严重下降[肾小球滤过率为 15~29 mL/(min·1.73 m^{-2})]；

5 期又称为终末期肾病或尿毒症期，肾功能为严重衰竭[肾小球滤过率<15 mL/(min·1.73 m^{-2})]，多需要进行透析治疗或肾移植。

2. 中医对慢性肾脏病的认识和分型

①常见本虚证单一证型及临床表现如下：

★ 气虚证：气短懒言，易疲劳，乏力，自汗，纳差，大便偏稀，舌淡或边有齿痕，脉沉细。

★ 血虚证：面色无华，唇甲色淡，经少色淡，临床常有贫血表现，舌淡质暗，脉细。

★ 阴虚证：五心烦热，潮热盗汗，口干咽燥，腰膝酸软，舌红少苔，脉细数。

★ 阳虚证：怕冷，手脚凉，腰膝酸软，小便清长或夜尿多，舌淡胖或边有齿痕，脉沉弱。

②常见标实证单一证型及临床表现如下：

★ 湿证：湿在上焦者，可表现为颜面或肢体浮肿、头晕沉；湿在中焦者，可表现为纳差、恶心呕吐、口中黏腻；湿在下焦者，可表现为下肢水肿、阴囊水肿、身重倦怠乏力。舌淡胖苔白腻，脉濡或滑。

★ 热证：俗称"上火"，有"实热"和"虚火"之分。实热者，往往与湿邪同见。湿热上犯，表现为口苦口黏、牙龈肿痛；湿热中阻，多有胸脘烦闷、纳呆；湿热下注，可有尿频、尿急、尿黄等泌尿系感染的表现，大便黏滞不爽。舌红苔黄腻，脉滑数。虚火者，常与阴虚共存，主要表现为心烦不眠、口燥咽干、潮热盗汗。舌红苔少，脉细数。

★ 瘀证：指血瘀证，表现为面色黧黑、唇甲青紫，肢体刺痛或胸痛，疼痛部位固定，夜间加重。舌瘀斑，舌下络脉曲张，脉涩或结代。

二、食养原则和建议

1. 食物多样，分期选配

★ 建议每日 12 种以上，每周达 25 种以上，合理搭配，保证营养素摄入全面和充足，少盐、少调味品、限酒或不饮酒，限制或禁食浓肉汤或老火汤。

★ 慢性肾脏病 1~2 期患者总体膳食建议：强调植物性食物为主，主食来源以全谷物、杂豆类、薯类及水生蔬菜等为主；餐餐有蔬菜，每天应达 300~500 g，其中深色蔬菜占一半以上；水果应适量；常吃奶类、大豆及其制品，适量吃鱼、禽、蛋、畜肉；尽量不吃烟熏、烧烤、腌制等过度加工食品；控制盐、油、糖和调味品的使用量。

★ 慢性肾脏病 3~5 期患者总体膳食建议：遵守植物性食物为主的膳食原则，实施低蛋白饮食，蛋白质摄入总量为每日每千克理想体重 0.6 克［理想体重（千克）= 身高（厘米）－105，如患者身高为 165 厘米，则其理想体重为 165 －105＝60 千克，推荐蛋白质总摄入量为 60×0.6 克＝36 克］。慢性肾脏病 5 期透析阶段仍然实施植物性食物为主的膳食，依情况适当调整动物性食物、豆类、蔬菜和水果摄入量。

2. 能量充足，体重合理，谷物适宜，主食优化

★ 推荐慢性肾脏病患者的能量摄入量为每日每千克理想体重 30~35 千卡（如某患者理想体重为 60 千克，推荐能量摄入量为 1800~2100 千卡），对于超重或肥胖患者，能量摄入可减少 500~750 千卡，使其体重降至适宜范围内。

★ 慢性肾脏病患者的适宜体重可根据 BMI 来判断，一般控制在 18.5~ 23.9 千克/米²（65 岁以上老年人 BMI 可适当提高，适宜范围为 20.0~26.9 千克/米²）；合并水肿的慢性肾脏病患者需计算调整体重。

★ 慢性肾脏病 1~2 期患者主食建议以谷薯类为主，1/3 为粗杂粮。对于慢性肾脏病 3~5 期患者，为减轻其肾脏负担，同时保障优质蛋白质摄入，须实施低蛋白饮食，主食要在谷薯类为主的基础上进行优化。

3. 蛋白适量，合理摄入鱼禽豆蛋奶肉

★ 优质蛋白应占蛋白质总量的 50% 以上，优质蛋白通常富含于动物性食物和大豆中。动物性食物可适当选择白肉类食物如鱼禽类，红肉如猪肉、牛肉、羊肉等尽量少吃，一般每周 1~2 次，每次不超过 50 克，当出现肾性贫血时，可适当增加进食次数，以便补充血红素铁。蛋类和奶类通常含磷较高，须

适当控制用量，鸡蛋每天不要超过 1 个，奶类不超过 300 毫升。

★ 植物性食物更有利于减轻肾脏的负担，延缓疾病进展，可选择大豆及其制品如豆腐、腐竹等作为蛋白质和钙的重要来源。

★ 因此在选择蛋白质食物来源时，可优先选择鱼禽类，其次是大豆类，最后是蛋、奶、畜肉。

4. 蔬菜充足，水果适量

★ 推荐每日摄入蔬菜 300~500 克，水果 200~350 克，糖尿病肾病患者每日水果摄入量可适当减量至 100~200 克。

★ 当患者出现水肿或高钾血症时，则需谨慎选择蔬菜和水果，并计算其中的含水量和含钾量，蔬菜推荐清水浸泡并飞水弃汤后进食，水果则可根据具体情况选用，必要时咨询临床营养师或专科医生。

★ 慢性肾脏病 3~5 期的患者可多选择含蛋白质少的瓜菜，适当选择深色蔬菜水果。

5. 少盐控油，限磷控钾

★ 推荐慢性肾脏病患者每日盐摄入量不超过 5 克。

★ 对于出现水肿的慢性肾脏病患者每日盐摄入量不超过 3 克；严重水肿则应实施无盐膳食（钠<1000 毫克）或低钠膳食（钠<500 毫克）。

★ 慢性肾脏病患者建议烹调油摄入量不超过 25~40 克，脂肪占总能量的比例不宜超过 35%。

★ 慢性肾脏病患者控制每日膳食磷摄入量不超过 800~1000 毫克，以维持血磷在正常范围。

★ 慢性肾脏病患者每日钾摄入量不超过 2000~3000 毫克，维持血钾浓度为 3.5~5.5 毫摩/升。

6. 适量饮水，量出为入

对于无水肿且尿量正常的慢性肾脏病患者，每日饮水量 1500~1700 毫升；对于存在水肿和（或）尿量较少的慢性肾脏病患者，需要根据每天的尿液排出量及透析脱水量等来计划饮水量，量出为入，并在临床营养师或专科医生的指导下实施低盐膳食，同时须减少摄入含水多的食物，避免加重水肿。

7. 合理选择食药物质，调补有道

★ 因人制宜：气虚者，偏于脾气虚可选用山药、茯苓；偏于肾气虚可选用黄精、山药。血虚者，可选用阿胶。湿热者，可用赤小豆、金银花、菊花等。血瘀者，可食用桃仁、山楂等。

★ 因时制宜：如春季主生、养阳，可适当摄入温补类物质，如大枣、龙眼肉、核桃仁等。夏季主长，天气炎热，汗液分泌增加，宜食用滋阴清热利湿的物质，如赤小豆、冬瓜、绿豆、薏苡仁。秋季气燥，宜使用养肺润燥之品，如雪梨、山药、蜂蜜、银耳。冬季寒冷主收藏，可食用温补之味，如当归（仅作为香辛料和调味品使用）、阿胶等。

★ 因地制宜：东南地势低，气候温热潮湿，宜适当食用甘淡渗湿之品，如茯苓、橘皮、薏苡仁；西北地处高原，气候寒冷干燥，宜选用温热滋润之品，如百合、大枣、龙眼肉。

8.合理选择营养健康食品，改善营养状况

慢性肾脏病患者应定期进行营养评定和监测，并由临床营养师或医生对其进行营养指导，防止出现营养不足。一旦发现营养风险，及时进行膳食指导，必要时给予营养健康食品，如膳食营养补充剂、肾病型能量补充剂、特殊医学用途配方食品等，以纠正或预防营养不足。

9.规律进餐，限制饮酒，适度运动

★ 一日三餐及加餐的时间应相对固定，避免过度饥饿或暴饮暴食，减少外卖和聚餐，零食要适当。

★ 尽量减少饮酒或不饮酒，慢性肾脏病 3~5 期患者不应饮酒。

★ 推荐每周进行 3~5 次，每次 30~60 分钟中等强度运动，对慢性肾脏病患者应做好运动评估，制定个体化运动处方，以降低运动相关不良事件的风险。

10.定期监测，强化自我管理

★ 慢性肾脏病患者应每日自我监测血压、体重、尿量等指标，每周进行饮食记录来监测食物摄入情况。必要时每季度或每年进行一次人体成分分析、握力、上臂围、小腿围、腰围或生化指标的监测，临床营养师或专科医生根据监测结果定期进行营养评定、营养不良诊断和营养咨询，以便及早发现并防治营养不良。

★ 自我管理能力是决定慢性肾脏病患者成功实施肾病膳食的关键因素。患者需要重视、学习慢性肾脏病相关知识和自我管理技能，了解食物中能量、蛋白质、钠、钾、磷、钙含量，学习食物营养成分和营养标签的查询，掌握食物交换表的使用，把自我行为管理融入日常生活中。

附录 17 《儿童青少年肥胖食养指南(2024)》内容节选

近些年来,我国儿童青少年肥胖率快速上升,已成为重要公共卫生问题之一。《中国居民营养与慢性病状况报告(2020年)》显示,6岁以下儿童肥胖率为3.6%,6~17岁儿童青少年肥胖率为7.9%;而1982年,我国7~17岁儿童青少年肥胖率仅为0.2%。城市儿童青少年肥胖率较高,农村儿童青少年肥胖率增长迅速。肥胖是多种疾病的重要危险因素,不仅影响儿童青少年运动能力、骨骼肌肉发育和认知发展,也会对他们的心理健康、心血管系统、内分泌系统、呼吸系统、消化系统等产生不良影响。同时,儿童青少年肥胖可持续至成年期,增加多种慢性病的发病风险,加重医疗及社会经济负担。

儿童青少年肥胖以原发性肥胖为主,主要与膳食营养、身体活动、遗传等因素有关,其中膳食营养是关键因素。儿童青少年膳食结构不合理、饮食行为不健康、婴幼儿期喂养不当,是造成肥胖的重要原因。中医理论认为,儿童青少年体弱、饮食不节、先天禀赋、缺乏运动、情志所伤,酿生痰湿,可致气机运行不畅、血行瘀滞、痰瘀内聚和留着不行,导致儿童青少年肥胖发生。

为遏制儿童青少年肥胖流行,培养儿童青少年健康饮食习惯,促进健康成长,根据《健康中国行动(2019—2030年)》和《国民营养计划(2017—2030年)》相关要求,制定本指南。本指南以食养为基础,依据现代营养学理论和相关证据,以及我国传统中医的理念和调养方案,提出多学科优势互补的儿童青少年肥胖食养基本原则和食谱示例。本指南主要面向基层卫生工作者(包括营养指导人员)、2~17岁儿童青少年的家长和校医等,为儿童青少年肥胖的辅助预防与控制提供食养指导。

一、疾病特点与分型

1. 肥胖定义与判定

儿童青少年肥胖依据《7岁以下儿童生长标准》(WS/T 423)、《学龄儿童青少年超重与肥胖筛查》(WS/T 586)判断。6~17岁儿童青少年中心型肥胖采用腰围或腰围身高比进行判断。腰围以《7~18岁儿童青少年高腰围筛查界值》(WS/T 611)作为中心型肥胖筛查依据;6~17岁男生和6~9岁女生腰围身高比大于0.48，10~17岁女生腰围身高比大于0.46建议判定为中心型肥胖。中心型肥胖主要是腹腔内和腹壁脂肪蓄积过多，与高血压、高脂血症、糖尿病等疾病的关系更为密切。

2. 中医对肥胖的认识及分型

中医学将肥胖归属于"脂人""膏人""肥人"等范畴，记载最早见于《黄帝内经》，《灵枢·卫气失常》篇将人之肥瘦分为"有肥、有膏、有肉"，肥胖病因多与年龄、体质、饮食、情志、劳逸因素有关。中医认为，肥胖属本虚标实证，辨证涉及痰、湿、热等病理因素，常兼夹痰湿、血瘀、气郁等标实之证，其病位多在脾胃，与肾气虚关系密切，并可涉及五脏。常见儿童青少年肥胖辨证分型及临床表现见附表17-1。

附表17-1　儿童青少年肥胖辨证分型和临床表现

辨证分型	临床表现
胃热火郁证	多食，消谷善饥，大便不爽，甚或干结，尿黄，或有口干口苦，喜饮水，舌质红，苔黄，脉数
痰湿内盛证	形体肥胖，身体沉重，肢体困倦，脘痞胸满，可伴头晕，口干而不欲饮，大便黏滞不爽，嗜食肥甘，喜卧懒动，舌淡胖或大，苔白腻或白滑，脉滑
气郁血瘀证	肥胖懒动，喜太息，胸闷胁满，面晦唇暗，肢端色泽不鲜，甚或青紫，可伴便干，失眠，舌质暗或有瘀斑瘀点，舌苔薄，脉弦或涩
脾虚不运证	肥胖臃肿，神疲乏力，身体困重，脘腹痞闷，或有四肢轻度浮肿，晨轻暮重，劳则尤甚，饮食如常或偏少，既往多有暴饮暴食史，小便不利，大便溏或便秘，舌淡胖，边有齿印，苔薄白或白腻，脉濡细
脾肾阳虚证	形体肥胖，易于疲劳，四肢不温，甚或四肢厥冷，喜食热饮，小便清长，舌淡胖，舌苔薄白，脉沉细

二、食养原则和建议

1. 小份多样，保持合理膳食结构

★ 儿童青少年正处于生长发育的重要阶段，应保证平衡膳食，达到能量和营养素摄入量及比例适宜。日常膳食做到食物多样，每天的食物应包括谷薯类、蔬菜水果、禽畜鱼蛋奶类和大豆坚果类；达到每天摄入12种以上食物，每

周摄入 25 种以上食物。

★ 选择小分量的食物以实现食物多样,根据不同年龄儿童青少年能量的需要量,控制食物摄入总量。增加新鲜蔬菜水果、全谷物和杂豆在膳食中的比重;保证蛋白质摄入,选择富含优质蛋白质食物,如鱼、禽、蛋、瘦肉、奶及奶制品、大豆及其制品。学龄前儿童(2~5 岁)每天摄入 350~500 毫升或相当量的奶及奶制品;学龄儿童(6~17 岁)每天摄入 300 毫升以上或相当量的奶及奶制品。不同年龄段儿童青少年每日能量需要量和建议食物量见附录 3。

★ 儿童青少年单纯性肥胖,常涉及膳食能量摄入过高。肥胖儿童青少年应控制膳食总能量摄入,做到吃饭八分饱。尽量选择天然、新鲜食材,提高鱼类、蔬菜、大豆及其制品的摄入量,保证优质蛋白质、维生素、矿物质摄入量;必要时补充复合营养素补充剂。控制精白米面的摄入,增加血糖生成指数较低的全谷物和杂豆摄入。减少高油、高盐和高糖及能量密度较高的食物的摄入,如油炸食品、甜点、含糖饮料、糖果等。

★ 肥胖儿童青少年减重过程中,建议膳食能量应在正常体重儿童青少年需要量的基础上减少 20% 左右。同时,膳食结构应有利于减轻饥饿感、增加饱腹感,适当增加微量营养素密度较高的食物。

2.辨证施食,因人因时因地制宜

★ 肥胖儿童青少年食养要从中医整体观、辨证观出发,遵循首重脾胃的原则,兼顾合并症,因人因时因地施食。

★ 根据不同地区地理环境特点、饮食习惯和食物供应特点,儿童青少年要选择适宜的食物,因地制宜进行食养。如西北高原地区,多见寒冷干燥气候,饮食上宜多选择温阳散寒的牛羊肉等食物;东南沿海地区,温暖潮湿,饮食上则宜清淡,可多食蔬菜、水果、鱼虾、豆制品等食物。肥胖儿童青少年应顺应四时,遵循"春夏养阳、秋冬养阴"的调养原则。春天阳气开始生发,应当早起,足量运动;夏季人体阳气外发,不可贪凉饮冷,避免损伤阳气;秋天易燥,要少食辛辣,适量多吃酸甘多汁的食物,如莲藕、苹果、梨、枇杷等;冬季天气寒冷,往往进食牛羊肉类较多,食用后体内容易积热,常吃会导致肺火旺盛,因此可添加些"甘寒"的食物如白萝卜、大白菜、百合、梨、苹果等,调剂平衡。

★ 对肥胖儿童青少年进行中医辨证,开展系统的膳食管理和生活方式干预,要结合儿童青少年体质和身体状况,从食材选择到食物应用进行整体膳食管理,优化传统膳食结构。关注儿童青少年肥胖的易感体质,注重后天之本脾

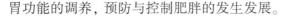

胃功能的调养，预防与控制肥胖的发生发展。

3. 良好饮食行为，促进长期健康

★ 养成健康饮食行为是预防和控制儿童青少年肥胖的重要途径。偏食、过食等不健康的饮食行为，易导致儿童青少年脾胃功能受损，运化失常，痰湿停聚，增加肥胖风险。

★ 儿童青少年要做到不挑食偏食、不暴饮暴食，细嚼慢咽。进餐结束，立即离开餐桌。一日三餐应定时定量，用餐时长适宜，早餐约 20 分钟，午餐或晚餐约 30 分钟；控制每餐膳食总能量的摄入，晚上 9 点以后尽可能不进食。儿童青少年要合理安排三餐，强调吃好早餐，早餐、午餐、晚餐提供的能量应分别占全天总量的 25%~30%、35%~40%、30%~35%。肥胖儿童青少年进餐时建议先吃蔬菜，然后吃鱼禽肉蛋及豆类，最后吃谷薯类。

★ 儿童青少年在选择零食时，应首选干净卫生、微量营养素密度较高的食物，如奶及奶制品、新鲜蔬菜水果、原味坚果；结合营养标签，少吃高油、高盐、高糖的过度加工食品；零食提供的能量不超过每日总能量的 10%；不喝含糖饮料，足量饮用清洁卫生的白水，少量多次。尽量在家就餐，在外就餐也要注重食物多样、合理搭配，保证适量的新鲜蔬菜、全谷物和杂豆摄入，控制动物性食物、油炸食品、甜食和饮料摄入。

4. 积极身体活动，保持身心健康

★ 充足的身体活动不仅能够促进儿童青少年健康成长，也能预防和控制肥胖。学龄前儿童每天身体活动的总时长应达到 3 小时，包括至少 2 小时的户外活动。学龄儿童应坚持每天运动，保证每天至少 60 分钟以有氧运动为主的中高强度身体活动（如快走、骑车、游泳、球类运动等）；包括每周至少 3 天强化肌肉力量和（或）骨健康的高强度/抗阻运动（如跳绳、跳远、攀爬器械、弹力带运动等）。学校或托幼机构可利用体育课、课间操、课后体育活动或户外活动时间，开展集体游戏（如圆圈接力、踩影子、穿梭跑等）或其他多种形式的运动。家长应为儿童青少年创造积极运动的家庭氛围，与他们共同运动，培养其运动技能，鼓励儿童青少年每天校外身体活动时间达到 60 分钟。

★ 肥胖儿童青少年的运动应遵循循序渐进的原则，在运动处方师等专业人员的安全评估和指导下，结合自身运动能力制订运动方案，从每天 20 分钟中高强度身体活动开始，逐渐增加到每天 20~60 分钟，并养成长期运动习惯。超重或肥胖儿童青少年每周至少进行 3~4 次、每次 20~60 分钟中高强度运动，包括每周至少 3 天强化肌肉力量和（或）骨健康的高强度/抗阻运动，鼓励多种运动方式结合。肥胖儿童青少年可根据身体状况选择传统健身方式，增加运动的趣味性和多样性，如健身长拳、八段锦等。

★ 以"天人相应"理论指导儿童青少年规律作息，保证充足睡眠，做到早睡早起，建议 5 岁以下儿童每天睡眠时间为 10~13 小时，6~12 岁儿童为 9~12 小时，13~17 岁儿童青少年为 8~10 小时。儿童青少年要将每次久坐行为限制在 1 小时以内；学龄前儿童每天视屏幕（包括看电视、手机等电子屏幕）时间不超过 1 小时；学龄儿童不超过 2 小时，越少越好。

★ 关注肥胖儿童青少年心理健康。重视提升肥胖儿童青少年情绪和行为管理能力，解决肥胖带来的焦虑、抑郁等心理问题。指导肥胖儿童青少年正确认识体形，结合心理和情绪干预，关注情绪性进食、限制性进食等不良饮食行为，指导肥胖儿童青少年做到合理膳食，促进身心健康。

5. 多方合作，创造社会支持环境

★ 通过多种途径，开展营养教育，向儿童青少年和家长传播肥胖预防控制相关营养健康和传统食养知识技能，包括肥胖的原因、不良影响、干预措施等；避免肥胖歧视。

★ 家庭、学校和托幼机构是预防与控制儿童青少年肥胖的关键场所。家长应提高营养健康素养，为孩子提供营养均衡的食物，培养科学饮食习惯。学校应根据不同年龄段儿童青少年特点设置营养教育课程，每学期不少于 2 课时；开足、上好体育课。通过以儿童青少年为中心的自主学习和同伴教育，结合中医药进校园，提高儿童青少年肥胖防控技能。

★ 鼓励社区为儿童青少年肥胖防控提供支持性环境。通过讲座、入户示范、壁报等多种形式宣传肥胖防控知识；配备充足、适宜的儿童青少年运动场所。鼓励食品、运动设备生产企业研制有助于儿童青少年体重管理的产品。通过政府引导、部门联动、社会参与的机制，鼓励食品企业减少高油、高盐、高糖食品的生产，减少全链条相关产品营销，营造预防和控制儿童青少年肥胖的社会环境。

6. 定期监测，科学指导体重管理

★ 定期监测儿童青少年身高、体重和腰围等指标，分析动态变化，有助于早期发现异常趋势并采取有效措施。鼓励肥胖儿童青少年测定体成分，明确肥胖特征。

★ 学校每年监测儿童青少年的身高、体重和腰围，计算体质指数和腰围身高比，评估儿童青少年肥胖状况，及时向家长反馈，并采取有效的干预措施。

★ 对于体重正常的儿童青少年，建议家长至少每月测量并记录1次其身高和晨起空腹体重，并观察变化趋势；如有异常变化，应主动咨询医生或营养指导人员。

★ 肥胖儿童青少年要在医生或营养指导人员的指导下进行体重管理。每周测量一次身高和晨起空腹体重，制定体重管理目标，评估儿童青少年的膳食、运动、睡眠、心理状况，制定膳食加运动的个体体重管理方案。通过参与、言传身教等方式鼓励肥胖儿童青少年做到平衡膳食，形成能够长期坚持的健康行为习惯，逐步达到健康体重。

★ 除了儿童青少年肥胖后的干预，家庭、学校和社会应采取综合措施积极预防儿童青少年肥胖。对于疾病原因导致的肥胖，需要及时治疗相关疾病。儿童青少年单纯性肥胖不建议进行药物和手术治疗；重度肥胖或伴有其他代谢性疾病的儿童青少年，可以进行多学科协作下的临床治疗。

图书在版编目（CIP）数据

食物的力量：慢病防控的营养秘诀／唐寒芬，黄凡素，龚偲主编. --长沙：中南大学出版社，2024.9.

ISBN 978-7-5487-5978-2

Ⅰ．R247.1

中国国家版本馆 CIP 数据核字第 2024L6N167 号

食物的力量：慢病防控的营养秘诀

SHIWU DE LILIANG：MANBING FANGKONG DE YINGYANG MIJUE

唐寒芬　黄凡素　龚　偲　主编

□出 版 人	林绵优	
□责任编辑	陈　娜	
□责任印制	唐　曦	
□出版发行	中南大学出版社	
	社址：长沙市麓山南路	邮编：410083
	发行科电话：0731-88876770	传真：0731-88710482
□印　　装	广东虎彩云印刷有限公司	

□开　　本	710 mm×1000 mm 1/16	□印张 19	□字数 330 千字	
□版　　次	2024 年 9 月第 1 版	□印次 2024 年 9 月第 1 次印刷		
□书　　号	ISBN 978-7-5487-5978-2			
□定　　价	88.00 元			